症状・疾患からみた
呼吸機能検査の利用法

谷合 哲・滝澤 始

How to Utilize Pulmonary Function Tests :
Approaches from Symptoms and Diseases

克誠堂出版

執筆者一覧 (執筆順)

滝澤　　始	東京大学大学院医学系研究科呼吸器内科学
谷合　　哲	東京医科歯科大学名誉教授
宮里　逸郎	東京医科歯科大学大学院保健衛生学研究科生命機能情報解析学分野
神辺　眞之	広島大学大学院医歯薬学総合研究科病態情報医科学
川本　　仁	広島大学保健管理センター
千田　　守	東京共済病院内科
戸島　洋一	東京労災病院呼吸器内科
木村　　弘	奈良県立医科大学第2内科
冨田　友幸	北里大学名誉教授
東條　尚子	東京医科歯科大学医学部附属病院検査部
市岡　正彦	東京都立豊島病院内科
齊藤　　修	日本大学医学部呼吸器内科
堀江　孝至	日本大学医学部呼吸器内科
山田　和人	山田内科医院
大田　　健	帝京大学医学部内科
久田　哲哉	東京逓信病院呼吸器科
デリシャド・イミド	(元) 広島大学医学部臨床検査医学
石井　　彰	東京大学医学部附属病院検査部
寺本　信嗣	東京大学医学部附属病院老年病科
赤柴　恒人	日本大学医学部呼吸器内科
宮坂　　崇	(元) 帝京大学医学部内科
有岡　　仁	横浜労災病院内科

序　文

　呼吸機能検査は，呼吸器関係医師以外には医学生，一般の医師，看護職，臨床・衛生検査技師等にとって，取りつきにくく敬遠したくなる分野といわれている。確かにこの分野では，まず難しそうな数式を使った解説から始まり，通常の医学とは一風変わった学問体系をもっており，よく理解できず，あまり身につかず，実際にどのように使えばよいのかを理解できずに終わってしまうのが一般的なようである。

　しかし，医師は誰でも日常診療において，呼吸器疾患を合併症にもつ患者を担当する機会が多く，呼吸機能検査を基礎知識として理解していないと診療に支障を来すことも多い。看護職も同様に，患者の病態を把握するためには呼吸機能障害の理解が必要なことも多い。臨床・衛生検査技師はとかく検査技術の修得のみに終始し，患者の状況を理解することができないことが多い。

　そこで本書では，はじめに第1章において，呼吸生理学の理論について，ひととおりできるだけ簡略に解説して，初学者の手引きになるようにした。次に第2章において，呼吸器病変の特異的な症状があるときに，呼吸機能検査を用いてその生理学的な変化を解明し，鑑別診断に到達するよう記述した。第3章において，諸種の呼吸器疾患について，呼吸機能検査を中心にして，種々の検査で診断に到達する方法を鑑別診断的に記述した。また各種疾患では呼吸機能の変化がどのように表れ，どのような検査をし診断・治療に導くかを，症例をあげて記述した。第4章では呼吸生理学で用いられる種々の数式，表，ノモグラム類を列挙し，さらに呼吸機能検査結果の正常値を列挙して随時参考に供するようにした。

　本書はこのような趣旨で作成したもので，医学生，医師の初学者，看護職，臨床・衛生検査技師等の呼吸機能への手引き書として役立つように作成した。難解といわれる呼吸機能検査に入門する手がかりとなり，使いこなせるようになるための一助になれば幸いである。

　終わりに本書の企画から製作までご尽力を頂いた栖原イズミ氏，平野智生氏に深尽の謝意を表する。

2000年8月

編　者

目　次

第Ⅰ章　呼吸機能検査の基礎 1

　　呼吸機能検査の種類と進め方 ....（滝澤　始）2
　　呼吸機能検査にあたっての注意 ....（谷合　哲）5
　　スパイロメトリー ....（谷合　哲）7
　　フローボリューム曲線 ....（宮里逸郎）13
　　残気量 ....（神辺眞之，川本　仁）17
　　換気の不均等分布 ....（滝澤　始）23
　　拡散能検査 ....（千田　守）26
　　血液ガス分析 ....（戸島洋一，木村　弘）30
　　換気力学 ....（冨田友幸）38
　　負荷試験 ....（東條尚子）44
　　呼吸調節 ....（市岡正彦）49

第Ⅱ章　症状から鑑別診断をするための呼吸機能検査 55

　　呼吸困難 ....（齊藤　修，堀江孝至）56
　　喘　鳴 ....（山田和人，大田　健）61
　　息切れ ....（谷合　哲）67
　　咳・痰 ....（滝澤　始）70
　　チアノーゼ ....（久田哲哉）74

第Ⅲ章　診断から病状判定，治療のための呼吸機能検査 77

　　肺　炎 ....（千田　守）78
　　気管支喘息 ....（滝澤　始）86
　　慢性気管支炎 ....（東條尚子）94
　　肺気腫 ....（冨田友幸）99
　　間質性肺炎 ....（谷合　哲）106

肺結核 .... （神辺眞之，川本　仁，デリシャド・イミド） 111
じん肺 .... （宮里逸郎） 117
肺　癌 .... （石井　彰） 125
上気道閉塞を来す疾患 .... （寺本信嗣） 132
胸膜炎・胸膜疾患 .... （久田哲哉） 140
気　胸 .... （市岡正彦） 145
睡眠時無呼吸症候群 .... （赤柴恒人，堀江孝至） 151
その他の疾患
　　サルコイドーシス .... （滝澤　始） 158
　　過敏性肺炎 .... （宮坂　崇，大田　健） 162
　　肺高血圧症 .... （石井　彰） 167
　　急性呼吸促迫症候群 .... （戸島洋一，木村　弘） 171
　　びまん性汎細気管支炎 .... （有岡　仁，大田　健） 176
人工呼吸 .... （寺本信嗣） 180
酸素療法 .... （戸島洋一，木村　弘） 185

第IV章　付　録 193
計算式 .... （谷合　哲） 194
表およびノモグラム .... （谷合　哲） 197
正常値 .... （滝澤　始） 206

索　引 211

第 I 章
呼吸機能検査の基礎

呼吸機能検査の種類と進め方
呼吸機能検査にあたっての注意
スパイロメトリー
フローボリューム曲線
残気量
換気の不均等分布
拡散能検査
血液ガス分析
換気力学
負荷試験
呼吸調節

呼吸機能検査の基礎

I 呼吸機能検査の種類と進め方

東京大学医学部検査部　滝澤　始

1．呼吸生理の基礎的事項

呼吸は，ガス交換器である肺とそれを動かす呼吸筋群（横隔膜など），神経系，呼吸中枢などの働きで営まれており，これらのどれかの異常により，さまざまな障害が発生する．呼吸を規定する局所的な要因は，換気，血流およびガスの拡散である（図1）[1]．

1）気道・肺胞の構造

呼吸生理学的に，肺は導管部である気道とガス交換部である肺胞部とに分かれる（図2）[2]．種々の疾患において，これらの部分の病変が呼吸機能障害をもたらす．

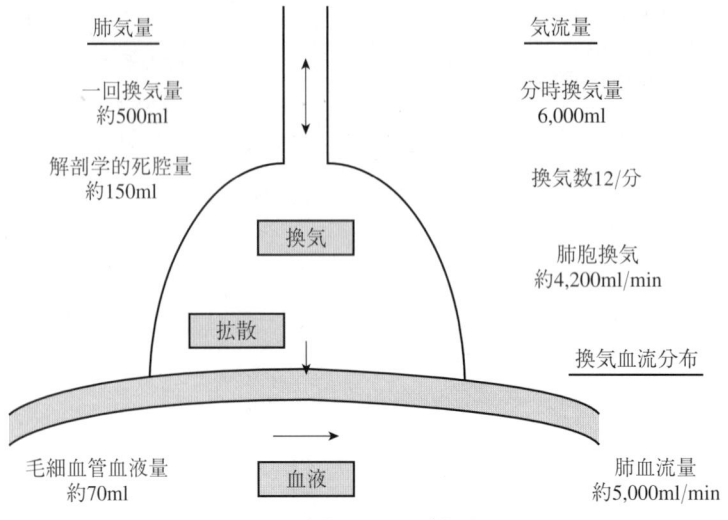

図1　呼吸における諸因子

呼吸は肺胞の換気，肺胞への血流，および両者のバランスが関与するガスの拡散の3要素からなる．

(West JB: Respiratory physiology-The essentials (3rd ed), Williams & Wilkins, Baltimore, 1985より引用，一部改変)

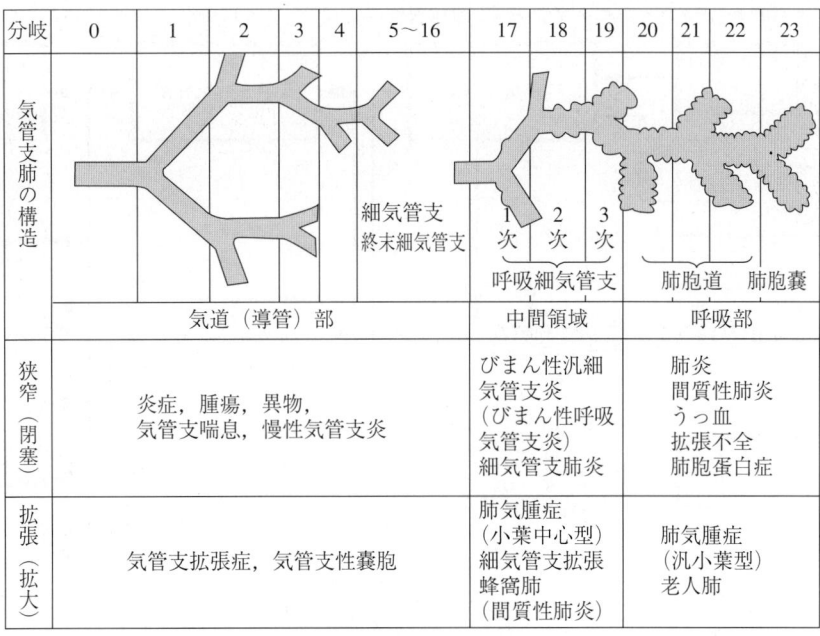

図2 気道・肺胞の構造
気道は気管から約16回分枝して呼吸細気管支に達し，約20分枝で肺胞になる。肺胞は直径約0.3mmの嚢胞状構造を持ち，総数約3億，表面積は延べ約80m²にもなる。
(Weibel ER: Morphometry of the human lung, Springer-Verlag, Berlin, 1963, p111 より引用，一部改変)

2) 肺循環系

右心系に環流してきた静脈血は肺動脈から細動脈を経て毛細管部でガス交換を行い，細静脈から肺静脈として左心系に環流する。この際，正常でも気管支動脈・肺静脈間などに全体で3%程度の解剖学的シャント（短絡）がある。

2. 呼吸機能検査の種類

呼吸に起こるさまざまな機能的変化をとらえようとするのが，呼吸機能検査といわれるもので，以下のようなものがあり，本書でもその順に解説する。

① スパイロメトリー ⑥ 血液ガス分析
② フローボリューム曲線 ⑦ 換気力学
③ 残気量 ⑧ 負荷試験
④ 換気の不均等分布 ⑨ 呼吸調節
⑤ 拡散能検査

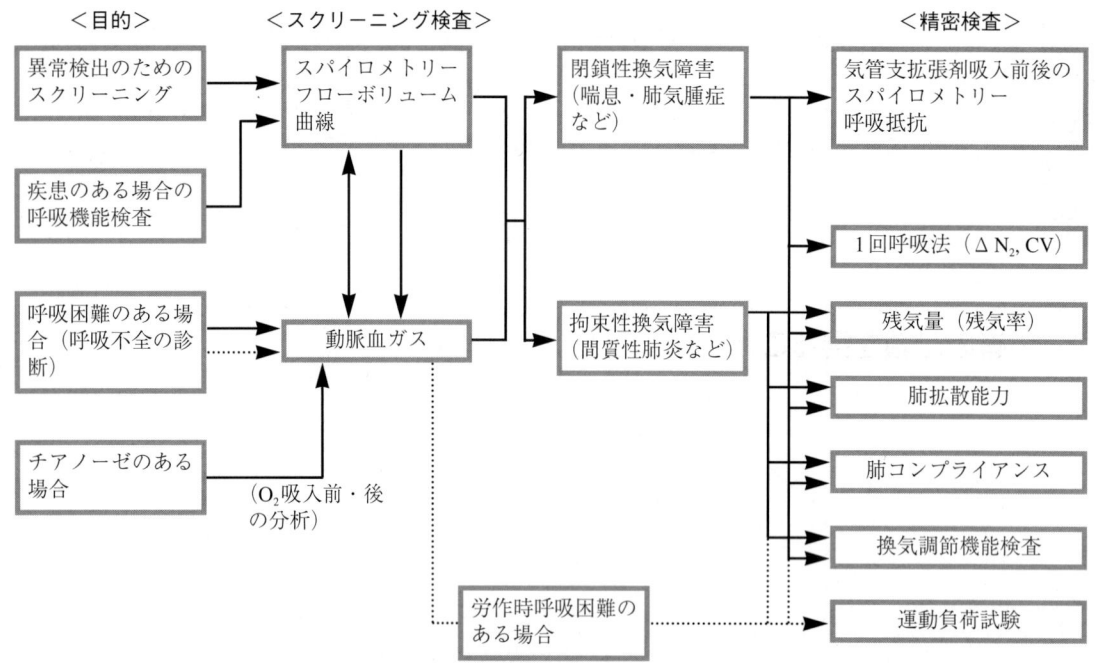

図3 呼吸機能検査の進め方
(吉田稔ほか：ルーチンの肺機能検査はどうあるべきか．日本胸部臨床51: 979-989, 1992 より引用)

3．呼吸機能検査の適応と進め方

　　　　　　　　呼吸機能検査は呼吸器系の生理学的状態を検査することにより，呼吸能力の判定，呼吸器疾患の診断，さらに治療上有益な病態に関する情報を提供する。
　　　　　　　　呼吸機能検査の適応としては，①異常があるかどうかのスクリーニング（手術前の呼吸機能のチェックを含む），②呼吸器疾患の生理学的異常の診断（呼吸機能障害のパターンやその程度），③治療や管理に役立つ病態の把握，などが挙げられる。
　　　　　　　　検出しようとする異常と肺の構造を念頭におきながら（図2），前項の検査を選択することが重要だが，実際には，図3のような順序に従い，スクリーニング的検査（スパイロメトリーとフローボリューム曲線）から，より詳しい検査へと進むことが多い[3]。

文　献
1) West JB: Respiratory physiology-The essentials (3rd ed), Williams & Wilkins, Baltimore, 1985
2) Weibel ER: Morphometry of the human lung, Springer-Verlag, Berlin, 1963, p111
3) 吉田稔ほか：ルーチンの肺機能検査はどうあるべきか．日本胸部臨床51: 979-989, 1992

呼吸機能検査の基礎

呼吸機能検査にあたっての注意

東京医科歯科大学保健管理センター　谷合　哲

1. 患者の信頼を得ること

呼吸機能検査は，検査技術者の指示に従って被検者が種々の呼吸をすることにより，呼吸能力を引き出すものである。呼吸の仕方は最大努力により最大吸気位や最大呼気位に達しなければならないし，また最大努力により最大速度で呼出しなければならない。疾患によっては呼吸障害がある人には，最大努力をすることは苦痛と危険を伴うものである。そこで検査技師と患者との間には，苦痛を乗り越えて最大努力を引き出すために，相互に信頼関係がなければならない。患者は，別の患者が検査を受けているときでも，技師が患者を呼び出すやり方，患者の扱い方，言葉のかけ方などを不安をもってみているものである。検査が始まる前からすでに評価されているものと思った方がよい。患者との接触のすべてが評価されていて，それが信頼につながるものであることに十分な注意が必要である。

2. 患者の病状，状態を把握すること

患者はすでに呼吸不全があり，呼吸困難を訴えていることがある。喘息発作を起こしていたり，検査により喘息発作を誘発することもある。このような状態で患者の努力を要する検査をしてよいかどうかを見極めることが必要である。さらに発熱，血圧変動，不整脈など，検査に適さない状況では検査を中止しなければならない。また，検査中に心筋梗塞や脳出血や脳梗塞の発作を起こすこともありうることである。思いもかけない急変があることを念頭に置いて常に患者を観察することが必要である。努力を要する検査であるとはいえ，決して無理強いをしてはならない。

3. 正しい，精度の高い結果を得るようにすること

呼吸機能検査は患者自身の努力によって最大の能力を引き出す検査が多い。正しい検査結果，精度の高い信頼しうる検査結果を引き出すには検査技師の技術が必要

で，豊富な経験と，修練によって得られるものである。このためには検査技師はたゆまぬ研鑽と努力が必要である。しかし，患者の状態をみながらこれ以上の努力が可能なのか，検査を中止すべきであるかの判断は重要である。決して無理をして患者に危険を与えたり，事故に結びつくようなことをしてはならない。

4. 機器の点検

検査にあたっては，必ず定期的な点検と保守が必要である。毎朝業務開始前にはウォーミングアップ，動作点検，較正が必要である。使用後も清掃，翌日の準備等決まった作業をする。

5. 感染予防

呼吸による検査は，いろいろな疾患をもつ患者が同じ機器を使って呼吸の検査をするので，特に感染性疾患をもつ患者の使用に関しては注意を要する。感染症患者は可能な限りベル型の測定器を用いない。熱線型センサーを用いた測定器で，洗浄可能な装置がよい。マウスピースなど患者がくわえる部分はディスポーザブルとし，口に入る部分を手で触らないように気をつける。アルコール綿で消毒したときには，アルコールが完全に蒸発していることを確認してから使用する。

I スパイロメトリー

呼吸機能検査の基礎

東京医科歯科大学保健管理センター　谷合　哲

1. 気体の状態に関するきまり

　スパイロメトリーは，肺気量を測定したり，換気量や換気速度を測定することである。肺気量や換気量は気体の量であり，気体の量を客観的に正確に計測をするためには，気体の量を正確に表現する必要がある。気体の体積は固体や液体と異なり，温度と圧力の影響を大きく受ける。そのため気体の定量的な扱いには特別なきまりが必要になる。

　スパイロメトリーで取り扱われる気体の状態は，測定器の中の状態，肺内の状態，標準状態の3状態である。それらの状態でどのように気量が変化するか，気量をどのように換算するかをあらかじめ決めておく。

　ATPS状態（ambient temperature, ambient pressure, saturated with water vapor）は，測定器の中の状態で，温度は室温（t℃），気圧は大気圧（P_B mmHg），水蒸気は飽和（P_{H_2O} mmHg）の状態である。

　BTPS状態（body temperature, ambient pressure, saturated with water vapor）は肺内の状態で，温度37℃（273＋37°K），水蒸気飽和（47mmHg）の状態である。

　STPD状態（standard temperature and pressure, dry）は，標準状態のことで，温度0℃（273°K），気圧760mmHg，水蒸気圧0 mmHg（乾燥）の状態である（**表1**）。ATPS状態での気量（V_{ATPS}）をBTPS状態の気量（V_{BTPS}）およびSTPD状態の気量（V_{STPD}）に換算するためには，計測器で測定した気量をBoyle-Charlesの法則に従って計算すると

$$V_{BTPS} = V_{ATPS} \times \left(\frac{273+37}{273+t} \times \frac{P_B - P_{H_2O}}{P_B - 47} \right) \quad (1)$$

$$V_{STPD} = V_{ATPS} \times \left(\frac{273}{273+t} \times \frac{P_B - P_{H_2O}}{760} \right) \quad (2)$$

の式で換算される。

　測定器内の気量（V_{ATPS}）から肺気量（V_{BTPS}）に，あるいは標準状態の気量（V_{STPD}）に換算するとき，簡便に計算できるように，この換算式(1)(2)のかっ

表1 ATPS, BTPS, STPDの状態

気体の状態	温度	気圧	水蒸気圧	状態
ATPS	室温（t℃）	大気圧（P_B mmHg）	飽和（P_{H_2O} mmHg）	測定器内空気
BTPS	体温（37℃）	大気圧（P_B mmHg）	飽和（47 mmHg）	肺気量，換気量
STPD	0℃	1気圧（760 mmHg）	乾燥（0 mmHg）	O_2摂取量，CO_2排出量

こ内の値を補正係数として，あらかじめ計算した表ができている。これがBTPS係数表（p.198「ATPSからBTPSへの換算表」）およびSTPD係数表（p.199「STPD係数表」）である。このBTPS係数表は気圧を760mmHgとしたときのBTPS係数であり，海抜の低いところでなら用いることができるが高地では使用できない[1]。肺気量あるいは肺の換気量を計算するときには必ずBTPS補正をする。必要とする補正をしないと計測した肺気量に10％近い誤差を生じることもある。

2. 肺気量分画

肺で呼吸をするとき，平常では無意識に一定の大きさの呼吸をしているが，意識的に大きく吸入したり，呼出したりすることもある。肺内に入っている気体の量が，肺内気量のどのレベルであるかを示す指標として，図1に示すような肺気量分画がある。基本的な気量（基本分画）として4種類があり，volumeで表される。

①一回換気量（tidal volume：TV）：無意識に呼吸しているときの一回の呼吸の大きさ。

②予備吸気量（inspiratory reserve volume：IRV）：平静吸気位から最大吸気位までの気量。

③予備呼気量（expiratory reserve volume：ERV）：平静呼気位から最大呼気位までの気量。

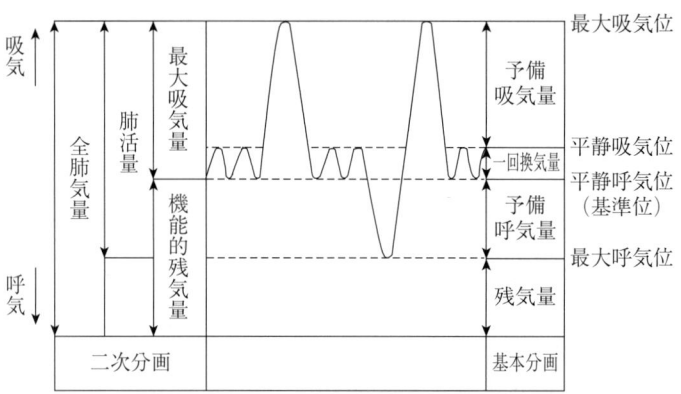

図1 肺気量分画

④残気量（residual volume：RV）：最大呼気位でもなお肺内に残存する気量。

組み合わせた気量（二次分画）として4種類あり，capacityで表される。

①肺活量（vital capacity：VC）：最大吸気位から最大呼気位までの気量で，一回の呼吸で呼出しうる最大の気量。

②最大吸気量（inspiratory capacity：IC）：平静呼気位から吸気しうる最大の気量で，平静呼気位から最大吸気位までの気量。

③機能的残気量（functional residual capacity：FRC）：平静呼気位で肺内に残存する気量。安静呼吸をしているときこの気量を肺内に残して呼吸しており，この気量が増大すると換気の効率が低下する。

④全肺気量（total lung capacity：TLC）：最大吸気位における肺気量，肺および呼吸器全体が吸気できる最大の気量である。

以上，基本的な気量4種類，組み合わせの気量4種類，合わせて8種類ある。

このうち最もよく知られているのが肺活量で，一般には最大吸気位からできるだけ呼出して測定される。しかし肺活量にはできるだけ速く最大努力で呼出したときの努力肺活量（forced vital capacity：FVC）があり，また最大呼気位からできるだけ吸入した吸気肺活量，平静呼気位から最大呼出した予備呼気量と最大吸気量を加えた二段肺活量など種々の測定方法がある。また，同じ測定方法でも2回，3回と測定すると，それぞれ少しずつ異なった値が測定される。肺活量はこれらの値のうち，最も大きい値とする。

肺活量を評価するとき，一般にはBaldwinの正常予測式を用いて，疾患がなかったとすればどれだけの肺活量があるかを予測し，この値と実測肺活量とを比較して評価する。Baldwinの予測式は下記のとおりで，性別により異なり，身長，年齢により決定される。

肺活量（ml）（男）＝［27.63－（0.112×年齢）］×身長（cm）　　(3)

肺活量（ml）（女）＝［21.78－（0.101×年齢）］×身長（cm）　　(4)

この予測値に対して次式により何パーセントであるかを計算する。

$$\%肺活量 = \frac{実測肺活量}{予測肺活量} \times 100 \, (\%) \quad (5)$$

80％以上なら正常とする。

3. スパイロメータ（Spirometer）

肺気量や換気量の測定には通常ベネディクト・ロス・スパイロメータ（Benedict Roth Spirometer）を用いる。この測定器は，図2に示すように，マウスピースをく

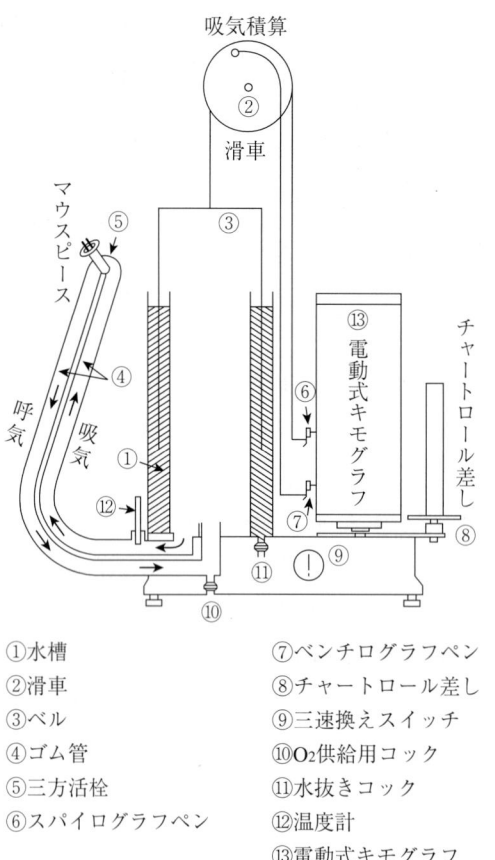

①水槽
②滑車
③ベル
④ゴム管
⑤三方活栓
⑥スパイログラフペン
⑦ベンチログラフペン
⑧チャートロール差し
⑨三速換えスイッチ
⑩O_2供給用コック
⑪水抜きコック
⑫温度計
⑬電動式キモグラフ

図2　ベネディクト・ロス型スパイロメータ

わえ，これにつながるゴムホースを通して釣り鐘型をしたベルのなかの空気を呼吸する。ベル内の空気の出入りはベルの頂点にある鎖で滑車を回転させ，鎖の一端につながるペンによって，回転する記録計に呼吸曲線を描く。ベルの大きさには9l型と13.5l型の2種類がある。9l型のスパイロメータはベルの上面積が207.3cm^2，13.5l型は414cm^{2}である。ペンの動き1mmに対するベル内の体積変動はそれぞれ20.73mlと41.4mlである。この値をベルファクタ（ベル係数）という。記録計の回転速度は低速は32mm/min，中速は160mm/min，高速は32mm/secである。通常のスパイロメトリーは低速あるいは中速を使う。気量の計算はペンの縦方向の動きにベルファクタを掛けて行い，さらにBTPSファクタを掛けて肺気量とする。呼吸曲線を記録するペンには2種類あり，滑車の中にある歯車でペンの動きを縮尺して記録するペンがついている。このペンをベンチログラフ・ペンといい，換気量の積算に用いる。

4. 時間肺活量

呼吸機能には肺気量の大きさばかりではなく，肺の動きの速さも大きく影響する。そこで肺の動きを表す指標として時間肺活量（timed vital capacity）がある。最大努力呼出したとき，呼出の始めから1秒目までの呼出量を1秒量（forced expiratory volume in one second：$FEV_{1.0}$）といい，2秒目までを2秒量という。時間肺活量で最も意義のあるのは1秒量である。1秒量の正常値に対する比率を％1秒量（％$FEV_{1.0}$）とし，1秒量の評価に使われる。しかし一般的には1秒率（$FEV_{1.0}$％）が使われる。

1秒率には以下の2種類がある。

$$1秒率（ゲンスラー\ Gaensler）＝ \frac{1秒量}{努力肺活量} ×100（％） \quad (6)$$

$$1秒率（ティフノー\ Tiffeneau）＝ \frac{1秒量}{肺活量} ×100（％） \quad (7)$$

このうちゲンスラーの1秒率の方がよく使われる。

呼出の速さを表す指標にはこのほか，努力呼出曲線の中4分の2の平均呼出速度を表す最大呼気中間流量（maximal midexpiratory flow：MMF）がある（図3）。

肺の大きさと動きの速さを総合した指標としては最大換気量（maximal voluntary ventilation：MVV）がある。これはできるだけ大きく速く12秒間呼吸して，これから1分間あたりの換気量に換算して l/min で表す。Baldwin による MVV の正常値との比率を計算し，％MVV として評価する。％MVV は70％以上が正常である。

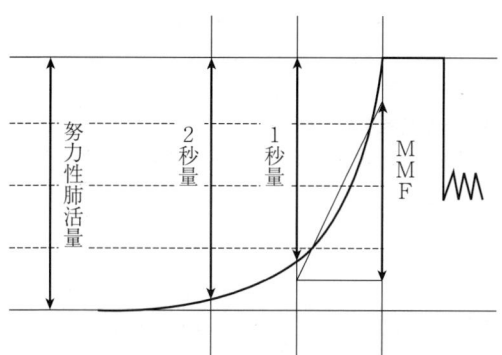

図3　1秒量，努力肺性肺活量，MMF

5. スパイロメトリーの評価

　一般にスパイロメトリーの評価は，％肺活量が80％以上，1秒率が70％以上を正常型として，％肺活量が80％以上で1秒率が70％以下のものを閉塞性換気障害とする。肺活量が80％以下で1秒率が70％以上のものを拘束性換気障害という。また肺活量が80％以下，1秒率も70％以下のものは混合性換気障害という（図4）[2]。

　拘束性換気障害は肺活量の低下が主たる変化で，肺の外科的切除，胸水貯留，気胸，胸膜癒着，間質性肺炎，肺線維症などで生じる[3]。閉塞性換気障害は呼出時の気道閉塞が主たる変化で，1秒率の低下が著明で，肺気腫，慢性気管支炎，気管支喘息などでみられる。混合性換気障害は，拘束性換気障害あるいは閉塞性換気障害のいずれでも長期間そのような病態にあると，拘束性換気障害は閉塞性の，閉塞性換気障害は拘束性の病態を合併するようになる。特異的に混合性障害になる疾患はない。

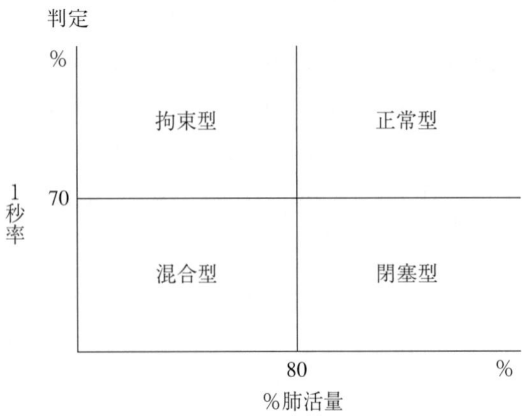

図4　換気障害の分類
（椎名晋一ほか：臨床生理学，医歯薬出版，東京，1999，p216より引用）

文　献

1) 毛利昌史, 工藤翔二: 肺機能テスト, 文光堂, 東京, 1985
2) 椎名晋一ほか: 臨床生理学, 医歯薬出版, 東京, 1999, p216
3) 鈴木俊介, 永井厚志: 呼吸機能の臨床―検査法から症例検討まで―, 中外医学社, 東京, 1996, p50

呼吸機能検査の基礎

I フローボリューム曲線

東京医科歯科大学医学部保健衛生学科　宮里逸郎

1．呼吸機能の基礎—フローボリューム曲線—

　呼吸機能検査のうちの換気機能検査のひとつである。最大吸気位より最大呼気位まで努力性呼出をさせて，縦軸に気速（フロー：$\dot{V}$）を，横軸に気量（ボリューム：V）を描かせた曲線を通常フローボリューム曲線という（図1）。すなわちスパイロメトリーで努力性肺活量を得るのと同じ手順で行われる。したがって横軸の気量は単なる肺活量でなく努力性肺活量である。

　本来この曲線はMEFV（maximal expiratory flow-volume）曲線といわれ，縦軸のflowは各肺気量での最大呼気速度（maximal flow：$\dot{V}$max）を表しているものと考えられている。$\dot{V}$maxとはある一定の肺気量に関して，駆動圧（driving pressure）をいくら上げても呼気閉塞現象により呼気速度が一定となり，それ以上増加しなくなったときの呼気速度のことである。

　この曲線はスパイログラム上に描く最大努力性呼気曲線に比べて，①パターン認識が容易なこと，②各肺気量位での呼出障害程度が敏感に検出できること，③低肺気量での閉塞性障害の検出が簡単なこと，④ある程度以上努力した場合，低肺気量

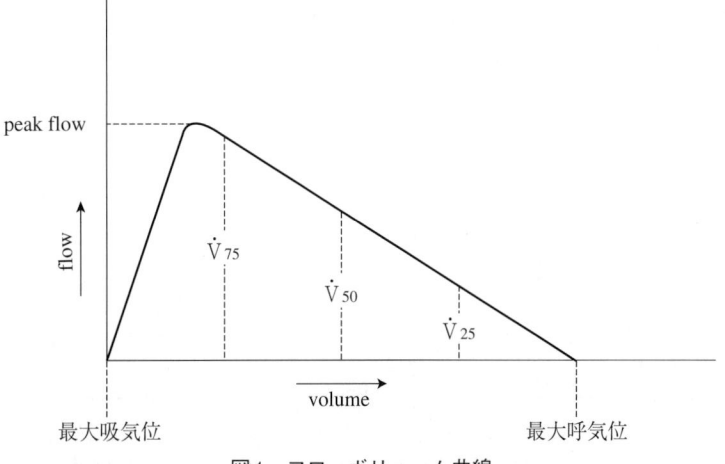

図1　フローボリューム曲線

位の気流速度に再現性があることなどで優れている。

図1に示すように，曲線の横軸を4等分して，努力性肺活量の75％，50％，25％での$\dot{V}$maxをそれぞれ$\dot{V}_{75}$，$\dot{V}_{50}$，$\dot{V}_{25}$で表す。最大気速の部位をピークフロー（peak flow）という。肺気量の大きい最大吸気位から1/4くらいまでの気量は被検者の呼出努力によりその気速の大きさが変動する（努力依存性：effort dependent）が，それより低肺気量になればなるほど努力による変動は小さい（effort independent）。Effort dependentの部分は比較的太い気道の抵抗を反映し，effort independentの部分の気流速度は常に$\dot{V}$maxに達していると考えられ，比較的末梢気道の部分の抵抗を反映しているものとされる。

表1　成人男子フローボリュームの曲線諸指標の標準値

正常値（男）	20歳代	30歳代	40歳代	50歳代
$\dot{V}_{75}$/身長（m）	4.47±0.32	4.16±0.77	3.55±0.81	3.41±0.81
$\dot{V}_{50}$/身長（m）	3.28±0.45	3.30±0.77	2.68±0.49	2.27±0.79
$\dot{V}_{25}$/身長（m）	1.49±0.30	1.38±0.35	0.91±0.20	0.73±0.33
$\dot{V}_{50}/\dot{V}_{25}$	2.20±0.33	2.51±0.19	2.98±0.38	3.33±0.83

注）表中数字は平均±標準偏差を示す。

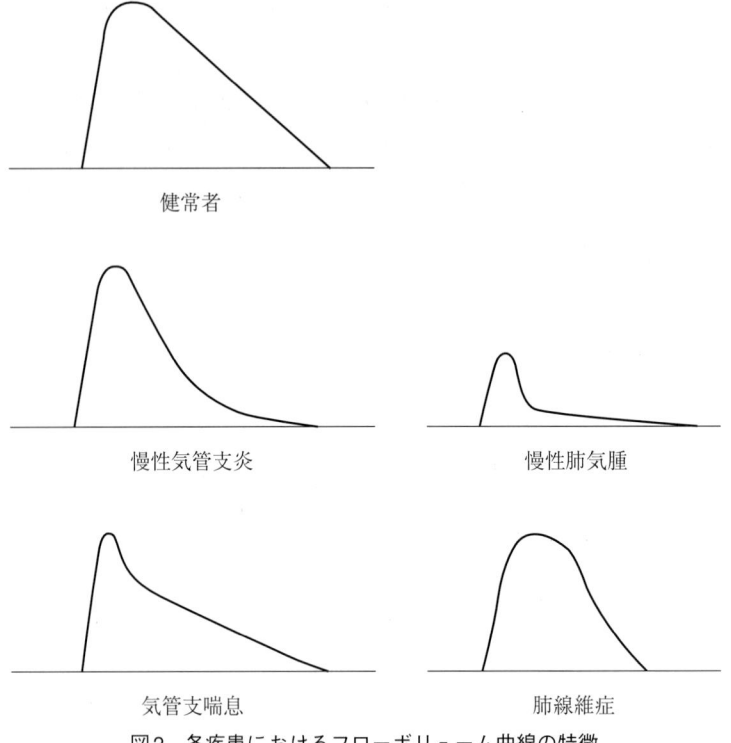

図2　各疾患におけるフローボリューム曲線の特徴

2. 評価の仕方

フローボリューム曲線の利点は曲線全体の形をみただけで疾患群は健常者と異なるのが分かり，さらに換気機能障害の種類を推定できることにある。指標としては，上記ピークフロー値，$\dot{V}_{75}$，$\dot{V}_{50}$，$\dot{V}_{25}$のそれぞれの値やそれぞれを身長で割った値，あるいは$\dot{V}_{50}/\dot{V}_{25}$の比などが用いられる。また年齢因子も加味されたいくつかの標準値もある。$\dot{V}_{50}/\dot{V}_{25}$は加齢とともに増加し，特に$\dot{V}_{25}/$身長は加齢や喫煙による影響が大きいため，異常値としての評価には慎重でなければならない（表1）。

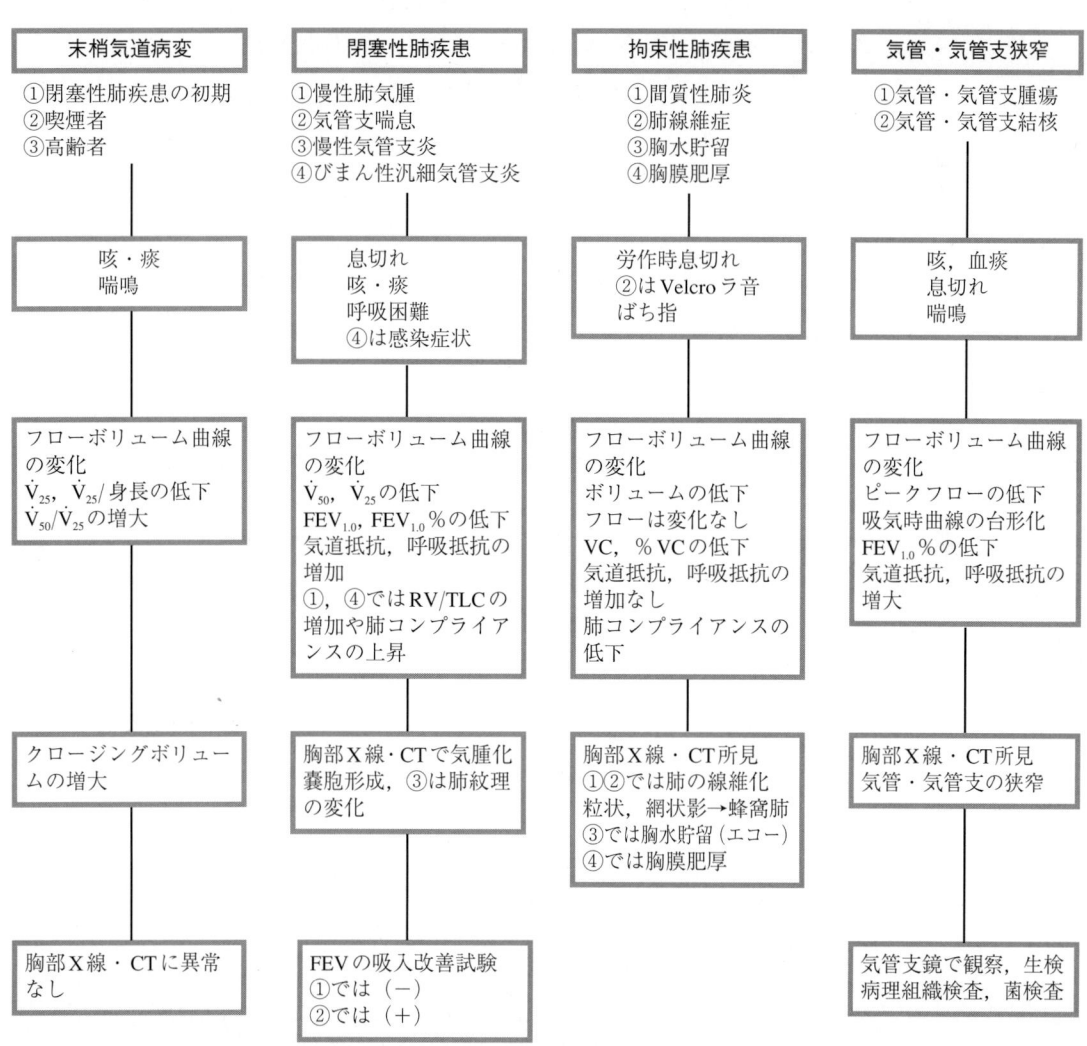

図3　フローボリューム曲線に異常を来す疾患

3. 鑑別診断

　各種疾患のフローボリューム曲線の形の特徴（図2）を述べると，若い健康者ではピークフローが大きく$\dot{V}$maxはそこから直線的に減少するが，慢性気管支炎では低肺気量$\dot{V}$maxの減少が著しく下に凸の曲線となる。肺線維症では肺活量の減少に比し$\dot{V}$maxの低下が少なく，しばしば上に凸のパターンを示す。気管支喘息では発作時にピークフローも含め，すべての$\dot{V}$maxが低下し，しかもしばしば直線的な減少を示す。肺気腫のフローボリューム曲線は極めて特徴的でピークフローのみがスパイク状に突出し，それに続く$\dot{V}$maxは極度に低下してだらだらと減少する。肺気量の増加にもかかわらず，$\dot{V}$maxの低下の著しいのも特徴のひとつである。

　次にフローボリューム曲線に異常を来す症患の鑑別に役立つ臨床症状，他の検査の所見，鑑別診断の手順についてブロックダイヤグラムを用いたフローチャートを示す（図3）。

呼吸機能検査の基礎

I 残気量

広島大学医学部臨床検査医学　神辺眞之，木村俊樹，山肩満徳，川本　仁

1．残気量とは

　残気量は換気機能の指標である．換気機能は，横隔膜・胸郭の拡張収縮運動による肺の受動的な膨張収縮運動に関する機能で，肺の大きさや換気量に関する量的な因子と気道抵抗や肺コンプライアンスなどの気管支や肺の性状に関する質的な因子に分類されている．

　残気量（RV）は，肺の大きさや換気量に関する量で，図1に示すような肺気量分画の一部である．

　残気量と残気量を含む機能的残気量（FRC）は，スパイロメトリーなどの方法では測定できなくて，特別の測定方法が選ばれる．

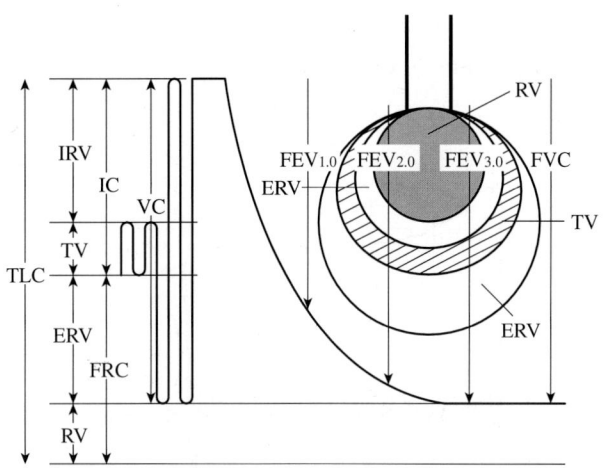

$FEV_{1.0}\%$（1秒率）＝$FEV_{1.0}$（1秒量）/FVC（努力性肺活量）×100（％），%VC（％肺活量）＝VC/VC pred×100（％）
TV：一回換気量，RV：残気量，IC：吸気量，ERV：予備呼気量，VC：肺活量，TLC：全肺気量，IRV：予備吸気量，FRC：機能的残気量
―――以外はスパイロメトリーで測定できる．

図1　肺気量分画における残気量（RV）

2. 残気量の測定法

　肺気量の各分画は，スパイロメトリーのみでは確定できない。すなわち，残気量，実際には機能的残気量を別の方法で測定しなければならない。測定法としては，
　①ガス希釈法（ヘリウムを用いる閉鎖回路法と窒素を用いる開放回路法とがある）
　②体プレチスモグラフィー法
が主なものである。

1）ヘリウム閉鎖回路法

　最も普及している方法である。ヘリウム閉鎖回路法には変量式と恒量式がある。
　一般的な原理は，一定の既知濃度のヘリウムガスを一定量用意し，これを外気と遮断して反復呼吸させると，肺内の気量により薄められヘリウムガス濃度は平衡になる。ヘリウムガスは，不活性ガスとよばれ肺胞の膜を通して血液と化学的に結合せず，生体内で代謝されないガスとすると，この閉鎖回路に最初にあったヘリウムの量 $V_{bag} \times F_{I_{He}}$ は，平衡のヘリウム濃度を $F_{E_{He}}$ とすれば，$(FRC + V_D + V_{bag}) \times F_{E_{He}}$ に等しい。V_D，V_{bag} は，それぞれこの系の死腔量とバッグの容積であり，$F_{I_{He}}$ ははじめのヘリウムガス濃度，$F_{E_{He}}$ は終了時のヘリウムガス濃度である。したがって，次の式が成り立つ（図2）。

　　$V_{bag} \times F_{I_{He}} = (FRC + V_D + V_{bag}) \times F_{E_{He}}$

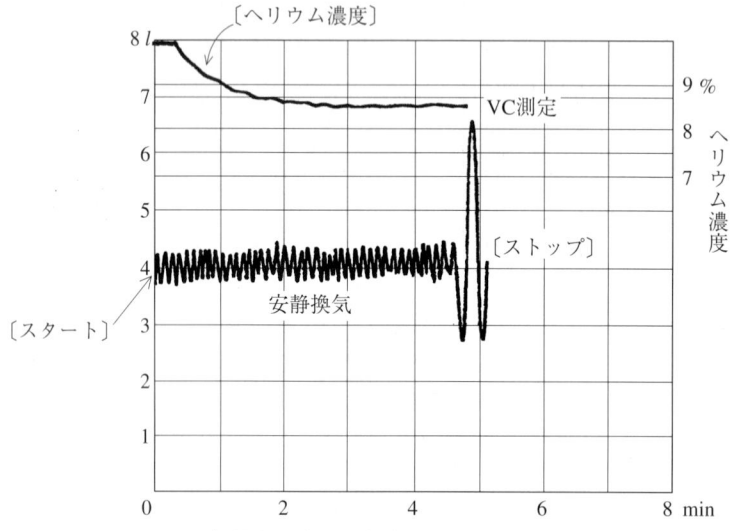

図2　He恒量式閉鎖回路法（ガス希釈法）による残気量の測定

したがって,

$$\mathrm{FRC} = \mathrm{Vbag} \times \frac{F_{I_{He}}}{F_{E_{He}}} - (V_D + \mathrm{Vbag})$$

変量式は,吸収される酸素を補給しないもので,恒量式は,スパイロメータの基準位が一定になるように酸素を追加していく方法である。

ヘリウム濃度を測定するためにカサロメータまたはカタフェロメータを使用する。

鼓膜穿孔で中耳と外界が交通していると正確に測定できない。また,肺内にブラなど気道と交通していない部分があるとこの部分は測定できない。また,閉塞が強い患者ではヘリウムガスの平衡状態が得られない場合もある。

2) N_2 洗い出し開放回路法

この方法は,純酸素を呼吸して肺内の N_2 をすべて洗い出して,その N_2 量からFRCを知る方法である。肺内にある N_2 量は $FRC \times F_{N_2}$ であり, F_{N_2} は空気呼吸時に80％とおけば,洗い出された N_2 量は,呼気量 $V_E \times$ 平均呼気濃度であるから,

$FRC = V_E \cdot F_{E_{N_2}}/F_{N_2} = V_E \cdot F_{E_{N_2}}/0.8$ である。呼気を集めないで,一呼吸ごとの N_2 濃度と一回換気量の積を積算していく方法もある。実際には,一定時間の洗い出しでも,血液や組織の N_2 も洗い出されるから,その量を補正する必要がある。呼出 N_2 がゼロになるまで洗い出さないから,洗い出し終了時の N_2 濃度を $F_{E_{N_2}}$ とすれば,洗い出されるべき N_2 量は, $FRC \times (F_{N_2} - F_{E_{N_2}})$ である。窒素分析にはGiesler管ガス分析器が使用される。

閉塞の強い患者で低酸素状態の場合は,急激に純酸素を体内に供給することによって, CO_2 ナルコーシスの危険があり,実施すべきではない。

3) 体プレチスモグラフィー法

体プレチスモグラフィーでFRCを求めるための基本原理は,Boyleの法則, $PV = P'V'$ によっている。この式は,温度が一定である場合のガス圧気量の関係を示したものである。口を閉じて声門を開いたままの状態で胸郭を縮める努力をさせれば,胸郭内のガス容積は縮小し,口腔（気道）内圧は上昇する。Boyleの法則から,縮めた容積を ΔV,そのために上昇した圧力を ΔP とすれば,

$P \cdot V = (P + \Delta P) \cdot (V - \Delta V)$

である。右辺を展開して得られる $\Delta P \cdot \Delta V$ は小さい値なので無視すると,

$V = P \cdot \Delta V / \Delta P$

となる。ΔV は,箱の中の容積変動,あるいは圧力変動としても捉えることができ,安静呼気位で気道を閉じればFRCが求められるほか,どんな肺気量も測定で

きることになる。

"圧型"のプレチスモグラフでは，ボックス内圧および口腔（肺胞）内圧の測定は圧トランスデューサを用いる。電動シャッターが瞬間的に気道を閉塞し，この間気流が停止するので口腔内圧は肺胞内圧とほぼ等しくなる。また同時に胸郭の拡張に伴い肺胞内圧は減少し，肺の容積は増加する。この肺の容積の増加はボックス内圧の増加としてとらえられて，容積の変化を計算することができる。初期のボックス内圧，変動後の内圧および変動後の肺の容積より初期の肺の容積はBoyleの法則に従って計算される。

被検者には，箱の中に入って浅く速い呼吸（パンティングといい，犬が暑いとき舌を出してハッ，ハッと息をしているときの呼吸の方法と同じ）をしてもらう。

最近の測定機器はコンピュータによる補正が可能になったために，安静換気での測定ができるようになっているものもある。

3. 測定上の注意点

閉鎖回路にしろ開放回路にしろ，ガス希釈の原理に基づく方法では，不均等換気の著しい患者では誤差が大きく出やすい。また，気道と交通のないブラなどがあれば，N_2の洗い出しにもヘリウムの平衡にも問題が生ずる。この点は，体プレチスモグラフによる方法がよいが，ブラのように体積に比して表面積の小さい場合には，Boyleの法則が成立しないという心配もあり（等温性変化でなく断熱性変化になる），また，腹部のガスの影響も多少の影響を与えるといわれる。体プレチスモグラフは，介助が必要な場合やボックスに入れない場合，さらに閉所恐怖症の人ではできない。また，窒素開放回路法は，閉塞の強い患者で低酸素状態の場合は，急激に純酸素を体内に供給することによって，CO_2ナルコーシスの危険があり，実施すべきではない。

4. 残気量の生理的・臨床的意義

1）生理的意義

残気量は体にとって，"良い量"なのか，"悪い量"なのか，疑問に思うことがあろう。

残気量は，①無気肺を防ぐために必要な量であり，②気道閉塞を防ぐために代償的に増加する，③O_2・CO_2ガスの緩衝帯としての機能をしている。

その意味からいえば，残気量は"良い量"である。

残気量が減少している方が，増えている方よりも予備能力に乏しいともいわれるのは，無気肺や線維化に成りやすいためである．しかし，高濃度の動脈O_2血を得るためには，残気量は少ない方が良い．

安静呼吸時の安静呼気位（FRCレベル）が重要な意義をもつ．安静呼気位は，残気量を含む，機能的残気量によって規定されている．

老人肺では，生理的に気腫化するが，これは一種の生体の防御反応で，安静呼吸を気道閉塞の生じている肺気量位より上位でさせるために，肺弾性収縮力が弱ることにより残気量を増加（気腫化）させ，安静呼気位を挙上していると説明できる．

2）臨床的意義

●各肺気量の決定

機能的残気量を測定することで，残気量（residual volume：RV）＝FRC－ERVから求めることができる．

さらに，全肺気量（total lung capacity：TLC）＝VC＋RVから求めることで，すべての肺気量分画が計測される．

また，全体の中でRVの割合を知るために，残気率＝RV/TLC×100（％）を求める．

●FRC，RV，TLC，残気率の判定

RV，FRC，RV/TLCは年齢とともに増加する．RV/TLCは通常30％以下であり，60歳以上でも35％以下とされる．加齢とともに，肺の弾性収縮力が次第に低下し，呼気時の気道の早期閉塞が起きるようになってRVは増加する．臥位では，立位や坐位に比して，RV，FRCは低下する．いわゆる拘束性障害では，肺の弾性収縮力は増強しており，RVは低下する．しかし，TLCも低下するから，RV/TLCという指標でみると，正常かかえって増加することになる．閉塞性障害では，RVの増加が一般にTLCの増加よりも大きく，RV/TLCも上昇する[1)2)]（表1）．

閉塞性障害でRVが増加することは，合目的的に解釈すると，肺気量位を上昇して弾性収縮力を強め，抵抗に打ち勝つことと考えることもできる．

表1　残気率と気腫化の関係

肺気腫分類	非肺気腫	過膨張	ゆるい基準の肺気腫	きつい基準の肺気腫
$FEV_{1.0}$％	70％↑	70％↑	69〜55％	54％↓
RV/TLC	35％↓	36％↑	36〜45％	46％↑

（西本幸男，重信卓三，西田修実ほか：気道閉塞とはなにか．2）慢性閉塞性肺疾患における気道閉塞．クリニカ1: 845-850, 1970より引用）

ガス交換という見地からは，FRCの増加よりも，減少することの方が重大である。FRCの低下も低酸素血症の発生に直接つながる危険がある。

文　献

1) 西本幸男，重信卓三，西田修実ほか：気道閉塞とはなにか．2) 慢性閉塞性肺疾患における気道閉塞，クリニカ1：845-850，1970
2) 神辺眞之：クロージングボリュームの増加．症候・異常診断マニュアル，中外医学社，東京，1996，pp480-481

呼吸機能検査の基礎

I 換気の不均等分布

東京大学医学部検査部　滝澤　始

1. 概　念

　肺内に吸入された空気（吸入気）は気道から肺胞部へ移動するが，この際，気道に閉塞があったり，肺のコンプライアンスが不均一であると，換気の肺内での分布は不均一になる。正常な肺でも換気の不均等分布は存在するが，各種の病的状態ではそれがさらに異常を来し，ガス交換に障害を起こす。これらを検出する方法として，窒素の洗い出し法（一回法，多呼吸法）がある[1]。

2. 測定法

1）窒素の一回洗い出し法とクロージングボリューム（closing volume：CV）

　肺内の換気の不均等性を調べる検査である。

　一回の純酸素吸入による肺内の窒素の洗い出しから，肺内の換気の不均等性を調べる検査である。N_2単一呼出曲線ともいう。

【検査の実際】

　安静換気から最大呼出を行わせ，続いて100％酸素を最大吸気位まで吸入させる。続いて，ゆっくりなるべく一定の気速（0.5 l/min以下）で残気量位まで完全に呼出すると，図1のような曲線が得られる。これをN_2単一呼出曲線という。ここで，

　第Ⅰ相：死腔部分の純酸素呼出

　第Ⅱ相：死腔ガスと肺胞気ガスの混合気

　第Ⅲ相：肺胞気ガスの呼出部分（alveolar plateauと呼ばれる）

　第Ⅳ相：肺底部の気道が広範に閉塞するために傾きが上昇すると推定されている。

　この第Ⅲ相との変化点から残気量位までがクロージングボリューム（CV）と呼ばれる。CV＋RVをclosing capacity：CCと呼ぶ。

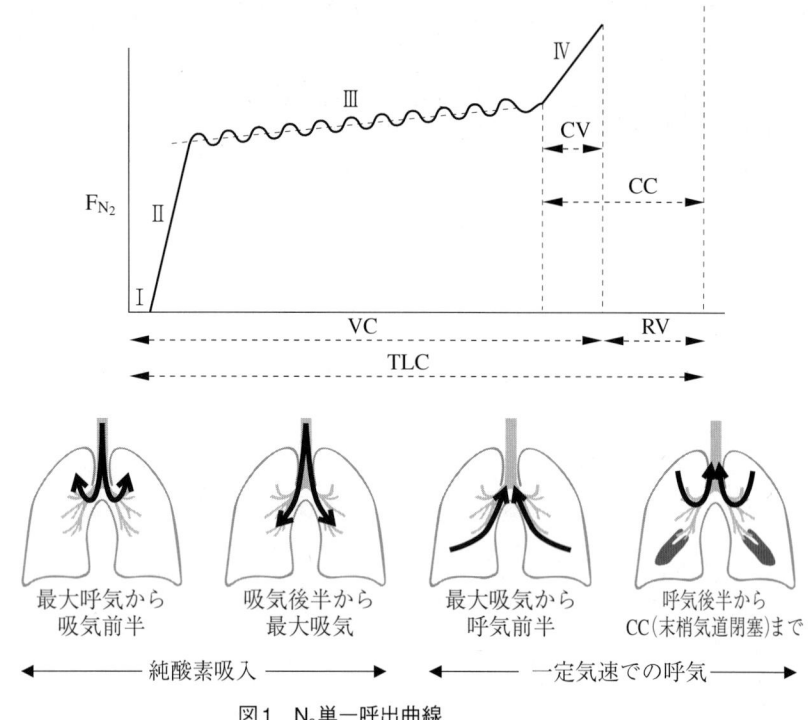

図1 N₂単一呼出曲線

2) 多呼吸窒素洗い出し法

　純酸素を一方弁の吸気側から連続的に吸入しながら，呼気ガス中の窒素濃度を測定して，7分間記録する。縦軸に呼気中窒素濃度を，横軸に時間をプロットして，その減衰曲線を描く。

3. 評　価

1) 窒素の一回洗い出し法

●第Ⅲ相の傾斜

　正常でもみられる軽度の傾斜は，まず呼出早期には窒素濃度の比較的うすい（すなわち酸素濃度の比較的濃い）下肺野からの呼出が主であり，次第に窒素濃度の比較的濃い（すなわち酸素濃度の比較的うすい）上肺野からの呼出に移るためと考えられている。また，この部分でみられる小さなゆれは，cardiogenic oscillationとよばれ，心拍動によるとされている。臨床的には，第Ⅲ相の傾斜は$\Delta N_2 (\%/l)$として測定される。喫煙などによる末梢気道の閉塞性変化では，早期からこの傾斜が増

加する。また肺気腫などの進行した閉塞性疾患でも傾斜が急峻になる[2]。

● CV，CC

　年齢とともに増加するが，喫煙による末梢気道の閉塞性変化では，早期から増加する。また肺気腫などの進行した閉塞性疾患では第Ⅲ相と第Ⅳ相の境界が不明瞭となるので，しばしば測定不能になる。

2）多呼吸窒素洗い出し法

　正常者では7分吸入後の呼気中窒素濃度は通常1.5％以下となる。肺気腫などではこの値が増大する。

文　献

1）国枝武義：ΔN_2 (single & multiple). 呼吸と循環 30:491-494, 1982
2）Buist AS, Ross BB: Predicted values for closing volume using a modified breath nitogen test. Am Rev Respir Dis 107: 744-752, 1973

呼吸機能検査の基礎

I 拡散能検査

東京共済病院内科　千田　守

1. 拡散能の概念

　ガスは濃度の高い方から低い方へ移動する性質を持つが，この現象を拡散とよぶ。肺胞内の酸素は肺毛細血管膜，血漿，赤血球膜を介して赤血球まで移動し，ヘモグロビンと結合する。肺拡散能は肺胞気と赤血球内の酸素の圧較差に対して，単位時間あたりに肺胞から肺毛細血管へ移動する酸素量を示す指標である（図1)[1]。

　肺拡散能（D_{LCO}）が低下する疾患は，大別して，酸素の拡散する距離が延長する疾患（間質性肺炎など）と酸素の拡散する表面積が減少する疾患（肺気腫など）に分けられる。

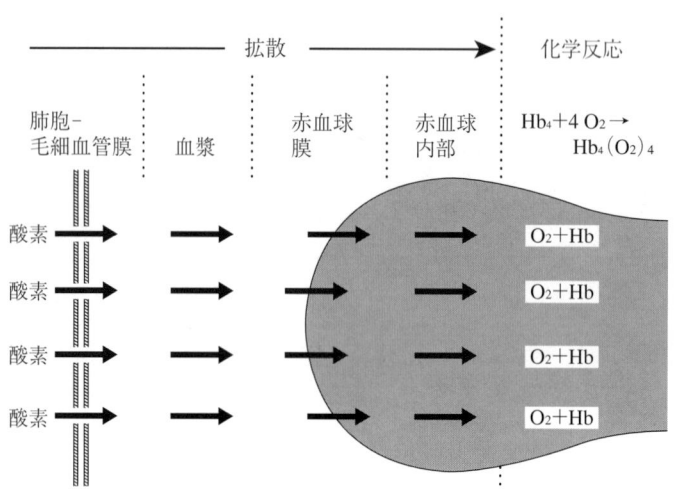

図1　拡　散

肺胞気からヘモグロビンまでガス分圧較差にしたがって，酸素が移動していく現象を拡散とよぶ。
(Forster RE, et al: 拡散. THE LUNG―肺機能検査と臨床生理（原著第3版），瀧島　任監訳，南江堂，東京，1989より引用)

2. 拡散能の測定法

1) 測定法の原理

生理学的には酸素の拡散能の測定が望ましいが,酸素法は煩雑であるため,臨床検査室では一酸化炭素法が用いられている。一酸化炭素が指標とされるのは,一酸化炭素のヘモグロビン親和性が極めて大きく,低濃度のガスで測定ができること,肺毛細血管内の一酸化炭素濃度を0とみなすことができるため算出が容易であること,D_{LO_2}に換算可能であることなどによる。

肺毛細血管内の一酸化炭素濃度を0とみなすことにより,肺拡散能(D_{LCO})は下記の式で表現することができる。

$$D_{LCO} = \frac{1分間に肺毛細血管膜を通過して拡散するCO量(ml/min)}{平均肺胞気CO分圧(mmHg)}$$

このように,D_{LCO}は1mmHgのCO分圧差があるときに,1分間に移動したCO量を表すので,ml/min/mmHgと表される。

2) 測定法

1回呼吸法[2],恒常状態法[3],再呼吸法[4]などの測定方法があるが,1回呼吸法が用いられることが多く,最近は1回呼吸法を拡散能検査の標準検査法とする傾向にある[5]。1回呼吸法では,被検者は残気量レベルまで最大呼出した後,すばやく吸気し,10秒間の呼吸停止後,すばやく呼出する。

基準混合ガス(COと化学的に不活性で肺組織や血液に吸収されないHeまたはNeを含む)の吸入は残気量レベルから行い,10秒間の呼吸停止をした後の呼気を採取する。この際,呼気の最初の750mlは死腔内のガスとして捨て,その後の500mlを肺胞気として採取する。採取したガス(肺胞気)のCO濃度とHe濃度を呼気ガス分析装置によって測定する。Heを指標ガスとしてヘモグロビンと結合したCO量を算出する。

3) 測定上の注意

測定時に吸気および呼気時間が延長した場合はD_{LCO}は過大評価され,最大呼出が十分でなく基準ガスの吸気量が少ない場合はD_{LCO}は過小評価される。安定した測定値を得るための基準としてアメリカ胸部医学会(ATS)は以下のような注意点を挙げている[5]。呼吸停止時間は9~11秒間。呼吸停止後の呼出の際は4秒以内に

VCの90％を呼出させる。死腔の洗い出しはVCが2*l*以下の症例では500mlでもよい。測定は2回以上行い，測定値のばらつきは10％以内または3ml/min/mmHg以内にとどめる。

4）D_{LCO}/V_Aとは

　肺拡散能（D_{LCO}）は肺胞気量（V_A）によっても左右され，肺気量が大きいとD_{LCO}は増加し，肺気量が小さいと低下する。このため，たとえば，肺気腫では増加した肺気量のために，肺毛細血管床の減少がD_{LCO}値に反映されない可能性が生じる。肺気量で補正した拡散能D_{LCO}/V_Aは拡散係数ともよばれ，より厳密にCOの透過率を表す場合に用いられる。

3．拡散能の評価

　拡散能検査は，被検者の負担が比較的少なく，再現性に優れた検査法である。拡散能は疾患の経過観察に適した検査法であり，特に，間質性肺炎の経過観察には欠かせない検査法である。拡散能が減少する疾患として以下の疾患が考えられる。

1）びまん性間質性肺疾患

　間質の炎症性浮腫や線維化による拡散距離の延長に加えて，肺毛細血管の破壊による拡散面積の減少や不均一化が生じ，肺拡散能の低下が著明となる。

2）慢性閉塞性肺疾患（COPD）

　肺気腫では肺毛細血管の破壊によって拡散面積が減少し，肺拡散能は低下するが，肺拡散能の低下は間質性肺疾患に比べて軽度である。また，肺毛細血管の破壊がみられる肺気腫と肺毛細血管の破壊がみられない気管支喘息の鑑別にも有用である。

3）肺水腫

　肺胞膜の浮腫および肺胞が浸出液で満たされることにより拡散距離が延長し，肺拡散能の低下が生ずる。

4）肺組織の喪失

　肺切除や巨大肺嚢胞などによって肺毛細血管の拡散面積が減少する場合には肺拡散能の低下が生ずる。

5）血管障害

広範な肺梗塞などのように肺動脈血流が障害され，拡散面積が減少する場合も肺拡散能の低下が生ずる。

6）貧　血

肺毛細血管内血液のヘモグロビン濃度が減少するため，肺拡散能の低下が生ずる。

文　献

1) Forster RE, et al: 拡散. THE LUNG―肺機能検査と臨床生理（原著第3版），瀧島任監訳，南江堂，東京, 1989, p129
2) Forster RE, et al: The absorption of CO by the lungs during breathing-holding. J Clin Invest 33: 1135, 1954
3) Filley GF, et al: Carbon monoxide uptake and pulmonary diffusing capacity in normal subjects at rest and during exercise. J Clin Invest 33: 530, 1954
4) Lewis BM, et al: The measurement of pulmonary diffusing capacity for carbon monooxide by rebreathing method. J Clin Invest 38: 2073, 1959
5) American Thoracic Society: Single-breath carbon monoxide diffusing capacity (transfer factor), recommendations for a standard technique-1995 update. Am J Respir Crit Care Med 152: 2185, 1995

呼吸機能検査の基礎

I 血液ガス分析

東京労災病院呼吸器内科　戸島洋一
千葉大学呼吸器内科　木村　弘

はじめに

　動脈血液中の酸素分圧（Pa_{O_2}），炭酸ガス分圧（Pa_{CO_2}）およびpHを直接測定する。重炭酸イオン濃度（$[HCO_3^-]$）や酸素飽和度（Sa_{O_2}）は計算で求める。Pa_{O_2}およびPa_{CO_2}は肺でのガス交換の総決算を示しており，pHや$[HCO_3^-]$により酸塩基平衡や代謝性因子についても評価できる。パルスオキシメトリーの普及によって，臨床の場における動脈血液ガス分析の頻度は減少したが，最も重要な呼吸機能検査の一つであることには変わりない。

1．サンプリングおよび測定上の手技的問題

1）採血部位

　橈骨動脈，上腕動脈，大腿動脈のいずれかが選択される。皮膚表面からの距離が最も短く穿刺後の圧迫止血がしやすい（血腫を作りにくい）こと，手は血流の二重支配があるため，万一血栓を作っても組織虚血になりにくいこと，などより橈骨動脈を第1選択とすべきである。次いで選択される部位は上腕動脈である。橈骨動脈に比べて深い位置にあるため穿刺後の血腫ができやすく，特に抗凝固剤を使用している患者の場合，注意を要する。また併走している正中神経を誤刺すると神経痛が起こるが，通常は一過性である。大腿動脈穿刺は最も容易ではあるが，血栓を作りやすいこと，周囲からの汚染などの理由であまり好まれない。

2）測定までの時間

　血液中の白血球と血小板が酸素を消費するため，室温でサンプルを放置するとPa_{O_2}が低下すると言われている。しかしこれは酸素吸入によりPa_{O_2}が正常よりも高い場合であり，正常値以下であれば20分程度では，ほとんど変化しないという報告もある。室温保存下では15分以内，氷水中保存では60分以内に測定する。

2. Pa_{O_2}の評価

Pa_{O_2}はガス交換の最も重要で簡単に測定可能な指標である。加齢とともに低下するので座位での正常値は$Pa_{O_2} = 104.2 - 0.27 \times age$,臥位での正常値は$Pa_{O_2} = 103.5 - 0.42 \times age$とされている。

臨床上問題となるのはPa_{O_2}が低下する場合であり,その原因としては次のようなものが考えられる。

1) 吸入気酸素濃度の低下

高地や低濃度酸素混合気の吸入など特別な場合である。

2) 肺胞低換気

P_{AO_2}(肺胞気酸素分圧)は次式(肺胞換気式)によって求められる。

$$P_{AO_2} = P_{IO_2} - \frac{P_{ACO_2}}{R} + F_{IO_2}\left(\frac{P_{ACO_2}}{R} - P_{ACO_2}\right)$$

上式のP_{IO_2}は吸入気の酸素分圧であるので,たとえば空気呼吸時であれば,酸素濃度F_{IO_2}は0.209であるので,$P_{IO_2} = (P_B - 47) \times 0.209 = 149$ Torrとなる。近似的にP_{AO_2}を知りたい場合は,上式のF_{IO_2}以下の補正項を省いて

$$P_{AO_2} \fallingdotseq P_{IO_2} - \frac{P_{ACO_2}}{R}$$

として求められる。ここでP_{ACO_2}はPa_{CO_2}を代用し,Rは呼吸商とよばれ,炭酸ガス排出量と酸素消費量の比($\dot{V}_{CO_2}/\dot{V}_{O_2}$)で通常0.83前後である。

肺胞換気量が減少すると生体に供給される酸素量も減少し,Pa_{O_2}は低下する。式の上では,肺低換気によりP_{ACO_2}が高値となればP_{AO_2}は低下するため,Pa_{O_2}も低下することになる。肺胞低換気による低酸素血症の場合,Pa_{CO_2}が必ず上昇しているという特徴をもつ。

3) 換気血流比($\dot{V}_A/\dot{Q}$)の不均等分布 (図1)

正常肺では,全体としては,肺胞換気量(ml/min)と肺血流量(ml/min)の比($\dot{V}_A/\dot{Q}$)は約0.8であるが,肺の各部分によって値が異なっている。実際の肺では$\dot{V}_A/\dot{Q}$が0から無限大までのユニットが存在しうるわけで,その極端な状態が死腔($\dot{V}_A/\dot{Q}$が無限大)であり,シャント($\dot{V}_A/\dot{Q}$が0)である。$\dot{V}_A/\dot{Q}$不均等はさまざまな肺疾患で低酸素血症の原因となるが,特に,$\dot{V}_A/\dot{Q}$の低下した部分が増えること

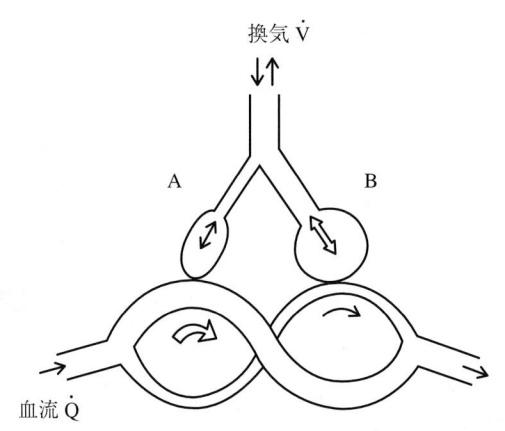

図1 換気血流比の説明図
コンパートメントA：換気（$\dot{V}$）が少なく血流（$\dot{Q}$）が多い。$\dot{V}/\dot{Q}$は小さくなる。
コンパートメントB：換気が多く血流が少ない。$\dot{V}/\dot{Q}$は大きくなる。

が，低酸素血症の原因として重要である。

4）拡散障害

　肺胞中の酸素が分圧勾配によって拡散し，毛細管に取り込まれることによって，血液の酸素化が行われる。気腔拡張による拡散距離の拡大，ガス交換面積の減少，肺胞膜の障害などによって，肺胞気の酸素分圧と毛細管血液の酸素分圧とが平衡せず，低酸素血症が起こる可能性が考えられる。しかし，実際の臨床上，拡散障害が低酸素血症の主因になることは少ない。

5）血流シャント（静脈血混合）

　右室より拍出された血液が肺内でガス交換を行わず，左室に戻る状態である。正常者でも解剖学的シャントが存在するが，臨床上問題となるのは心内の右－左シャントや肺動静脈瘻，無気肺などの肺内シャントである。低酸素血症がシャントに起因する場合は，吸入気酸素濃度を上げた場合でもPa_{O_2}がほとんど変化しない。

3．酸素飽和度

　拡散によって気相から血液相に移動した酸素は，次に血漿と赤血球内の濃度差によって血球内に拡散し，ヘモグロビン（Hb）と結合する。1gのヘモグロビンは最大1.34mlの酸素と結合することが可能で，それ以上はPa_{O_2}が増加しても結合でき

ない。100mlの血液中に存在する Hb の量に 1.34 をかけた値を酸素抱合能（O_2 capacity）とよび，vol％で表す。Hb と結合して 100ml の血液中に存在している O_2 の量を O_2-Hb とすると，

$$\frac{O_2\text{-Hb}}{O_2\ \text{capacity}} \times 100$$

を酸素飽和度（O_2 saturation）とよぶ。簡単に言えば酸素飽和度とはヘモグロビンの酸素結合率（％）である。Sa_{O_2} は動脈血の酸素飽和度を表し，通常は酸素分圧より計算される。

カルボキシヘモグロビン（COHb）やメトヘモグロビン（MetHb）が増加すると，ヘモグロビンの酸素抱合能が低下するため，計算式で求められた Sa_{O_2} は正常であっても低酸素症を呈する。CO ヘモグロビンやメトヘモグロビンも含め，全ヘモグロビンのうち，何％が酸素化ヘモグロビン（O_2-Hb）かを表す分画的酸素飽和度という指標もある。この場合は CO オキシメータが必要である。

4. 酸素解離曲線（図2）

X 軸に酸素分圧（P_{O_2}），Y 軸に酸素飽和度（S_{O_2}）をとった曲線が酸素ヘモグロビン解離曲線（酸素解離曲線）である。この曲線はS字型となり，上の平坦部では多

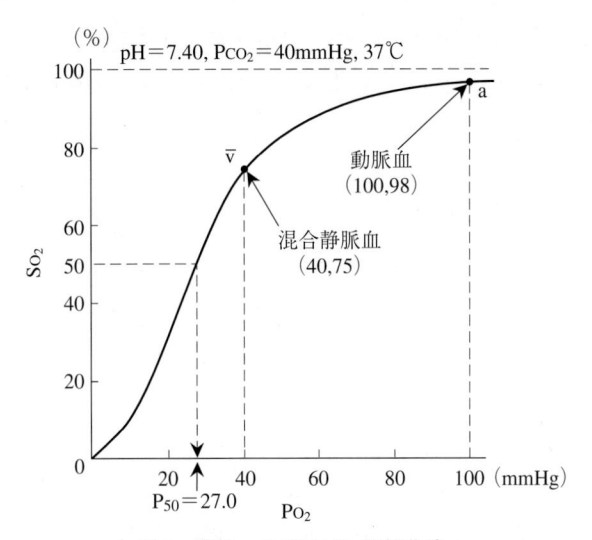

図2 酸素ヘモグロビン解離曲線

正常の動脈血の（P_{O_2}, S_{O_2}）が（100mmHg, 98％），正常の混合静脈血が（40mmHg, 75％）であることを示す。P_{50} は 27.0mmHg である（本文参照）。

少のPo₂の変動に影響されず高い飽和度を維持し，中央の急峻部はPo₂の差で飽和度が大きく変わるため末梢組織でO₂を放出する際に有用な特性である．50％のHbが酸素と結合するPo₂をP₅₀と呼び，酸素親和性の指標としている．

酸素解離曲線の右方偏位（平行移動ではない）は，水素イオンの増加，P_{CO_2}の増加，体温の上昇，2,3-DPG（赤血球内の解糖過程の代謝産物）の増加などで起きる．右方偏位は，動脈血の酸素運搬能の低下という点では生体にとって不利であるが，毛細血管レベルではHbと酸素が解離しやすく，末梢組織に酸素が放出されやすくなる．酸素ヘモグロビン解離曲線に対するP_{CO_2}の影響はBohr効果と呼ばれる．Bohr効果の原因として，CO_2の増加によって生じる水素イオン濃度の上昇が主であると考えられている．逆に，低体温，アルカローシス，2,3-DPGの低下によって酸素解離曲線の左方偏位（酸素親和性の増加，組織への酸素供給量の低下）が起こる．輸血用の保存血では2,3-DPGが減少し，左方偏位が起こる．

5．肺胞気−動脈血酸素分圧較差（A-aD_{O_2}）

肺胞レベルでのガス交換機能を評価するための指標である．前項で述べたように，低酸素血症の原因はさまざまであるが，肺胞低換気や吸入酸素分圧の低下以外の要因による場合，A-aD_{O_2}の開大がみられる．A-aD_{O_2} = P_{AO_2} − P_{aO_2}によって求められ，健康人の空気呼吸時のA-aD_{O_2}は5〜10Torr，高齢者では増加するが20Torr以下である．肺胞換気式から分かるように，P_{AO_2}を計算するためにはF_{IO_2}が必要であり，正確なF_{IO_2}が分からないような酸素吸入をしている場合はA-aD_{O_2}は評価できない．

6．Pa_{CO_2}の評価

分時換気量（$\dot{V}_E$）にはガス交換に関与しない死腔換気量（$\dot{V}_D$）が含まており，肺胞におけるガス交換に直接関与する換気量を肺胞換気量（$\dot{V}_A$）とよぶ．呼気ガス中のCO_2はすべて肺胞から排出されたもので，死腔ではガス交換が行われないことより次式が導かれる．

$\dot{V}_{E\ STPD} \times F_{E_{CO_2}} = \dot{V}_{A\ STPD} \times F_{A_{CO_2}}$

$\dot{V}_{E\ STPD} \times F_{E_{CO_2}}$は$\dot{V}_{CO_2}$であるから

$\dot{V}_{A\ STPD} = \dot{V}_{CO_2\ STPD}/F_{A_{CO_2}}$となり，$F_{A_{CO_2}}$を$P_{A_{CO_2}}$に置き換え，$\dot{V}_A$をBTPSで表すと

$$\dot{V}_{A\ BTPS} = \dot{V}_{CO_2\ STPD} \times \frac{0.863}{P_{A_{CO_2}}}$$

となる．

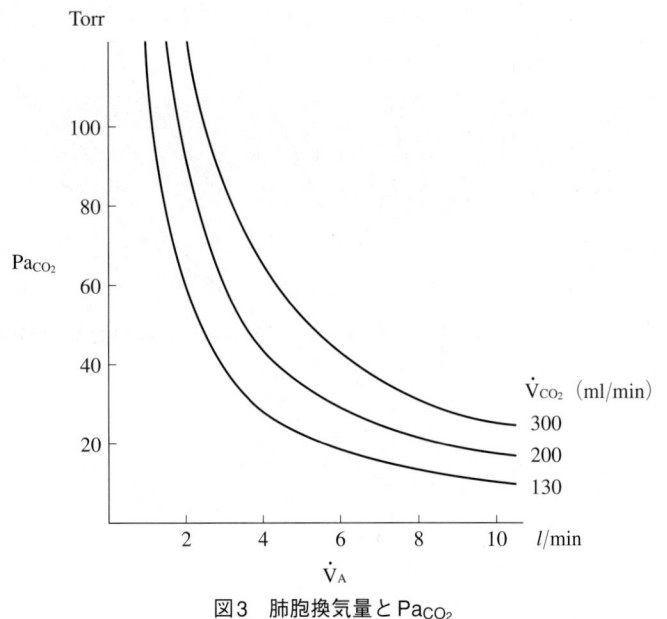

図3 肺胞換気量とPa$_{CO_2}$
V̇$_{CO_2}$を一定とすると肺胞換気量とPa$_{CO_2}$は双曲線の関係になる。

図3に示すように，V̇$_{CO_2}$を一定とするとV̇$_A$とP$_{ACO_2}$すなわちPa$_{CO_2}$との間には双曲線関係があり，Pa$_{CO_2}$は肺胞換気量の直接的な指標であることが分かる。すなわち，Pa$_{CO_2}$が高ければ，肺胞換気量が不足しており，逆にPa$_{CO_2}$が正常より低ければ，何らかの理由で肺胞換気量が過大になっている。

7. pH，酸塩基平衡の評価

1) pH

pHは血清，赤血球内液，組織間液などで異なる値をとるが，通常臨床で測定されるpHは血清のpHであり，7.35〜7.45に維持されている。pH＝－log［H$^+$］であり，7.40のpHは［H$^+$］は約40nmol/lにあたる。生体内では緩衝作用により，［H$^+$］の変動が非常に小さい範囲（10nmol/l以内）にとどまるように調節されている。

生体内で血液pHは主に肺と腎によって調節されている。肺による調節を呼吸性調節，腎による調節を代謝性調節とよぶ。両者は相補的に働き，pHを一定に保つように作用する。血漿中の主要な緩衝系である炭酸・重炭酸系のpHは次式によって計算される（Henderson-Hasselbalchの式）。

$$\mathrm{pH} = \mathrm{p}K + \log \frac{[\mathrm{HCO_3^-}]}{[\mathrm{H_2CO_3}]} = 6.1 + \log \frac{[\mathrm{HCO_3^-}]}{0.03 \times \mathrm{Pa_{CO_2}}}$$

図4 酸塩基平衡チャート

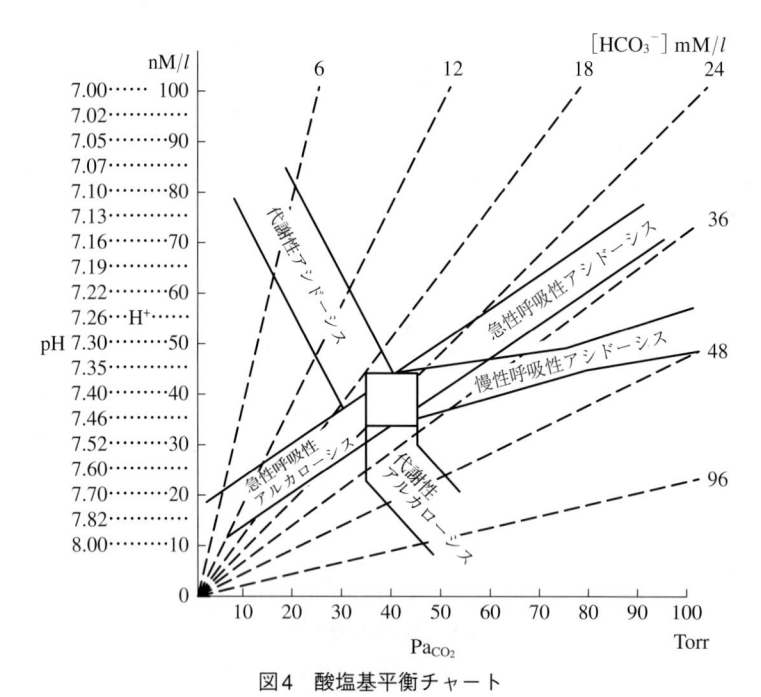

Pa_{CO_2}とpHからプロットした点が，アシドーシス，アルカローシスの領域内にあれば単一の因子による酸塩基平衡障害と判断する。領域外にあれば複数の障害が合併している可能性が高い。

pK: 解離定数（37℃の血漿では6.1）

Pa_{CO_2}が呼吸性因子，$[HCO_3^-]$が代謝性因子である。$Pa_{CO_2} = 40$Torr，pH ＝ 7.40のとき，$[HCO_3^-] = 24$mM/lとなる。

2）アシドーシスとアルカローシス

　酸塩基平衡が障害され，pHが低下した状態がアシドーシス，pHが上昇した状態がアルカローシスである。一次的な酸の塩基に対する相対的な増加がアシドーシス，塩基の酸に対する相対的増加がアルカローシスであり，単なるpHの低値，高値はアシデミア（acidemia），アルカレミア（alkalemia）とよばれる。一次性の酸塩基障害に対して呼吸性あるいは腎性の代償が働くこと，また2種類の障害（たとえば呼吸性アシドーシスと代謝性アシドーシス）が同時に起こることもあるため，解釈が難しいこともある（図4）。

3）呼吸性アシドーシス，呼吸性アルカローシス（表1）

　肺胞換気量の低下によりPa_{CO_2}が上昇し，pHが低下した状態が呼吸性アシドーシス，逆に肺胞換気量の増加によりPa_{CO_2}が低下し，pHが上昇した状態が呼吸性アル

表1 酸塩基平衡障害の分類

		動脈血液ガス所見			原因となる病態
		pH	Pa_{CO_2}	$[HCO_3^-]$	
呼吸性アシドーシス	急性	↓	↑	→	肺胞低換気，呼吸抑制，
	慢性	→	↑	↑	喘息重積，ARDS進行期
呼吸性アルカローシス	急性	↑	↓	→	過換気，低酸素血症，
	慢性	→	↓	↓	発熱
代謝性アシドーシス	急性	↓	→	↓	ショック，循環障害，
	慢性	→	↓	↓	低酸素血症，下痢
代謝性アルカローシス	急性	↑	→	↑	嘔吐，利尿薬，
	慢性	→	↑	↑	低K血症，低Cl血症

注：Pa_{CO_2}，$[HCO_3^-]$欄の↑↓は一次性の病態を，↑↓は二次性（代償性）の変化を示す。→は変化が少ないこと，あるいは正常範囲に戻っていることを示す。

カローシスである。呼吸性の酸塩基障害に対しては腎性代償が働くが，12時間くらい遅れて働きはじめ，効果が最大となるのに4〜5日かかる。腎性代償の機序は腎尿細管でのHCO_3^-の再吸収の変化である。呼吸性アシドーシスではHCO_3^-が増加，呼吸性アルカローシスではHCO_3^-が低下する。腎性代償によるHCO_3^-の増減は，Cl^-の逆方向の変化を伴う。すなわちHCO_3^-とCl^-の和は不変である。

4) 代謝性アシドーシス，代謝性アルカローシス（表1）

不揮発性酸の増加あるいは塩基の喪失によって代謝性アシドーシスが起こる。逆に不揮発性酸の過剰喪失あるいは塩基の蓄積によって代謝性アルカローシスが起こる。生命活動を保つ代謝の過程で，1日約15,000〜20,000mEqの水素イオンが発生する。このうちの大部分は糖，脂肪の酸化によって生ずるCO_2と水和反応によるH_2CO_3である。H_2CO_3は肺から呼吸によって排出されるので，揮発性酸とよばれる。これに対し，蛋白の代謝によって生ずるリン酸，硫酸や乳酸などは，不揮発性酸とよばれ，肺から排出されず腎臓から尿中に排泄される。不揮発性酸の排泄量は通常1日約50〜100mEqである。

代謝性酸塩基障害に対しては呼吸性代償が働く。代謝性アシドーシスの場合，呼吸性変化は短時間のうちに出現し，過換気によってPa_{CO_2}が低下する。代謝性アルカローシスでは顕著ではないが換気量の低下が起こる。

I 換気力学

呼吸機能検査の基礎

北里大学医学部内科学（Ⅲ）　冨田友幸

はじめに

　肺線維症や気管支喘息にみられる呼吸困難の主な原因は，肺が「伸びにくい」ために息が吸えないことと気道を息が「通りにくい」ことの2通りに大別される。肺の「伸び」に関連する性質は弾性であり，息の「通りにくさ」に関連する性質は粘性である。臨床的にそれらを定量的に評価するために測定される指標が「コンプライアンス」と「抵抗」である。

1．肺コンプライアンス

1）肺の圧量曲線

　肺を膨らますと肺は収縮しようとする方向に力が働く。この力を肺弾性収縮力という。肺弾性収縮圧は胸腔内にある食道にバルーンを挿入して測定する。肺の大きさ（肺気量：V）を縦軸に，肺弾性収縮圧：$Pst(l)$ を横軸にとって両者の関係をグラフに表すと図1のような曲線的な関係が認められ，肺弾性収縮圧は肺気量が大きいほど大きい。

2）静肺コンプライアンス

　肺の圧量曲線は安静換気の範囲ではほぼ直線的な関係にある。その傾斜（$\Delta V/\Delta P$）を（静）肺コンプライアンス（$Cst(l)$）といい，肺の「伸びやすさ」を表す指標である（①式）。

$$静肺コンプライアンス（Cst(l)）= \Delta V/\Delta Pst(l) \quad (l/cmH_2O) \quad \cdots\cdots\cdots ①$$

　通常は機能的残気量から0.5l吸気の範囲の圧量関係を計測する。静肺コンプライアンスの正常値は0.15～0.30l/cmH_2Oである。肺気腫では肺胞の破壊によって肺は伸びやすく静肺コンプライアンスは上昇する。逆に肺線維症では肺は硬くなり静肺コンプライアンスは減少する。

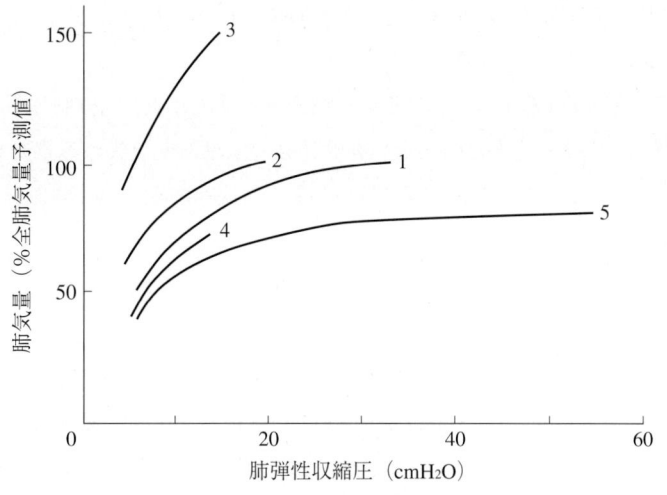

図1 肺の圧量曲線
(1) 正常（若年者），(2) 正常（老人），(3) 肺気腫，(4) 呼吸筋力低下，
(5) 肺線維症

3）肺弾性収縮圧

　肺の圧量曲線は食道内バルーン法により測定されるので臨床検査としてルーチンに行われることはないが，肺弾性収縮圧は労作性呼吸困難，咳による喀痰の排出，換気機能障害などと関連があり，圧量曲線をベッドサイドで頭の中に描き肺弾性収縮圧を考えることは呼吸器疾患の診療に大変役立つ。

●最大吸気位

　肺弾性収縮圧は最大吸気位で最も大きい。**図1**にみられるように，最大吸気位の肺弾性収縮圧は老人では低下し，肺気腫では一層低下する。肺線維症では最大吸気位の肺弾性収縮圧は著しく増大し最大吸気位を低下させ肺活量減少の原因になっている。

●気道閉塞と最大呼気位

　肺の弾性は気道の大きさと密接な関係を持つ。高い肺気量では肺弾性収縮圧は大きく，気道の周囲にある肺組織の収縮力によって気道は外側に大きな力で引かれているが，肺気量が減じるにつれ肺弾性収縮圧は低下し気道は狭くなる。老人では気道閉塞によって最大呼気位が決まる。肺気腫では気道閉塞がさらに顕著であり，残気量は著しく増大する。

●機能的残気量

　機能的残気量（FRC）は肺の弾性収縮圧と胸郭の弾性による伸展圧とのバランスによって決まる。肺線維症では肺弾性収縮圧の増大によりFRCが減少し，肺気腫

では肺弾性収縮圧が減少するのでFRCは増大する。

●強制呼出の気流速度との関係

肺弾性収縮圧は肺胞に近い末梢気道の抵抗と並んで強制呼出の気流速度，特に呼出のpeakを過ぎた肺気量依存性部分の気流速度を決める重要な因子である。肺気腫のように肺弾性収縮圧が低いと最大気流速度$\dot{V}_{50}$・$\dot{V}_{25}$は著しく低下する。

2. 抵　抗

気管支喘息のように気道が狭くなる疾患では，換気の際に空気が気道を通りにくい。どの程度通りにくいかを客観的に評価するためにその「通りにくさ」を表す指標が「抵抗」である。肺機能検査で測定される抵抗には，気道抵抗（airway resistance：Raw），肺粘性抵抗（pulmonary resistance：Rl），呼吸抵抗（respiratory resistance：Rrs）などがある。

1）Poiseuilleの式

気道を1本の管と考え，半径r，長さlの管にviscosityの係数μの気体が流れ，その管の両端の差圧がΔPで気流速度$\dot{V}$のとき，これらの間にはPoiseuilleの定理によって②式の関係がある。「抵抗」Rは③式のように差圧Pと気流速度$\dot{V}$との比であり，管に1l/secの気流速度で気体が流れるために何cmH$_2$Oの圧力を要するかを表す。

$$\Delta P = (8\mu l / \pi r^4) \times \dot{V} \quad \cdots\cdots\cdots\cdots\cdots\cdots\cdots\cdots\cdots\cdots\cdots\cdots\cdots\cdots\cdots ②$$

$$R = \Delta P / \dot{V} \quad \cdots\cdots\cdots\cdots\cdots\cdots\cdots\cdots\cdots\cdots\cdots\cdots\cdots\cdots\cdots\cdots\cdots\cdots\cdots\cdots\cdots ③$$

②・③式から管の半径が2分の1になると同じ気流速度を得るために16倍の差圧を必要とし，抵抗の値は16倍になることが分かる。なお，この式は流れる気流がゆっくりな層流であるときに成り立つ。

2）気道抵抗，肺粘性抵抗，呼吸抵抗

気道抵抗（Raw），肺組織の抵抗（Rlt），胸郭の抵抗（Rw）は直列の関係にあり，④式のようにRawとRltの和が肺粘性抵抗（Rl），RlとRwの和が呼吸抵抗（Rrs）である。

$$Raw + Rlt + Rw = Rl + Rw = Rrs \quad \cdots\cdots\cdots\cdots\cdots\cdots\cdots\cdots\cdots\cdots ④$$

気道抵抗は図2のような体プレチスモグラフ法で，肺粘性抵抗は食道内バルーン法で，呼吸抵抗はオッシレーション法で測定される。それぞれの測定の理論，測定の実際については省略するが，いずれも，実際の肺や気道の複雑な構造と異なる1本の気道と1個の肺胞が直列につながる極めて単純化された構造を想定した理論に

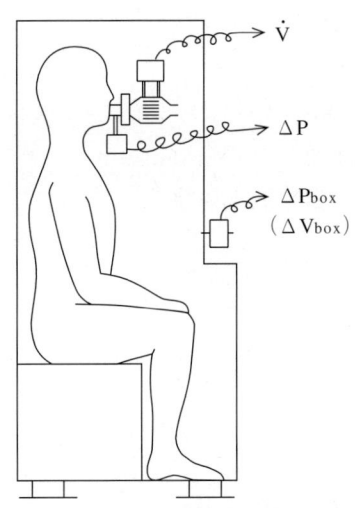

図2　気道抵抗測定装置の構造
　　　（体プレチスモグラフ法）

基づいて計測されているので，計測された測定値の評価にはそれらの仮定の存在に配慮することが必要である．特に病的な肺では換気力学的特性の不均等性が強いことに注意する．

3) 抵抗値に影響する因子

気道の抵抗は，気道の大きさ，流れる気体の性質，流れ方によって決まる．

●気道の大きさ

気道の半径は気道抵抗を決める最も大きい因子である．気道の径を変化させる原因は，①気道の内，②気道自体，③気道の外，の3つに分けられる．気道自体の原因としては気管支筋の緊張や気管支粘膜の腫脹がある．これは分泌物の貯留など気道内の原因とともに気管支喘息などにみられる気道抵抗増大の主要な原因である．

気道外の原因としては，腫瘍やリンパ腺腫大による圧迫もあるが，抵抗値に影響する最も大きい因子は肺の弾性である．肺弾性は気道を外から引いて広げる方向に作用している．肺弾性収縮圧は肺が大きいほど大きいので，高肺気量では気道は広がり抵抗は小さく，低肺気量では気道は狭く抵抗は大きくなる．図3に示したように気道抵抗と肺気量との間には双曲線状の関係が認められる．

●気体の性質

肺に吸入する気体の性質によって抵抗値が変わる．表1のように気体によってviscosityやdensityに関する係数が異なる．例えば，viscosityについてみると，臨床でしばしば行われる酸素吸入療法に使われる酸素は粘性に関する係数 μ が空気より

図3

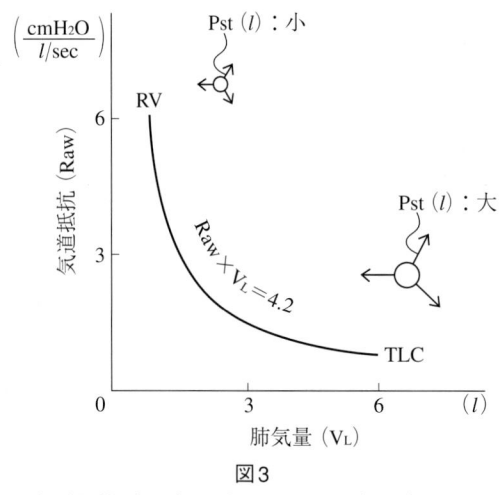

気道抵抗（Raw）は肺弾性収縮圧（Pst(l)）の減少に伴って増大し，低肺気量域で大きい。肺気量と双曲線状の関係がある。

表1　気体の種類によるμとρの違い

酸素は空気よりμが大きい。ρはHeで極めて小さい。

gas	μ (poise$\times 10^{-6}$)	ρ (g/ml$\times 10^{-3}$)
air	180	112
N_2	184	110
O_2	214	126
CO_2	156	173
He	203	15.6
water vapor	103	70.8

大きく，酸素吸入中は気道抵抗が増加する。また炭酸ガスの係数は酸素より小さいので，厳密にいえば吸気と呼気でも抵抗値に多少の差が生じる。なお，densityに関する係数ρは気流が早く乱流のときに関係する。

4）気道抵抗・呼吸抵抗の評価

●比較的太い気道の狭窄

気道を上気道と下気道とを比べてみると，1本1本の気道は末梢の気道の方が細いが，気道の数は末梢ほど多く総断面積は末梢の気道ほど大きくなる。そのため気道の抵抗は末梢気道では小さく区域気管支付近で最も大きいとされている（図4）。したがって臨床検査で測定される気道抵抗や呼吸抵抗の値は比較的太い気道の抵抗を反映するものと考えられている。

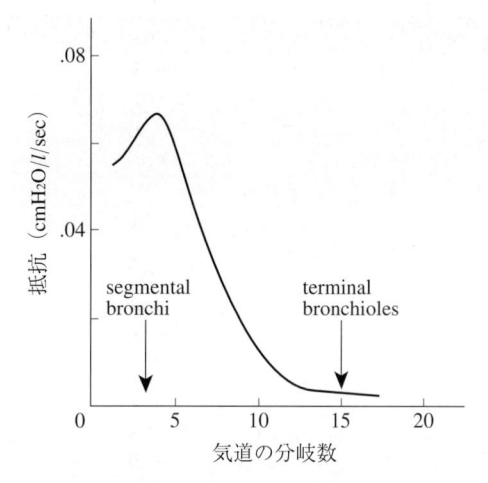

図4 気道抵抗の局在
気道抵抗は比較的太い気道の抵抗を反映する。末梢気道の気道抵抗は小さい。

● 肺実質の減少

気道抵抗増大の第2の原因としては，肺切除，肺結核，自然気胸などによる肺実質の減少が挙げられる。例えば一方の肺が切除されると抵抗値は倍増する。

● 肺の力学的特性の不均等分布

抵抗値の評価には肺の力学的因子の不均等分布の存在を考慮する必要がある。病的な肺では気道の部分的な狭窄など粘性の著しい不均等があり，さらに肺胞の弾性にも著しい不均等がある。病的肺の抵抗値は動肺コンプライアンスの周波数依存性と同じ原理で増大する。

文献

1) 冨田友幸: 肺の抵抗の測定と肺の気流抵抗. 臨床呼吸機能検査（第5版），肺機能セミナー編, 1998, pp80-89
2) 大井元晴: 肺コンプライアンスの測定と肺の硬化度. 臨床呼吸機能検査（第5版），肺機能セミナー編, 1998, pp70-79

I 呼吸機能検査の基礎

負荷試験

東京医科歯科大学大学院医歯学総合研究科臨床検査医学分野　東條尚子

1．吸入負荷試験

　吸入負荷試験には，疾患の診断のために行うものと，原因物質の特定のために行うものとがある。前者にはアセチルコリンやヒスタミンを用いる気道過敏性試験，後者には気管支喘息における特異的アレルゲン吸入誘発試験や，過敏性肺臓炎における吸入誘発試験がある（表1）。

1）気道過敏性試験

　気管支収縮薬を吸入させることにより，気道の過敏性の有無とその程度を検出することを目的とする検査で，気管支喘息や咳喘息の診断に広く行われる。気道過敏性をもたない健常者では最高濃度まで吸入しても指標の悪化はみられない。わが国では，牧野らの標準法[1]とアストグラフ法[2]が代表的である。国際的に統一された標準法はない[3]。

● Dojimeter法

　メサコリンあるいはヒスタミンを安静呼気位から最大吸気位まで5回吸入した

表1　吸入負荷試験の種類

疾患の診断	気道過敏性試験 ・標準法 ・アストグラフ法 ・Dojimeter法	アセチルコリン（あるいはヒスタミン，メサコリン）の希釈液を，順次濃度を上げて吸入を反復させ，$FEV_{1.0}$の20％以上低下するときの濃度（標準法，Dojimeter法）あるいは，呼吸抵抗の増加しはじめるときの累積濃度（アストグラフ法）を指標とする。
原因物質の特定	アレルゲン吸入誘発試験	気管支喘息において，特異的アレルゲンの希釈液を，順次濃度を上げて吸入を反復させ，$FEV_{1.0}$が20％以上低下する濃度を指標とする。
	過敏性肺臓炎における吸入誘発試験	原因物質である吸入抗原（真菌類，動物・鳥類などの異種蛋白）を吸入させ，身体所見（体温，呼吸器症状など），検査成績（血沈，白血球数，CRP，動脈血ガス分析，肺機能検査，胸部X線写真など）を6，24時間後に評価する。

表2　アセチルコリン・ヒスタミン吸入試験

1．吸入方法 　（1）圧搾空気，5l/min でDeVilbiss　Model 646 Nebulizerを用いてエアロゾルを発生させる。 　（2）吸入時間は2分間で，この間軽く開口しネブライザーの先端をわずかに歯列内側に入れ安静換気を行わせる。ノーズクリップを装着させる。吸入時間中エアロゾルを発生させたままでもY字管を用いて吸気時のみ吸入させてもよい。 2．被検者 　（1）検査時には呼吸困難はなく，喘鳴を聴取しない。検査前の1秒率（$FEV_{1.0}$/FVC）が70％以上が望ましい（そうでないときには記載する）。 　（2）検査前の抗喘息剤の服用は少なくとも下記の時間以上中止することが望ましい。 　　　　β刺激薬（経口，吸入，注射）………12時間 　　　　テオフィリン剤………………………12時間 　　　　抗ヒスタミン剤………………………24時間 　　　　インタールおよび類似薬剤…………12時間 　　　　抗コリン剤（アトロベントなど）…12時間 　　　　ステロイド剤（経口，注射）………24時間 　　　　ベクロメタゾン吸入…………………12時間 　　　（ステロイド剤を定時的に用いざるを得ない被検者ではその旨記載する） 3．薬剤，希釈 　（1）ⅰ）塩化アセチルコリン（オピソート） 　　　ⅱ）塩化ヒスタミン	（2）生理的食塩水を用いて倍々に希釈して行う。 （3）濃度 　　アセチルコリン：20,000（オピソート1筒0.1gを生理的食塩水5mlに溶解），10,000，5,000，2,500，1,250，625，313，156，78，39 μg/ml。 4．測定法 　（1）被検者が2.の条件に合致することを確認する。 　（2）検査直前に$FEV_{1.0}$を測定し，基準$FEV_{1.0}$とする。 　（3）生理的食塩水の吸入を2分行う。吸入終了直後に$FEV_{1.0}$を測定し，基準$FEV_{1.0}$より10％以上減少していない場合は次の（4）に移る。10％以上減少した場合は5分間の休みの後，同様の生理的食塩水の吸入を行い，なお10％以上の$FEV_{1.0}$の減少があれば検査を中止する（そうでないときには記載する）。 　（4）最低濃度のアセチルコリンまたはヒスタミン液の吸入を2分間行う。吸入終了後ただちに$FEV_{1.0}$を測定する。測定$FEV_{1.0}$が基準$FEV_{1.0}$の20％以上低下していない場合には，次の濃度の溶液吸入に移る。 　（5）順次，濃度を上げて吸入を反復し，測定$FEV_{1.0}$が基準$FEV_{1.0}$の20％以上低下すれば中止する。そのときに吸入した溶液の濃度をアセチルコリンまたはヒスタミン閾値（respiratory threshold of acetylcholine or histamine, RT-Ach or RT-Tist）とする。 　（6）終了後，適当な気管支拡張薬を吸入させる。

（牧野荘平ほか：気管支喘息および過敏性肺臓炎における吸入試験の標準法．アレルギー 31: 1074, 1982より引用）

後，1秒量（$FEV_{1.0}$），$\dot{V}_{50}$，特殊気道コンダクタンス（SGaw）が基準値より20％，25％，35％減少した点での累積濃度をprovocation doseとして評価する方法である[4]。

●標準法によるアセチルコリン，ヒスタミン吸入試験[1]

　安全性と実施の簡易性を考慮し，どの施設でも行うことができ，ほぼ一様な結果が得られるように作成された方法である（表2）。

●アストグラフ法

　薬剤を低濃度から段階的に連続的に吸入させ，同時に呼吸抵抗を連続測定しながら呼吸抵抗やコンダクタンスの反応曲線の変化を調べる[2]。高価な装置が必要であるが，標準法に比べ，手技が簡単で測定時間も節約できる。また，$FEV_{1.0}$測定のような強制呼出を繰り返す必要がない（図1）。呼吸抵抗が上昇しはじめた薬剤の濃度（Cmin；mg/ml），あるいは呼吸抵抗の逆数（コンダクタンス：Grs）が減少しはじめるまでの累積単位数（Dmin；unit）を気道過敏性の指標とする。また，Grs

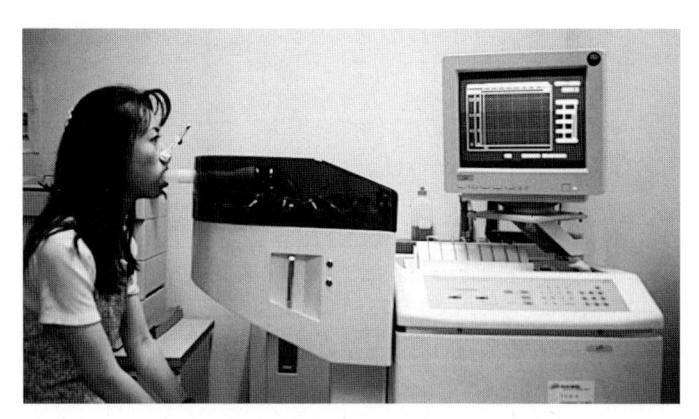

図1　アストグラフによる気道過敏性試験

の低下速度を初期呼吸抵抗の逆数で除したものを気道反応性（reactivity）の指標とする。

2) 気管支喘息におけるアレルゲン吸入誘発試験

アトピー型気管支喘息の原因抗原検索法として用いられる。測定方法はアセチルコリン，ヒスタミン吸入試験に準ずる。高度発作の誘発に備えて救急物品の配備が必要である。

3) 過敏性肺臓炎における吸入誘発試験

過敏性肺臓炎が疑われる場合に診断と抗原の確定のために行われる。詳しく病歴をとり疑わしい抗原に的を絞って行う。前もって環境誘発試験を行っておくことが望ましい。吸入を行うと，4～5時間で症状が出現して8～10時間でピークに達する。

2. 運動負荷試験

呼吸器疾患を対象とした運動負荷試験の目的は，運動能力（重症度）の判定，息切れ，足の疲労などの自覚的な運動制限因子と計測値との比較，心疾患と肺疾患がともに存在する場合の評価，運動誘発性喘息の診断，運動誘発性の低酸素血症の評価，治療法や運動処方の決定と効果判定などを目的に行われる[5]。

1) 負荷のかけ方

●6分間歩行試験（10分間，12分間）

室内あるいは屋外の平地を最大限の努力で歩行させる方法で特別な負荷装置を必

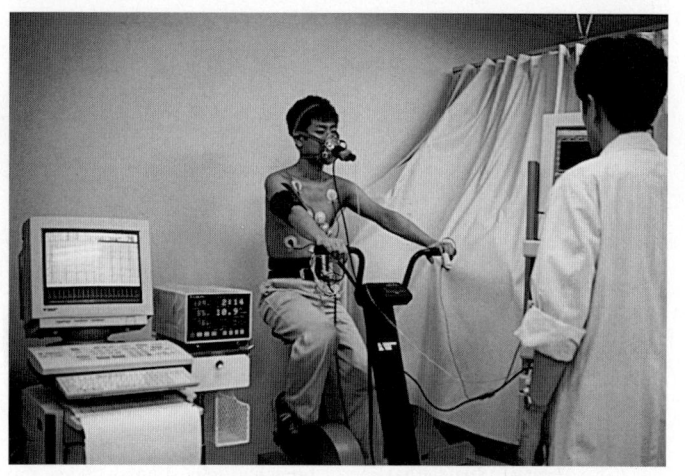

図2　自転車エルゴメータによる運動負荷試験

要としないことから広く実施されている．歩行距離を指標とするが，心拍数や経皮的酸素飽和度（Sp_{O_2}）測定を同時に測定し評価する．患者の意志による部分が大きく誤差も大きいが，歩行距離と最大酸素摂取量に相関があるといわれている．

●漸増負荷法

トレッドミルや自転車エルゴメータを用いて負荷量を連続的に漸増する方法である．測定項目は，心拍数（心電図），血圧，呼気ガス分析，自覚的運動強度（Borgスケールなど）に加え，目的に応じてSp_{O_2}，血中乳酸値，動脈血ガス分析などを測定する（図2）．

2）評価の仕方

●運動能力の評価

最大歩行距離，最大酸素摂取量（$\dot{V}_{O_2}max$）を予測値と比較することにより総合的な運動能力を評価する．嫌気性代謝閾値（anaerobic threshold）も運動能力の指標となる．この閾値は健常者では$\dot{V}_{O_2}max$の50〜60％であるが，ふだん運動を行わない人は低値をとる．また，トレーニングにより増加することが知られており，運動処方の目安として，またその効果判定として有用である．

●呼吸系，循環系の予備能の評価

運動能力が低下している場合，その制限因子となっているのが呼吸器系なのか循環器系なのかを評価する．

換気予備能（breathing reserve）は，$(1-$最大換気量$(\dot{V}_{Emax})/MVV) \times 100$（％）で表される．健常者は通常MVVの約40％に相当する予備能をもっているが，肺疾患患者では0に近づき，マイナスになる．

心拍数予備能(heart rate reserve:HRR)は,予測最大心拍数-最大心拍数(HRmax)で表される。健常者では心循環系が運動制限因子となるのでHRRが10以下になるのに対し,呼吸器疾患では換気が運動制限因子となるため,HRRは大きい。

文献

1) 牧野荘平ほか: 気管支喘息および過敏性肺臓炎における吸入試験の標準法. アレルギー 31: 1074, 1982
2) Takishima T, et al: Direct-writing recorder of the dose-response curves of the airway to methacholine. Chest 80: 600, 1981
3) American Thoracis Society: Guideline for methacholine and exercise challenge testing-1999. Am J Respir Crit Care Med 161: 309, 2000
4) Chai H, et al: Standardization of bronchial inhalation challenge procedures. J Allergy Clin Immunol 56: 323, 1975
5) 宮里逸郎ほか: 呼吸器系における運動負荷. 臨床病理 43: 813, 1995

I 呼吸調節

呼吸機能検査の基礎

都立豊島病院内科　市岡正彦

1. 呼吸調節系のしくみ

1) 安静覚醒時の呼吸調節

呼吸の目的は「酸素を取り込んで炭酸ガスを排出すること」であり，種々の内的・外的な環境変化や病的状況に対応してその恒常状態を保つことが呼吸調節系の役割である。呼吸調節系は，化学調節，神経性調節，行動調節の3つに大別され，呼吸中枢からの出力に重要な役割を果たしている[1]（図1）。

化学調節は，動脈血液ガス（Pa_{O_2}, Pa_{CO_2}, pH）を一定範囲に維持する閉鎖機構で，呼吸調節系の主経路である。神経性調節は気道および肺の受容器を介する自律神経反射および胸郭内の呼吸筋からの反射による中枢への入力経路である。行動調節は，会話・息こらえ・嚥下など，大脳および脳幹網様体から発する命令により影響される呼吸の調節系である。

2) 運動時の呼吸調節

健常者の運動時は，Pa_{CO_2}の増加やPa_{O_2}低下がみられないことから，換気の増加には代謝性因子と神経性機序の関与が考えられている。代謝性因子として，近年血漿K^+が換気量増加と強い相関があることが報告され[2]，末梢化学受容体の直接的換気刺激因子として注目されている。また，運動開始直後から換気増大が起こることや代謝増加に伴う酸素消費量増大以上の換気量増加がみられる点から，神経性反射の一義的な関与が考えられている。

3) 睡眠時の呼吸調節[3]

睡眠中は，上気道抵抗の上昇，呼吸筋の活動性低下が著明であり，換気量および肺気量減少に伴うPa_{O_2}の低下がみられる。睡眠中の低酸素換気応答は，男性ではREM期に最も低下するが，女性では睡眠段階による影響を受けない[4]。CO_2換気応答は，男女ともstage 3・4，stage 2，REM期の順に低下する。

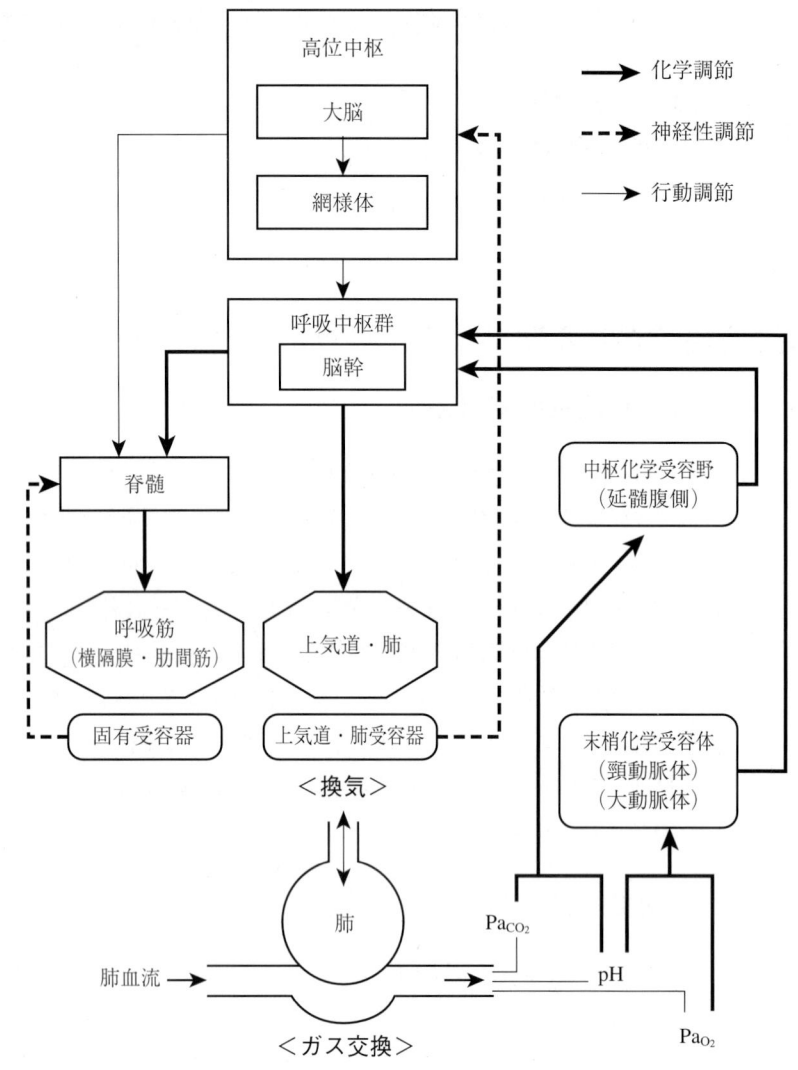

図1 呼吸調節機構のモデル

呼吸調節の主経路は化学調節で，換気・ガス交換の結果生じた血液ガスの値が，中枢化学受容野および末梢化学受容体を刺激し，脳幹の呼吸中枢を介して換気の亢進・抑制を引き起こすフィードバック機構を形成する。一方，気道・肺および呼吸筋に存在する受容器を介する神経反射が高位中枢および脊髄に到達する。また，高位中枢からの命令により呼吸は意識的にも調節可能である。

4）換気に影響を及ぼす因子

●Pa_{CO_2}の上昇（高炭酸ガス血症）

空気吸入下ではCO_2が主たる換気刺激因子であり，延髄腹側表層の中枢化学受容野における細胞外H^+濃度の変化を介して呼吸が刺激される。正常な呼吸中枢は

Pa_{CO_2}上昇に対して敏感に反応し，速やかに換気量の増大をもたらすため，Pa_{CO_2}はほぼ正常範囲内に調節される．しかし，この機序は麻酔，薬剤，中枢神経系病変，高度の低酸素血症，そして高炭酸ガス血症自体でも容易に抑制を受ける．

● Pa_{O_2}の低下（低酸素血症）

Pa_{O_2}の低下は主に末梢化学受容体である頸動脈体を刺激し，換気亢進をもたらすが，正常者ではPa_{O_2}が60Torr以下になるまでは明らかな換気刺激とはならない．低酸素は一般に呼吸を刺激するが，逆に持続性低酸素曝露は呼吸を抑制しうる場合があり，これを低酸素性換気抑制（hypoxic ventilatory depression：HVD）といい，臨床的にも重要である．

● pHの低下（アシドーシス）

pHの低下（[H^+]の上昇）は呼吸中枢に作用して換気増大をもたらす．代謝性の異常である糖尿病性ケトアシドーシスや尿毒症性アシドーシスの際のKussmaul呼吸が典型例である．

● その他

気道内への異物・刺激物の侵入は，気道に存在する刺激受容体により咳反射と強い呼気努力をもたらす．また，肺の容量がある程度以上に増大すると，気道平滑筋内に存在する伸展受容器が刺激され肺伸展反射（Hering-Breuer反射）が起こり吸気が抑制される．体温上昇は換気を増大させ，痛みは，その強さ，性質，起源により呼吸を抑制ないし刺激する．

2．呼吸調節系の検査法

1）CO_2換気応答（hypercapnic ventilatory response：HCVR）[5]

【方法】従来用いられていた恒常法は測定に時間がかかるため，現在では徐々にCO_2ガス濃度を上昇させていくprogressive法が用いられる．Progressive法には，Readの再呼吸法と動脈血二重制御法がある．前者は，7％CO_2と93％O_2の混合ガスを5〜6lのバッグに入れ，再呼吸することによりバッグ内のP_{CO_2}と混合静脈血が短時間に平衡に達することから，呼気終末P_{CO_2}（$P_{ET_{CO_2}}$）を化学受容器でのP_{CO_2}とみなし，そのときの換気量（$\dot{V}_E$）の変化を測定する方法である．後者は，吸入気O_2濃度とCO_2濃度を独立して制御し，$P_{ET_{O_2}}$を150Torr以上に維持しながら徐々に吸入気P_{CO_2}を上昇させていき，6分間で$P_{ET_{CO_2}}$を20Torr上昇させ，その間の$\dot{V}_E$を測定する方法である．

【解析】$P_{ET_{CO_2}}$と$\dot{V}_E$の関係を最小二乗法で直線回帰し，その傾斜（$\Delta\dot{V}_E/\Delta P_{ET_{CO_2}}$）を$CO_2$化学感受性とする（図2）．肺胸郭系に気道閉塞やコンプライアンス

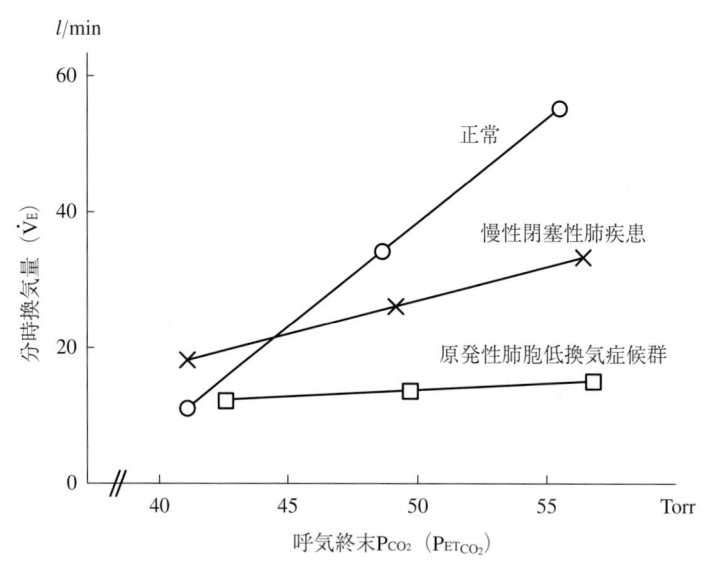

図2 CO₂換気応答

吸入気CO_2濃度を上昇させたときの分時換気量（$\dot{V}_E$）を測定し，グラフ上にプロットし，一次回帰により直線を引き，その傾きを換気応答とする。健常者では分時換気量はほぼ直線的に増加するが，慢性閉塞性肺疾患ではその傾きが小さくなり，原発性肺胞低換気症候群ではほとんど換気応答がみられない。

の異常があると，中枢の換気出力に異常がなくても$\dot{V}_E$は低値となり，換気応答は過小評価される。その場合は，吸気開始から0.1秒間の口腔内圧変化を測定し，この口腔閉鎖圧（mouth occlusion pressure：$P_{0.1}$）を縦軸として同様に直線回帰し，その傾斜（$\Delta P_{0.1}/\Delta P_{ETCO_2}$）を$CO_2$化学感受性とみなして評価する。HCVRは体格が大きいほど大であり，通常は体表面積で除して補正する。

2）低酸素換気応答（hypoxic ventilatory response：HVR）[6]

【方法】進行性低酸素法は，ソーダライム吸着法でPa_{CO_2}（実際にはP_{ETCO_2}）を一定に保ちながら，バッグ内のガスを再呼吸させて徐々にPa_{O_2}を低下させ，パルスオキシメータによるSa_{O_2}またはP_{ETO_2}と，$\dot{V}_E$または$P_{0.1}$との関係を求める方法である。持続性低酸素負荷の場合，中枢性換気抑制の影響が重なるため，純粋に末梢化学受容器の換気応答を検査する方法として，withdrawal法がある。これは3〜6分間Sa_{O_2}を80％程度に維持するよう低酸素吸入を行った後，純酸素を2吸入させ，酸素吸入前後の換気量の抑制率（$\Delta\dot{V}$％）を算出し，低酸素感受性の指標とするものである。

【解析】Sa_{O_2}を入力とした場合は直線回帰が可能であり，その傾斜（$\Delta\dot{V}_E/\Delta$

Sa_{O_2}）を低酸素の化学感受性とする．また，$P_{ET_{O_2}}$を入力に用いた場合は双曲線もしくは指数関数で回帰ができ，双曲線式 $\dot{V}_E - \dot{V}_0 = A/(P_{ET_{O_2}} - 32)$ を用いて，パラメータAを低酸素に対する化学感受性とする．HVRは健常人においても個体差が大きいことが特徴であり，遺伝的要因によっても規定されることが知られている．

3）自発過換気

意識的な過換気は，高炭酸ガス血症を有する患者がPa_{CO_2}を正常化できるか，またHCVRの低下している患者が換気を増やす能力があるかどうかを評価するのに用いられる．

3. 代表的な病態・疾患

1）CO_2ナルコーシス

慢性の高炭酸ガス血症を認める患者では延髄のCO_2化学感受性は鈍麻しており，HVRが換気ドライブを維持しているため，不用意な高濃度酸素の投与を行うと，唯一の換気刺激であった低酸素刺激が解除されて換気が抑制され，CO_2ナルコーシスに陥ると考えられている．

2）過換気症候群

本症候群の過換気発作は情動やストレスが呼吸刺激因子と考えられている．本症候群では，呼吸の自動調節系（化学調節，神経性調節）中枢よりも高位に位置する行動調節中枢を介する呼吸調節系の障害が示唆されている[7]．また，本症候群ではHCVRは亢進している．

3）睡眠時無呼吸症候群（SAS）

Pickwick症候群や，日中でも肺胞低換気を伴うSASでは，多くの場合HCVRやHVRの低下を認める．しかし，日中の肺胞低換気を認めないSAS患者では，HCVRやHVRは正常か，むしろ代償的に亢進していることが多い．

4）原発性肺胞低換気症候群

本症候群では低酸素および高炭酸ガスに対する化学調節機構のフィードバックが欠如しており，高度の低酸素血症と高炭酸ガス血症がありながら呼吸困難感がないため重症化しやすい．自発過換気により血液ガスが正常化することが診断基準のひとつである．

文　献

1) Berger AJ, et al: Regulation of respiration. N Engl J Med 297: 92, 1977
2) Paterson DJ, et al: Changes in arterial plasma potassium and ventilation during exercise in man. JAP 78: 323, 1989
3) 市岡正彦: 睡眠と呼吸. 睡眠時無呼吸の歯科的アプローチ（第1版）, 中川健三ほか編, 砂書房, 東京, 1999, p13
4) Douglas NJ: Control of ventilation during sleep. Principles and practice of sleep medicine, edited by Kryger MH et al, WB Saunders Co, Philadelphia, 1989, p249
5) 信濃秀希ほか: CO_2負荷試験. 呼吸 17: 652, 1998
6) 戸島洋一ほか: 低酸素負荷試験. 呼吸 17: 417, 1998
7) Howell JBL, et al: The hyperventilation syndrome: A syndrome under threat? Thorax 52 (suppl.3): S30, 1997

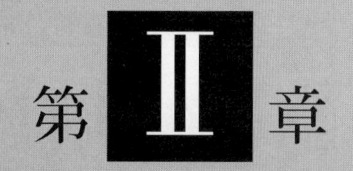

第 II 章
症状から鑑別診断をするための呼吸機能検査

呼吸困難
喘 鳴
息切れ
咳・痰
チアノーゼ

症状から鑑別診断をするための呼吸機能検査

II 呼吸困難

日本大学医学部第1内科　齊藤　修, 堀江孝至

はじめに

　呼吸困難は，呼吸器疾患の日常診療において最もよく認められる主訴のひとつである。しかし，呼吸困難の感じ方には個人差があり，呼吸困難の性質や程度に対応する特異的な呼吸機能異常を見つけ出すことは困難である。実際の臨床の場では，患者の呼吸困難の性質や程度から考えられる疾患を想定し，どの疾患の肺生理学的特徴にその患者の実際の肺機能データが合致するかを総合的に判断して鑑別診断を行うことになる。

　本項では，鑑別診断に最も重要と思われる血液ガス分析，スパイロメトリー，および肺拡散能について解説する。より詳細な肺機能検査については，正書を参照されたい。

1. 血液ガス分析

　血液ガス分析は，検査可能な施設では呼吸困難を訴える患者に対してはまず行わなければならない検査である。実際に低酸素血症を認める患者においては，高炭酸ガス血症の合併の有無が鑑別診断に有用である。表1[1]に，高炭酸ガス血症を伴うものと伴わないものに分けて低酸素血症の原因となりうる疾患を挙げた。肺生理学的には，Pa_{CO_2}の上昇は極端に高度の換気血流不均等の場合を除いて，肺胞低換気に起因すると考えることができる。したがって，Pa_{CO_2}の上昇を認めた場合には，肺胞低換気を来す疾患の鑑別診断をすることになる。純粋な肺胞低換気のみの場合は，肺胞気-動脈血酸素分圧較差（$A\text{-}aD_{O_2}$）の開大は認めない。このような病態は，脳血管障害，脳腫瘍，睡眠薬や精神安定剤の過剰投与などによる呼吸中枢の障害，脊髄障害，神経筋疾患などによる呼吸筋機能不全などで認められる。これに対して，肺気腫や慢性気管支炎などの慢性閉塞性肺疾患，広範な気管支拡張症，肺結核後遺症などでは，換気血流不均等，拡散障害，シャントが合併しているため，Pa_{CO_2}の上昇に$A\text{-}aD_{O_2}$の開大を伴っている。Pa_{CO_2}の上昇を認めない低酸素血症の場合は，

表1 低酸素血症の病態による分類

Pa_{O_2}	Pa_{CO_2}	A-aDo$_2$	肺機能障害の型	疾患
低下	正常～低下	開大	換気血流不均等 シャント 拡散障害	肺気腫（肺胞低換気のない例） 気管支喘息（軽症～中等症） 肺炎，無気肺，左心不全 ARDS，肺血栓塞栓症 各種の間質性肺炎 癌性リンパ管症，粟粒結核 他
	上昇	正常	肺胞低換気	脳血管障害，脳腫瘍 頭部外傷 睡眠薬・精神安定剤過量投与 原発性肺胞低換気症候群 頸椎損傷 Guillain-Barré症候群 進行性筋ジストロフィー 重症筋無力症 他
		開大	肺胞低換気 換気血流不均等 シャント 拡散障害	肺気腫，慢性気管支炎 びまん性汎細気管支炎 気管支喘息重積発作 広範な気管支拡張症 肺結核後遺症 他

（齊藤修，堀江孝至：呼吸不全の概念と分類．臨床医23: 166-169, 1997より引用, 改変）

換気血流不均等，拡散障害，シャントが低酸素血症の原因となっている。これらの病態においては，Pa_{CO_2}は正常か，むしろ低下していることが多い。このような病態は，肺胞換気が比較的保たれている時期の肺気腫，中等症以下の気管支喘息発作，広範囲な肺炎，間質性肺炎，肺水腫など，多くの疾患において認められる。

このように，血液ガス所見のみからでもかなりの鑑別が可能であるが，さらに鑑別していくためには肺機能検査が必要となる。

2. 肺気量分画とスパイロメトリー

呼吸困難を認める患者に限らず，肺機能検査の対象となる患者は，まずスパイロメトリーにより換気障害の有無を検査する。%肺活量（% VC）が80％未満の場合は拘束性障害，$FEV_{1.0}$%が70％未満の場合は閉塞性障害，その両者を認めるものは混合性障害に分類される。

拘束性障害は，肺の拡張性が障害された状態で，真の拘束性障害では全肺気量（TLC）の低下を伴っている。このような状態は，肺線維症，間質性肺炎，結核，

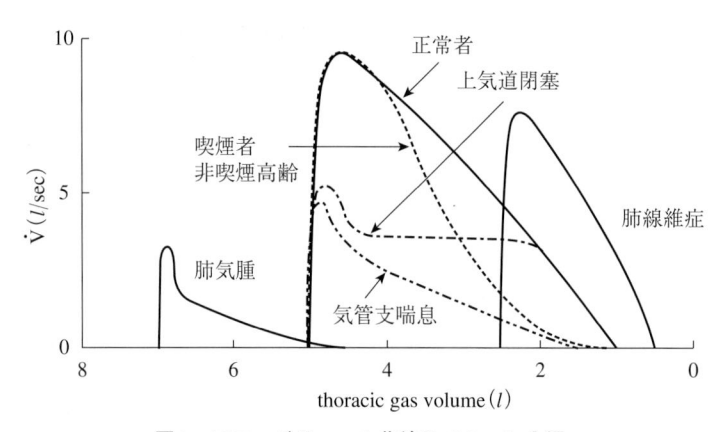

図1　フローボリューム曲線のパターン分類
（肺機能セミナー編：臨床呼吸機能検査，肺機能セミナー，東京，1998，pp44-53より引用）

　無気肺などの肺病変の他，胸膜病変，胸郭変形，横隔膜，筋疾患においても認められる。ここで注意が必要なのは，閉塞性障害が高度になってair trappingのために残気量が増加すると，肺活量（VC）が減少して，見かけ上は拘束性障害があるように見える場合が認められることである。このような状態は，進行した肺気腫などで認められる。この場合には，$FEV_{1.0}$％と同時に残気量（RV）やTLCの増加を伴っているので，真の拘束性障害とは区別して考える必要がある。
　閉塞性障害は，気道狭窄，気道虚脱による呼気閉塞，呼気筋力の減少などで呼出量が減少した状態である。このような状態は，肺気腫，慢性気管支炎，びまん性汎細気管支炎などの慢性閉塞性肺疾患，気管支喘息などの他，腫瘍や気管支結核による中枢気道の閉塞や，神経筋疾患による呼出障害においても認められる。これらの閉塞性障害を来す疾患の鑑別には，次に述べるフローボリューム曲線が有用である。

3．フローボリューム曲線

　フローボリューム曲線は，最大吸気位から最大呼気位まで最大努力で一気に呼出したときの呼気流量と肺気量位をプロットしたものである。各肺気量位での呼気流量は，肺胞の弾性収縮圧の低下，気道抵抗の上昇，気道の易虚脱性の亢進によって低下する。
　フローボリューム曲線の解析では，各肺気量位での呼気流量の数値だけでなく，フローボリューム曲線全体の形状から肺生理学的な情報を得ることができる。図1[2)]に呼吸困難を来す代表的な疾患のフローボリューム曲線を示した。肺気腫において

は，呼出は高肺気量位から開始されるため，フローボリューム曲線自体がvolume軸に沿って高肺気量位側に偏位している。また，呼気流量はすべての肺気量位で低下し，特に中・低肺気量では肺弾性収縮力の低下，末梢気道抵抗の上昇によって著しく低下する。このため呼気流量はピークフローに達した後，急激に減少して下に凸の形状となる。慢性気管支炎においても，肺気腫ほどではないが，すべての肺気量位において呼気流量の低下が認められ，フローボリューム曲線は下に凸の形状となる。これに対して，気管支喘息では，気道平滑筋の収縮，気道粘膜浮腫，気道分泌の亢進による気道抵抗の上昇を反映して，各肺気量位の呼気流量は低下するが，肺気腫のような低肺気量での下に凸の形状は認めない。上気道閉塞の場合には，ピークフローの低下および高・中肺気量位で呼気流量のプラトーを認めるが，低肺気量位での呼気流量の低下は認めない。肺線維症などの間質性肺疾患では，呼出自体が低肺気量位で行われるため，フローボリューム曲線は低肺気量位へ偏位し，VC低下のため幅が狭くなっている。低肺気量位での呼気流量は，肺実質のコンプライアンスの低下を反映してむしろ上昇していることが多い。

4．拡散能検査

ここまでに述べたスパイロメトリーやフローボリューム曲線は，主に気道病変を反映する検査だが，肺胞，肺血管床の病変や肺循環障害を伴う疾患も呼吸困難の原因疾患として重要である。このような病変が疑われる場合には，肺拡散能検査が行われる。肺拡散能の低下は

①拡散面積の減少（肺胞面積の減少）
②肺胞毛細血管膜の肥厚
③肺胞毛細血管血流量の減少
④酸素とヘモグロビンの反応率の低下

によって起こる[3]。このうち，肺気腫においては肺胞破壊のための拡散面積の減少と，肺毛細血管床の破壊による肺胞血流量の減少によって肺拡散能が低下している。肺気腫では多くの場合，予測値の60％以下となっている。肺線維症や間質性肺炎では，肺胞毛細血管の肥厚以外に，線維化の過程で肺胞血管の閉塞が起こることにより，肺胞血流量の減少が起こって肺拡散能が低下すると考えられている[4]。また，肺血栓塞栓症においても，肺動脈の血流途絶によって肺胞血流量が減少し，肺拡散能が低下する。肺気腫を伴わない慢性気管支炎や気管支喘息では肺拡散能は正常なため，肺機能上で肺気腫と慢性気管支炎を鑑別する際や，気管支喘息と喘息素因のある肺気腫の鑑別に肺拡散能検査は有用である。

以上，呼吸機能検査による呼吸困難の鑑別について概説した。

文 献

1) 齊藤修, 堀江孝至: 呼吸不全の概念と分類. 臨床医 23: 166-169, 1997
2) 肺機能セミナー編: 臨床呼吸機能検査, 肺機能セミナー, 東京, 1998, pp44-53
3) 岡安大仁, 堀江孝至, 長尾光修: 呼吸とその管理. 基礎となる呼吸機能の理解 (第2版), 医学書院, 東京, 1986, p32-36
4) West JB: 呼吸の病態生理 (第3版), 堀江孝至訳, 医学書院, 東京, 1998, pp81-93

症状から鑑別診断をするための呼吸機能検査

II 喘 鳴

帝京大学医学部内科 山田和人，大田 健

1. 定 義

　喘鳴は，主に気管支喘息発作をはじめとする各種呼吸器疾患患者で聴取可能な連続性の病的呼吸音であり，気道の狭窄あるいは気道の一部に不完全閉塞がある場合に認められる雑音である。American Thoracic Society（ATS）では250msec以上持続する雑音を連続性としている。喘鳴はさらに基本周波数が400Hz以上の高音性連続性ラ音（wheeze）と，200Hz以下の低音性連続性ラ音（rhonchi）とに分類される。またこれとは別に，喉頭付近の気道病変での閉塞あるいは痙攣に際して認められる連続性雑音をstridorとよぶ。医学用語辞典（日本医学会編）および胸部疾患学用語集（日本胸部疾患学会編）において，wheezeとstridorについては喘鳴と訳されているが，rhonchiについてはラ音，低音性連続音あるいは類鼾音と訳され，特に喘鳴という単語は使用されていない。Wheezeとrhonchiとを区別して表すことは，その病態生理の差異からも必要と思われる。しかしながら，客観的に周波数を厳密に確認することは不可能であり，また日本語として表現した場合，一般医家にとってrhonchiを喘鳴と違う訳語で別個に扱うことに臨床的重要性は感じられない。したがって，ここではrhonchiを呈する疾患も喘鳴として扱うこととする。

　また，吸気時のみに聴かれる短い楽音性のラ音でsquawkとよばれる雑音がある。これはinspiratory wheezeともよばれ，一見連続性ラ音に聴こえることもあるが，その持続時間は100msec以下と短く，厳密には断続性ラ音に分類されるべき雑音である。

2. 原 因

　気道の狭窄を起こしうる疾患はすべて喘鳴を呈する可能性がある。表1に原因疾患を示したが，その中でも最も高頻度に遭遇する疾患は気管支喘息である。肺気腫では聴診器により背部で努力性の呼気終末にwheezeを聴取するのが典型的である。好酸球性肺炎では，慢性好酸球性肺炎の約30％に喘鳴を認めるとされている。塵

表1 喘鳴の原因となる疾患

Ⅰ．喘鳴を呈する頻度の高い疾患 　A．気管支喘息 　B．気道感染 　　1．クループ（小児） 　　2．細気管支炎（小児） 　　3．急性気管支炎 　　4．肺炎 　C．慢性閉塞性肺疾患 　　1．肺気腫 　　2．慢性気管支炎 　D．心疾患 　　1．左心不全 　　2．僧帽弁狭窄症 　E．肺血栓塞栓症
Ⅱ．高頻度ではないが喘鳴を呈しうる疾患 　A．気道狭窄 　　1．喉頭 　　　a．狭窄（アルカリなどの薬物，気道熱傷） 　　　b．血管性浮腫 　　2．喉頭，気管，気管支 　　　a．腫瘍（悪性，良性） 　　　b．異物 　B．結核 　C．塵肺症 　D．好酸球性肺炎
Ⅲ．まれであるが喘鳴を呈しうる疾患 　A．結節性多発動脈炎 　B．縦隔疾患による圧迫 　C．ジフテリア 　D．カルチノイド症候群 　E．反回神経麻痺 　F．肺カポジ肉腫 　G．Cystic fibrosis（嚢胞性線維症）

（Aaronson DW: Asthma; general concepts. Allergic diseases, edited by Patterson R, Lippincott Co, Philadelphia, 1972 より引用，改変）

肺症では，特に進行例に限り喘鳴を聴取する。Cystic fibrosisはわが国ではまれな疾患である。

　なお，びまん性汎細気管支炎や気管支拡張症などの気道疾患，あるいは蜂巣肺を形成し，分泌を伴う進行した間質性肺炎などでも喘鳴を認めるといわれることもあるが，これら疾患で聴取されるのは通常はsquawkであり，前述のように厳密には喘鳴とはよばない。これは吸気時に末梢の気管支が再開放する際に気管支壁が共振するために生ずるものである。また主たる発生部位が細気管支であるため，頸部気管にまで伝達されることはない。

3. 病態生理

　炎症，浮腫や腫瘍，あるいは気管支攣縮などにより気道の一部に狭窄が生ずると，狭窄部位で気流速度が変化し，この影響で気道壁に振動が生じて連続性雑音が発生する。一般にwheezeは比較的末梢の気道で，またrhonchiは比較的中枢の気道で発生するものと考えられている。すなわち雑音の高低は気流速度の大小，気管支内腔の広さの変化により決定され，さらに分泌物の粘稠性などの影響も受ける。内腔が狭くなればなるほど，また気流の速度が早ければ早いほど，高音の雑音となる。比較的太い気管支でも，分泌物の量が多かったり，粘膜の腫脹が著しかったりすると，内腔は狭くなり高調性の雑音となる。内腔が狭くても，気流速度が遅ければ比較的低調の雑音となる。通常はwheezeとrhonchiの両者ともに呼気相で聴取されるが，吸呼気両相で聴取される場合には呼気の方が吸気よりも明瞭に聴取される。一方stridorは通常吸気相で聴かれる雑音である。

4. 診断手順

　第一に問診が重要である。アレルギー歴，心疾患などの既往歴，喫煙歴，さらに発症の仕方（急性あるいは慢性），喘鳴の持続時間，好発時間帯および好発条件，喀痰の性状などを詳細に聴取し，続いて理学的所見を取る。さらに胸部X線あるいは胸部CT，呼吸機能検査，心電図，血液検査，喀痰検査などの諸検査を行い，また気道の器質的病変が疑われれば気管支鏡検査も加えて診断する。

5. 呼吸機能検査

　気道の狭窄が喘鳴の病態生理の主体をなすため，原則的には呼吸機能検査で閉塞性換気障害のパターンを呈する。すなわち1秒量（$FEV_{1.0}$）の低下，あるいはフローボリューム曲線での呼出速度の低下，ピークフロー値（PEF）の低下などが基本的に共通の所見であると考えてよいが，ピークフロー値に関しては末梢気道の閉塞性疾患では初期にはむしろ高値を示すことがある。また上気道ないし中枢気道の病変とは通常よく関連するが，非特異的な場合も多い。気管支喘息の場合には，気道過敏性試験，あるいは気管支拡張薬吸入後の1秒量の改善も重要な所見となる。
　フローボリューム曲線は狭窄部位あるいは疾患により異なったパターンを呈する。その各パターンを図1に示す。喘息と肺気腫では，呼出曲線の後半（右寄りの

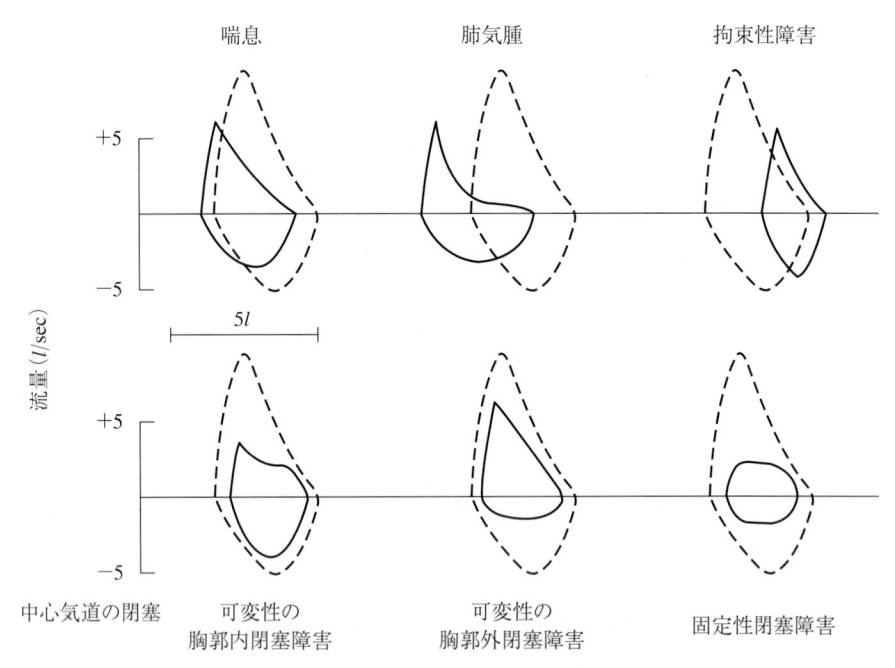

図1 フローボリューム曲線のいろいろなパターン
6例の異常なパターンを実線で，正常なパターンを破線で示す。
（浦田誓夫：肺機能検査マニュアル，医歯薬出版，東京，1990より引用）

低肺気量位）の部分がえぐられたように下に凸となる（scoop out）。また全肺気量（TLC）および残気量（RV）の位置が，過膨張あるいはair trappingのために高肺気量位（左寄り）に偏位している。喘鳴を呈することは極めてまれであるが，比較のため拘束性障害のパターンも示した。この場合ループの形はほぼ保たれ，ちょうど正常のフローボリューム曲線のミニチュアのような曲線が得られ，努力肺活量（FVC）が減少し，全肺気量および残気量の位置が低肺気量位（右寄り）へ偏位している。すなわち閉塞性あるいは拘束性疾患の鑑別にフローボリューム曲線が極めて有用であることが分かる。上気道や気管および大きな気管支の閉塞では呼出時の流量の障害が特徴的である。図1下段の3例は中心気道の閉塞所見である。可変性の胸郭内閉塞障害（気管支軟骨症など）では，吸気時の流量はほぼ正常だが，呼出時は気道が虚脱して流量は減少する。可変性の胸郭外閉塞障害（声帯麻痺など）では，前者と逆のパターンで吸気時の流量が著減し，呼出時の流量はほぼ正常である。固定性の中心気道の閉塞障害（喉頭癌，声門水腫など）では，吸気および呼出時の流量がともに同程度に減少する。以上より，これらの中心気道の閉塞障害の鑑別にFEF$_{50}$％（呼出時の$\dot{V}_{50}$）とFIF$_{50}$％（吸気時の$\dot{V}_{50}$）の比較と比率の評価が有用である。なお吸気時の流量も呼出時と同様，被検者の努力を要するので，流量の減少は

表2 喘鳴を呈する主要疾患の鑑別

疾患名	臨床症状	臨床検査成績	胸部X線所見	関連した臨床所見	呼吸機能検査所見
気管支喘息	急性あるいは亜急性の呼吸困難	喀痰中あるいは末梢血中での好酸球増多	発作時の肺の過膨張所見	喘息発作の既往	$FEV_{1.0}$, $FEV_{1.0}\%$, PEF, $\dot{V}_{50}$, $\dot{V}_{25}$の減少, 気道抵抗の上昇, 気道過敏性の亢進
慢性閉塞性肺疾患（肺気腫, 慢性気管支炎）	慢性の咳嗽, 喀痰, 呼吸困難（特に労作時）, 悪化時には膿性痰	時に二次性多血症, 進行例では肺性心の合併	肺気腫では肺野透過性亢進, 横隔膜低位・平坦化, 滴状心・慢性気管支炎では気管支壁肥厚, 肺紋理増強をみることもあるが, 50%以上は正常X線像	喫煙歴, 胸郭前後径の増大, 口すぼめ呼吸	$FEV_{1.0}$, $FEV_{1.0}\%$の著しい減少, 残気率（RV/TLC%）の上昇, FRCの増加, Cstの上昇, DLcoの減少, Pao_2の低下, $Paco_2$の上昇, A-aDo_2の増大
大気道の狭窄 ①喉頭性喘鳴 ②気管狭窄症 ③異物吸引	急激に発症する呼吸困難（気管狭窄は除く）	喉頭鏡あるいは気管支鏡による狭窄, 異物の確認	気道の狭小化, 気管・気管支内異物の確認（ただしX線非透過性のものに限る）	①蕁麻疹など, 他のアレルギー症状 ③異物吸引歴	$FEV_{1.0}$, $FEV_{1.0}\%$, PEFの減少
気管支腫瘍あるいは肉芽腫性疾患	徐々に発症する呼吸困難	喀痰の細胞診, あるいは抗酸菌塗抹・培養	肺門部腫瘤影 サルコイドーシスではBHL	限局した喘鳴	$FEV_{1.0}$, $FEV_{1.0}\%$の減少
急性気管支炎	咳嗽, 膿性痰	白血球増多, 核左方移動, 赤沈亢進, CRP陽性	正常	かぜ症状に続いて発症	気道過敏性の亢進することがある
心臓喘息	特に夜間の呼吸困難発作および起坐呼吸	心電図で虚血性変化, 不整脈	肺水腫, 胸水, Kerley B line, CTRの増大	心疾患の既往	$FEV_{1.0}$, VC, MVV, DLco の減少, Cstの低下, CVの増加, CVの低下
肺血栓塞栓症	急性の呼吸困難, 胸痛, 咳嗽, 時に血痰	心電図・心エコーで右心負荷所見, 肺血流シンチでの陽性所見, FDPの増加	発症直後は肺野の透過性亢進, 以後浸潤陰影, 無気肺, 胸水貯留	90%以上が下肢の深部静脈血栓に由来	DLcoの減少, MVVの増大, $FEV_{1.0}$, VCの低下, A-aDo_2の増大, Pao_2の低下, $Paco_2$の低下, 呼吸性アルカローシス

$FEV_{1.0}$：1秒量, $FEV_{1.0}\%$：1秒率, VC：肺活量, MVV：最大換気量, PEF：最大呼気流量, RV：残気量, TLC：全肺気量, FRC：機能的残気量, CV：クロージングボリューム, Cst：静肺コンプライアンス, DLco：肺拡散能, A-aDo_2：肺胞気-動脈血酸素分圧較差

慎重に評価する必要がある。

表2には喘鳴を来しうる主要疾患について，それぞれの鑑別点を呼吸機能検査所見も含めて簡単に示した。より細かな呼吸機能検査所見については各疾患の項目を参照していただきたい。

文　献

1) Aaronson DW: Asthma; general concepts. Allergic diseases, edited by Patterson R, Lippincott Co, Philadelphia, 1972, p205
2) 浦田誓夫: 肺機能検査マニュアル, 医歯薬出版, 東京, 1990, p40

症状から鑑別診断をするための呼吸機能検査

II 息切れ

東京医科歯科大学保健管理センター　谷合　哲

1．定　義

「息切れ」とは，呼吸が十分にできない感じ，特に歩行時，階段や坂道を昇るときに感じるもの[1)2)]で，体動に伴う呼吸困難感である。体動がなくても呼吸が十分にできない感じがあれば「呼吸困難」という。気管支喘息など安静時に起こる呼吸困難は息切れとはいわない。

2．原　因

肺活量の低下，気道狭窄を起こす各種肺疾患，心不全を伴う心臓疾患，高度の貧血など。また肺梗塞で肺動脈の一部に閉塞がある場合などにも起こる[3)]。

3．病態生理

息切れを来す原因は数多くあり，肺切除，無気肺，胸水貯留，気胸，肺線維症など，肺活量の低下を主とする拘束性換気障害のある疾患では，運動時換気量の増加に制限があり，体動により息切れを呈する。

肺気腫，慢性気管支炎，喘息などびまん性に気道狭窄を来す疾患は，閉塞性換気障害を示し，呼出速度の低下により，運動時の換気量増加に制限がある。また気道狭窄のため肺胞性低換気となり，また局所的な不均等換気により，肺全体の換気効率が低下する。O_2摂取不足となり，CO_2排出障害により，CO_2蓄積が起こる。

心不全の際には，肺うっ血があり，肺胞壁の浮腫が起こり，肺組織抵抗の増大，肺胞拡散能力の障害が起こり，O_2摂取の低下を来す。

強い貧血の場合は，肺循環の血液中の血色素が減少して，肺胞毛細血管中の血色素が減少して，肺胞でのO_2摂取が不足する。

間質性肺炎，肺線維症では肺活量の低下とともに肺胞壁の肥厚により拡散障害が増大し，O_2摂取の不足を来し，息切れとなる。

4. 診断手順（図1）

　　　　胸部X線，あるいはCTスキャンにより，肺内病変の有無，疾患がある場合はその性状，程度など，可能な限りの鑑別診断をする。心陰影の変化から心疾患の有無，肺うっ血の状態を診断する。
　　　　貧血の検査は末梢血の赤血球数，血色素量，ヘマトクリットの検査で診断する。

<病変部位>	<鑑　別>	<呼吸機能検査による鑑別>	<疾　患>	<呼吸機能検査の特徴>
肺疾患	既往歴 誘因 胸部X線検査 血液検査	肺活量の低下 1秒率不変	拘束性の肺疾患 肺切除術後 胸膜炎 間質性肺炎	肺活量の低下 静肺コンプライアンスの低下 呼吸抵抗の低下 血液ガスの変化 　Pa_{O_2}の低下，Pa_{CO_2}の低下 D_{LCO}の低下（間質性肺炎）
		肺活量不変 1秒率の低下	閉塞性の肺疾患 肺気腫 慢性気管支炎 喘息	1秒率の低下 $\dot{V}$–V曲線の変化 残気率の増大 気道抵抗の増大 呼吸抵抗の増大 肺内ガス分布の不均等 静肺コンプライアンスの上昇 血液ガスの変化 　Pa_{O_2}の低下，Pa_{CO_2}の低下， 　末期にPa_{CO_2}の上昇，呼吸性アシドーシス
心疾患	ECG 胸部X線検査	肺活量の低下	うっ血性心不全 心臓弁膜症 心筋症	拘束性換気障害 血液ガスの変化 Pa_{O_2}の低下 Pa_{CO_2}の低下 D_{LCO}の低下
貧　血	血液検査 血色素の減少	呼吸機能の変化なし	鉄欠乏性貧血 白血病	血液ガスの変化 Pa_{O_2}の上昇 Pa_{CO_2}の低下
その他	心因性	呼吸機能検査変化なし	過換気症候群	発作時 血液ガスの変化 　Pa_{O_2}の上昇 　Pa_{CO_2}の低下 呼吸性アルカローシス

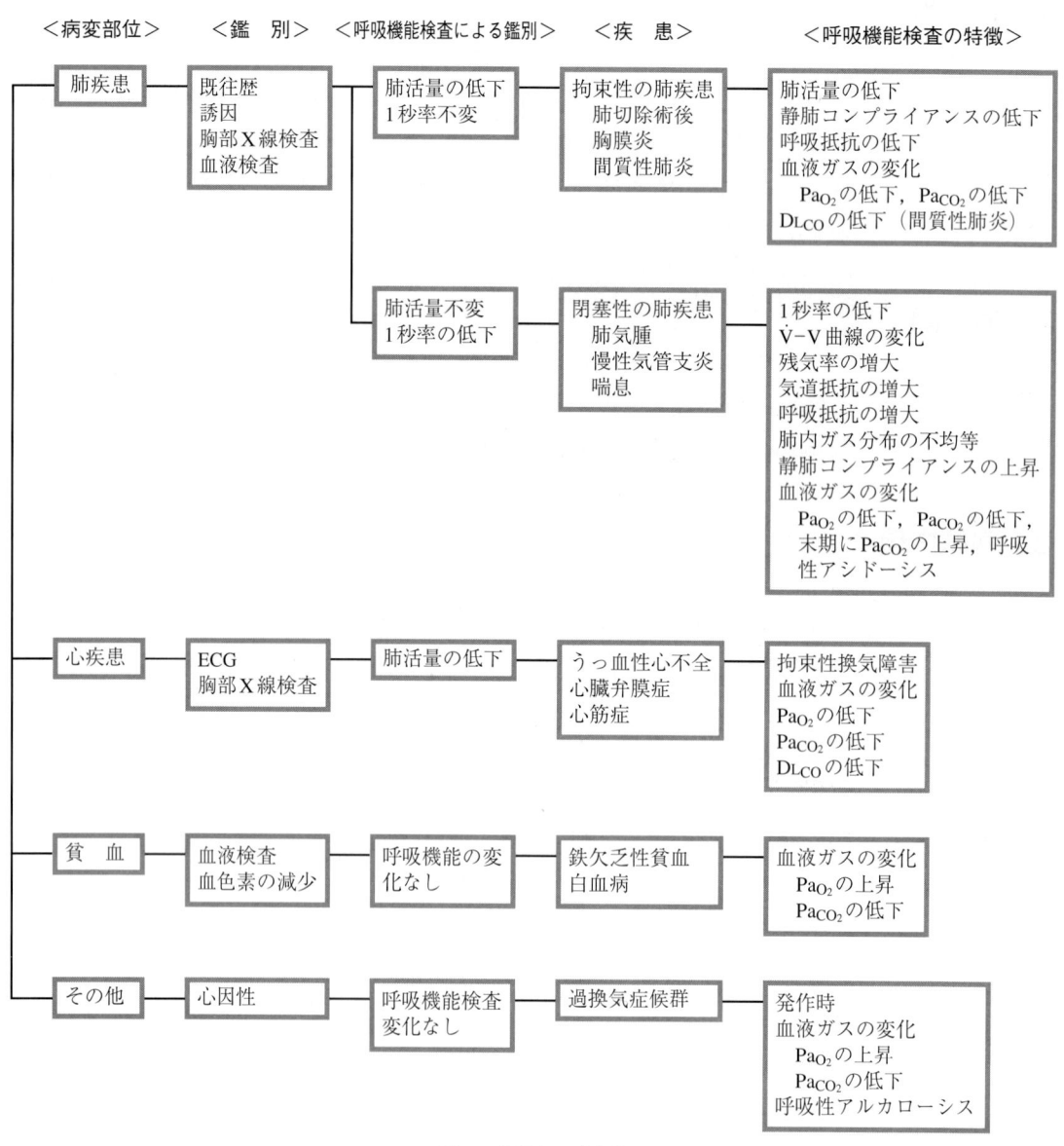

図1　息切れの鑑別

5. 呼吸機能検査

1) 肺切除術後，胸水貯留，胸膜肥厚の場合

スパイロメトリーにより肺活量の減少，動脈血ガス検査でPa_{O_2}の低下，Pa_{CO_2}の変化の有無の検査をする。

呼吸抵抗検査で呼吸器全体の抵抗の増大の有無を確認する。

2) 肺野にびまん性の陰影がある場合

間質性肺炎，肺線維症ではスパイロメトリーで肺活量の減少があり，フローボリューム曲線で特有の変形がある。拡散能力が著明に低下する。血液ガス検査でPa_{O_2}の低下，初期にはPa_{CO_2}の低下，末期にはPa_{CO_2}が上昇する。換気力学検査で静肺コンプライアンスが低下する。

3) 閉塞性換気障害がある場合

スパイロメトリーで，1秒率の低下，フローボリューム曲線で著明な呼出速度の低下がある。残気率の増大，気道抵抗の増大，肺内ガス分布障害があり，血液ガスでPa_{O_2}の低下，重症ではPa_{CO_2}の増加があり，呼吸性アシドーシスとなる。

文　献

1) 北本治ほか：呼吸器病学, 医学書院, 東京, 1968, p37
2) Cumming G, et al : Disorders of the respiratory system (2nd ed), Blackwell Science Publ, London, 1980, p200
3) 稲葉秀一ほか：息切れ. 現代医療 20：315, 1988

II 症状から鑑別診断をするための呼吸機能検査
咳・痰

東京大学医学部検査部　滝澤　始

1. 定　義

　咳は，声帯を閉鎖して胸腔内圧を上昇させ，次いで声帯を瞬間的に開放することにより，外界に向かって非常に早い気流を作ることであり，正常では多く気道内に侵入した異物を排除するための生体防御反射であるが，さまざまな異常において重要な症候となる。痰は，主に下気道から生成される分泌物（phlegmといわれる）が喀出されたものをいうが，上気道や口腔内由来のものと厳密に区別することは困難である。

2. 原　因

　咳はほとんどあらゆる呼吸器疾患でみられる徴候であり，気道の分泌が量的に多い状況やその性状が異常な場合は，多くの場合，痰も伴う。咳は後述のように，痰を伴う湿性咳と伴わない乾性咳に分けて鑑別する。図1に主な疾患・病態を示す[1]。

3. 病態生理

　咳反射は，気道に豊富に存在する咳受容体（irritant受容体）への刺激が無髄求心神経（c-fiber）を介して迷走神経から延髄の咳中枢へ伝達される[2]。咳の伝達物質としては，特にサブスタンスPなどのタキキニンが重要と考えられている。咳反射そのものは，気道に侵入した異物や気道分泌物を外界に排除するための生体防御上，合目的的なものであるので，このような反射回路が必要以上に刺激される状態が，臨床的症候としての咳と考えられる。したがって，その病態は，痰を伴う，いわば合理的な咳（湿性咳）と伴わない咳（乾性咳）に分けて考えるとよい。湿性咳は，気道分泌の量の増加（気道過分泌）あるいは性状（粘性，弾性などで，ムチン含量やその成分，水分量，細胞成分やそれ由来の種々の物質などにより変化する）の異常により生ずる。これに対して乾性咳は，気道に分泌物が存在しないにもかかわらず出るものである。

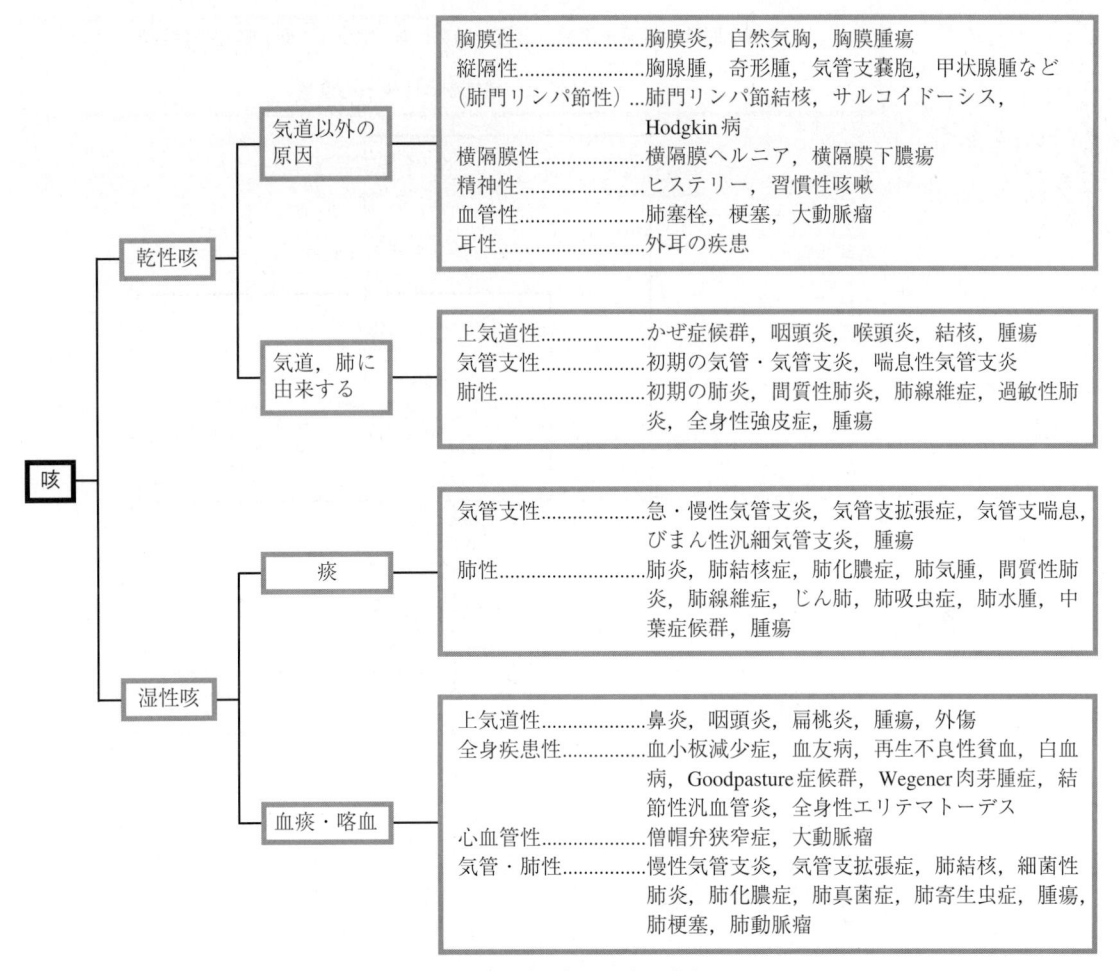

```
                    ┌─胸膜性..............胸膜炎，自然気胸，胸膜腫瘍
                    │ 縦隔性..............胸腺腫，奇形腫，気管支嚢胞，甲状腺腫など
         ┌─気道以外の│ (肺門リンパ節性)...肺門リンパ節結核，サルコイドーシス，
         │ 原因    │                    Hodgkin病
         │        │ 横隔膜性............横隔膜ヘルニア，横隔膜下膿瘍
         │        │ 精神性..............ヒステリー，習慣性咳嗽
  ┌─乾性咳│        │ 血管性..............肺塞栓，梗塞，大動脈瘤
  │     │        └─耳性................外耳の疾患
  │     │
  │     │        ┌─上気道性............かぜ症候群，咽頭炎，喉頭炎，結核，腫瘍
  │     └─気道，肺に│ 気管支性............初期の気管・気管支炎，喘息性気管支炎
  │       由来する │ 肺性................初期の肺炎，間質性肺炎，肺線維症，過敏性肺
咳─┤                                    炎，全身性強皮症，腫瘍
  │
  │        ┌─気管支性............急・慢性気管支炎，気管支拡張症，気管支喘息，
  │        │                    びまん性汎細気管支炎，腫瘍
  │     ┌─痰 │ 肺性................肺炎，肺結核症，肺化膿症，肺気腫，間質性肺
  │     │  │                    炎，肺線維症，じん肺，肺吸虫症，肺水腫，中
  │     │  │                    葉症候群，腫瘍
  └─湿性咳│
        │   ┌─上気道性............鼻炎，咽頭炎，扁桃炎，腫瘍，外傷
        │   │ 全身疾患性..........血小板減少症，血友病，再生不良性貧血，白血
        │   │                    病，Goodpasture症候群，Wegener肉芽腫症，結
        └─血痰・喀血│              節性汎血管炎，全身性エリテマトーデス
            │ 心血管性............僧帽弁狭窄症，大動脈瘤
            │ 気管・肺性..........慢性気管支炎，気管支拡張症，肺結核，細菌性
                                 肺炎，肺化膿症，肺真菌症，肺寄生虫症，腫瘍，
                                 肺梗塞，肺動脈瘤
```

図1 咳・痰を起こす主な疾患
(名尾良憲：咳・痰．主要症候のチャート式診断，金芳堂，京都，1991, pp93-103より引用)

4．診断手順

　まず，咳の臨床経過を詳細に問診する。特に，咳の多い時間帯，誘因，季節，体位との関連を注意深く聞くことが診断に役立つことが多い[3]。喀痰のある場合は，その性状，量に注意する。血痰を伴うか否かも重要である。次に細菌学的検査（一般細菌，抗酸菌，真菌など）を行う。細胞診では，悪性細胞の存在のみならず，好中球や好酸球の存在に注意する。

　胸部X線検査は必須の検査である。血液学データ，CRP，赤沈値は炎症反応の有無を知るのに役立つ。また，薬剤服用歴は薬剤性肺炎の診断やアンギオテンシン変

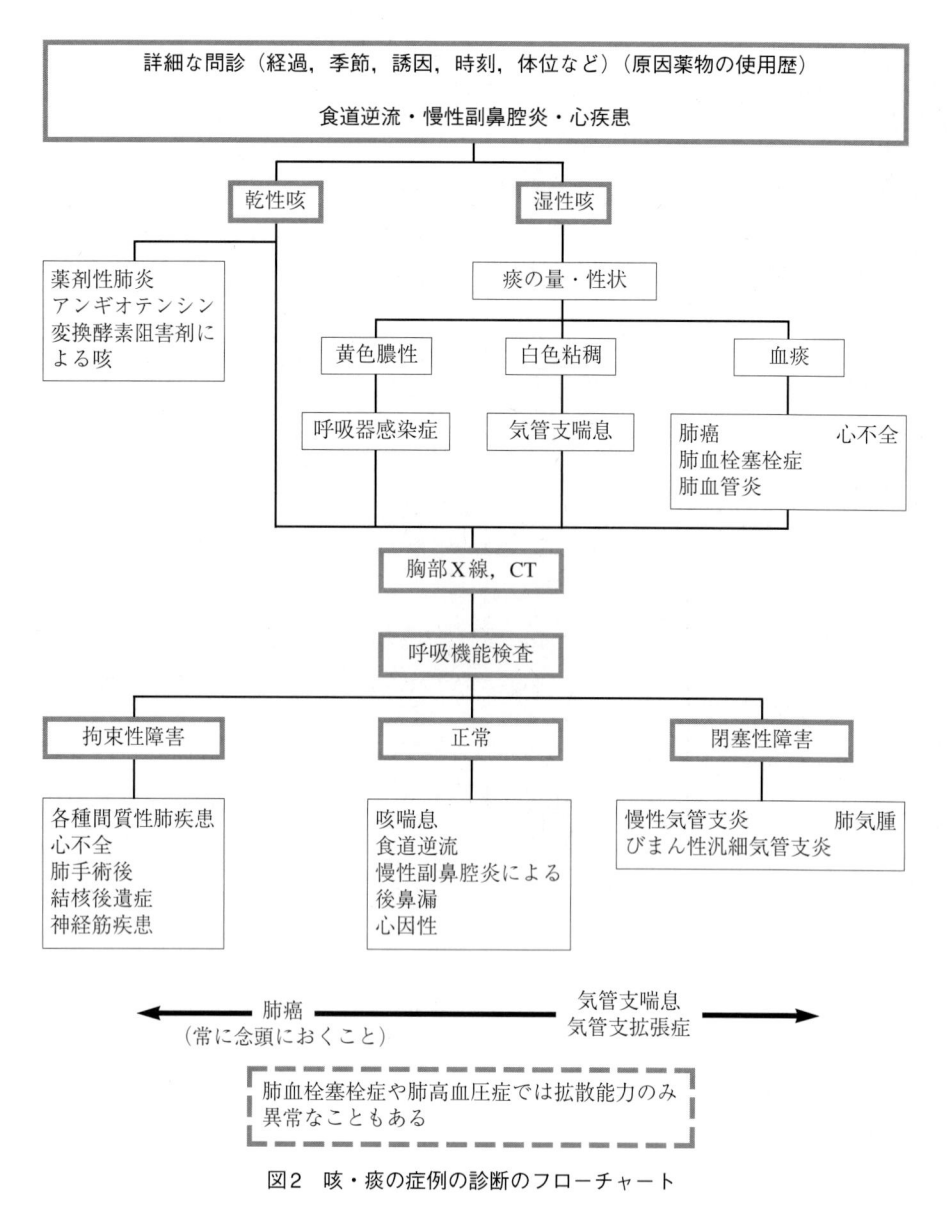

```
            ┌─────────────────────────────────────────────────┐
            │  詳細な問診(経過,季節,誘因,時刻,体位など)(原因薬物の使用歴)  │
            │         食道逆流・慢性副鼻腔炎・心疾患              │
            └─────────────────────────────────────────────────┘
                     ↓                        ↓
                  ┌─────┐                  ┌─────┐
                  │乾性咳│                  │湿性咳│
                  └─────┘                  └─────┘
                                              ↓
                                         ┌─────────┐
                                         │痰の量・性状│
                                         └─────────┘
```

```
  ┌──────────┐    ┌──────┐  ┌──────┐  ┌────┐
  │薬剤性肺炎   │    │黄色膿性│  │白色粘稠│  │血痰 │
  │アンギオテンシン│    └──────┘  └──────┘  └────┘
  │変換酵素阻害剤に│       ↓        ↓        ↓
  │よる咳     │    ┌──────┐  ┌──────┐  ┌──────┐  ┌────┐
  └──────────┘    │呼吸器感染症│  │気管支喘息│  │肺癌    │  │心不全│
                  └──────┘  └──────┘  │肺血栓塞栓症│  └────┘
                                      │肺血管炎 │
                                      └──────┘
```

┌─────────────┐
│ 胸部X線,CT   │
└─────────────┘
┌─────────────┐
│ 呼吸機能検査 │
└─────────────┘

拘束性障害	正常	閉塞性障害
各種間質性肺疾患 心不全 肺手術後 結核後遺症 神経筋疾患	咳喘息 食道逆流 慢性副鼻腔炎による 後鼻漏 心因性	慢性気管支炎　　肺気腫 びまん性汎細気管支炎

←──── 肺癌 ────　　　　　　　　　気管支喘息
　（常に念頭におくこと）　　　　　　　気管支拡張症 ────→

┌─────────────────────────────┐
│ 肺血栓塞栓症や肺高血圧症では拡散能力のみ │
│ 異常なこともある   │
└─────────────────────────────┘

図2　咳・痰の症例の診断のフローチャート

換酵素阻害剤による咳（これはサブスタンスPの分解を抑制することから乾性咳を起こすと推測されている）の診断上重要である．一般に，ルチン検査で異常のない慢性（3カ月以上）咳の原因としては，咳喘息，食道逆流症，慢性副鼻腔炎による後鼻漏，心因などが多い．心疾患や血管性疾患（肺血栓塞栓症）の可能性にも注意する．鑑別の主な手順を図2に示す．

5. 呼吸機能検査

　特に湿性咳例では，感染症例が疑われるので，結核症などの禁忌がないか確認してから施行する．また，たとえ禁忌でなくても，感染症の急性期では，患者の状態を悪化させる危険のある割にメリットは少なく，慎重に適応を選ぶ必要がある．また，乾性咳では自然気胸がありうる．可能性があるときは事前に胸部X線で除外することが望ましい．心不全状態では慎重に行う．

　まず，スパイロメトリーとフローボリューム曲線の所見から，閉塞性，拘束性，正常所見に分けて進めるとよい．閉塞性障害例では，慢性閉塞性肺疾患を念頭におき，まず気道可逆性試験を行う．気道抵抗の測定もよい．拘束性障害例では，胸部X線像を参考に，さらに拡散能，コンプライアンス測定を行う．

　うっ血性心不全にも注意する．

　スパイロメトリー正常例では，これら肺疾患の軽症，初期例を念頭におくとともに，咳喘息，運動誘発性喘息，心疾患，食道逆流症，誤嚥，薬物性咳，心因性咳などを考える．

文　献

1) 名尾良憲: 咳・痰. 主要症候のチャート式診断, 金芳堂, 京都, 1991, pp93-103
2) 近藤哲理: せきの起こるメカニズム. 臨床成人病 26: 936-939, 1996
3) 武内浩一郎: 咳，痰，プライム臨床検査・診断指針, 大久保昭行ほか編, 南江堂, 東京, 1996, pp124-129

II 症状から鑑別診断をするための呼吸機能検査
チアノーゼ

東京逓信病院呼吸器科　久田哲哉

1. 定　義

　チアノーゼ（cyanosis）は，血液中の還元ヘモグロビン（酸素と結合していないヘモグロビン）の増加により，皮膚，爪床，粘膜などが青色ないし紫色に変色する状態をいい，通常，臨床的には，爪床，眼瞼結膜，口唇，舌，頬粘膜などで診断される。
　チアノーゼは，通常，還元ヘモグロビンが5g/dl以上で認められ，その分布によって，①中心性チアノーゼ（central cyanosis），②末梢性チアノーゼ（peripheral cyanosis），③乖離性チアノーゼ（differential cyanosis），に分類される。末梢性チアノーゼでは爪床や口唇などにチアノーゼを認めるが，眼瞼結膜，口唇内側，舌などには認めない。乖離性チアノーゼでは，上・下肢でチアノーゼに差を認める。

2. 原　因[1]

　中心性チアノーゼは，通常，動脈性低酸素血症を来す各種心肺疾患に認められ，呼吸器疾患領域でも低酸素血症を伴う各種呼吸器疾患で認められる。また，メトヘモグロビン血症などのヘモグロビン異常によっても出現する。末梢性チアノーゼは，寒冷曝露やレイノー現象，ショックを伴う重症心不全などに際して認められ，末梢性血管収縮あるいは血流うっ滞，局所性動静脈閉塞によって起こる。乖離性チアノーゼで，下肢のみにチアノーゼを認める場合には，右−左シャントを有する動脈管開存症と大動脈縮窄症の合併が，上肢のみにチアノーゼを認める場合には，上記にさらに大血管転位を合併していることが考えられる。

3. 病態生理

　血液中の酸化ヘモグロビン（酸素と結合したヘモグロビン）は鮮紅色，還元ヘモグロビンは暗赤色であり，この還元ヘモグロビンの色が皮膚や粘膜を通して，青色ないし紫色と認められる。貧血の際には，ヘモグロビンの絶対量が減少するため，

図1 酸素解離曲線

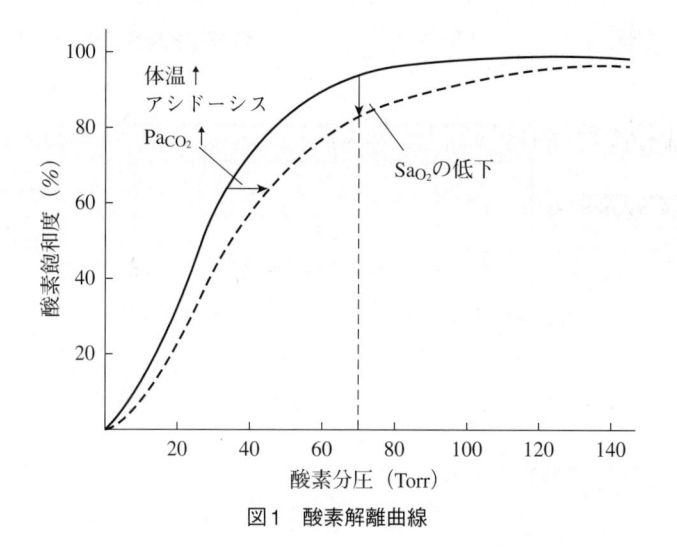

（グラフ内ラベル：体温↑，アシドーシス，Pa_{CO_2}↑，Sa_{O_2}の低下；縦軸：酸素飽和度（%）；横軸：酸素分圧（Torr））

還元ヘモグロビン量も減少し，チアノーゼは出現しにくく，逆に多血症では出現しやすい。また，高体温，アシドーシス，高炭酸ガス血症などでは，酸素解離曲線が右方にシフトするため，同じ酸素分圧でも酸素飽和度は低下し，チアノーゼは出現しやすくなる（図1）。末梢性チアノーゼは，末梢での血管収縮，血流うっ滞，局所性動静脈閉塞などによって起こるため，動脈血酸素飽和度は正常である。一酸化炭素中毒の際には，一酸化炭素ヘモグロビンは紅色を呈するため，低酸素血症が存在してもチアノーゼは認められない。

4. 診断手順（図2）

チアノーゼの診断は，通常，爪床，眼瞼結膜，口唇，舌，頬粘膜などの視診によるが，一般にさほど困難ではない。中心性チアノーゼを認めた場合，呼吸不全に対する治療とともに，その原疾患に関する鑑別診断が重要であるが，血液ガス測定以外の呼吸機能検査は，通常施行不可能であり，多くの場合，病歴，理学所見，胸部X線，心電図など，他の所見に頼らざるを得ない。特に乳幼児期には，チアノーゼの存在から右-左シャントの認められる先天性心疾患が発見されることもあり，チアノーゼは，重要な他覚的所見である。また，慢性の中心性チアノーゼには，ばち状指（clubbing）や多血症を伴うことも多い。

5. 呼吸機能検査（図2）

チアノーゼは，貧血のある患者や皮膚の色素沈着の強い患者では目立たないなど，

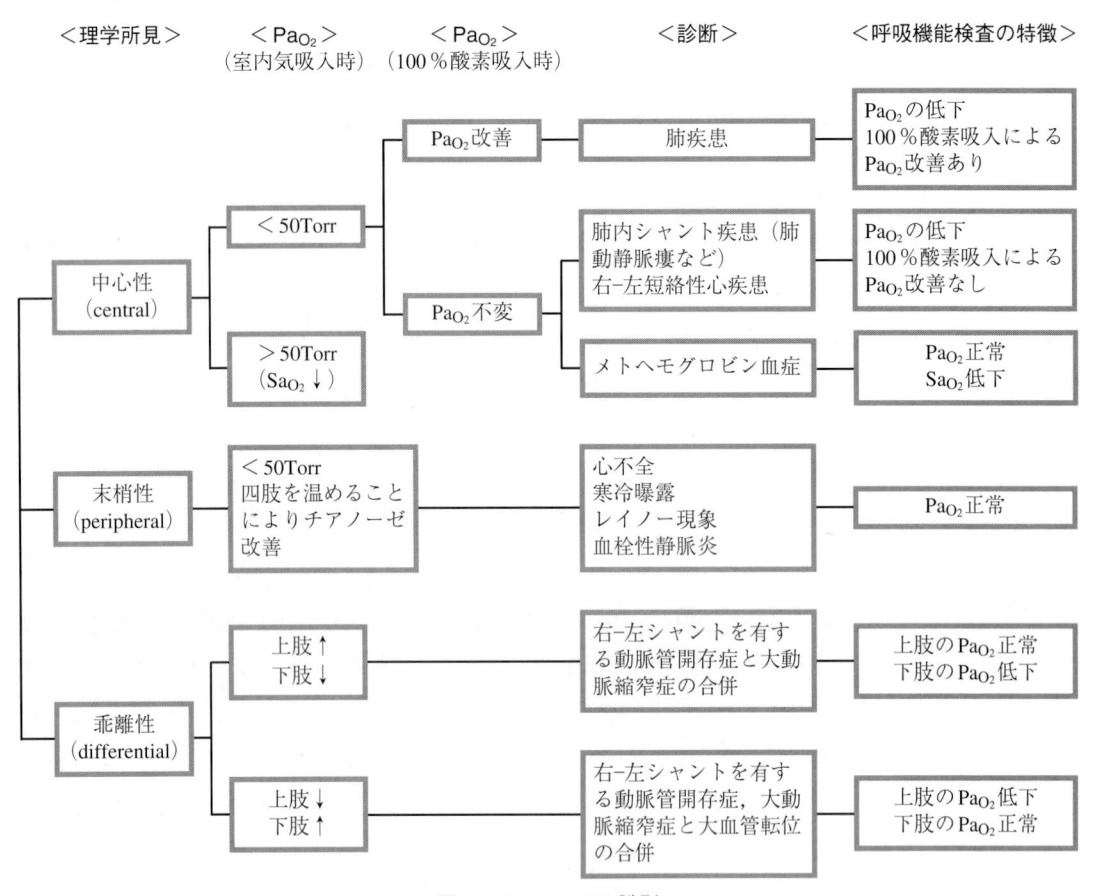

図2 チアノーゼの識別

<理学所見>	<Pa$_{O_2}$> (室内気吸入時)	<Pa$_{O_2}$> (100%酸素吸入時)	<診断>	<呼吸機能検査の特徴>
中心性 (central)	<50Torr	Pa$_{O_2}$改善	肺疾患	Pa$_{O_2}$の低下、100%酸素吸入によるPa$_{O_2}$改善あり
		Pa$_{O_2}$不変	肺内シャント疾患（肺動静脈瘻など）右-左短絡性心疾患	Pa$_{O_2}$の低下、100%酸素吸入によるPa$_{O_2}$改善なし
	>50Torr (Sa$_{O_2}$↓)		メトヘモグロビン血症	Pa$_{O_2}$正常、Sa$_{O_2}$低下
末梢性 (peripheral)	<50Torr 四肢を温めることによりチアノーゼ改善		心不全、寒冷曝露、レイノー現象、血栓性静脈炎	Pa$_{O_2}$正常
乖離性 (differential)	上肢↑ 下肢↓		右-左シャントを有する動脈管開存症と大動脈縮窄症の合併	上肢のPa$_{O_2}$正常、下肢のPa$_{O_2}$低下
	上肢↓ 下肢↑		右-左シャントを有する動脈管開存症、大動脈縮窄症と大血管転位の合併	上肢のPa$_{O_2}$低下、下肢のPa$_{O_2}$正常

(Braunwald E: Heart disease (5th ed), edited by Braunwald E, WB Saunders Co, Philadelphia, 1997より引用, 改変)

視覚による認識では不正確になりがちであり，酸素飽和度測定や動脈血ガス分析による定量的評価が必要である．また，中心性チアノーゼを認めた場合，その原疾患に関する鑑別診断が重要であるが，血液ガス測定以外の呼吸機能検査は施行不可能なことが多い．

文献

1) Harrison TR: Principles of internal medicine (12th ed), edited by Harrison TR, McGrow-Hill Inc, 1991, p226
2) Braunwald E: Heart disease (5th ed), edited by Braunwald E, WB Saunders Co, Philadelphia, 1997, p892

第 III 章
診断から病状判定，治療のための呼吸機能検査

肺炎
気管支喘息
慢性気管支炎
肺気腫
間質性肺炎
肺結核
じん肺
肺癌
上気道閉塞を来す疾患
胸膜炎・胸膜疾患
気胸
睡眠時無呼吸症候群
その他の疾患
　サルコイドーシス
　過敏性肺炎
　肺高血圧症
　急性呼吸促迫症候群
　びまん性汎細気管支炎
人工呼吸
酸素療法

III 肺炎

診断から病状判定，治療のための呼吸機能検査

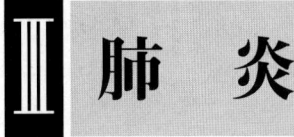

東京共済病院内科　千田　守

1. 疾患概念

　肺炎とは肺に惹起される炎症の総称である。通常は，炎症が肺実質主体にある場合を肺炎と称し，肺間質主体の病変を呈する間質性肺炎とは区別している。
　肺炎として取り扱われる疾患の中には非感染性の肺炎も含まれるが，本項では感染性の肺炎のみを取り扱う。

2. 病態生理

　病原微生物の感染力が宿主の感染防御能を上回ると感染が成立する。感染経路は病原微生物が上気道から侵入し，下気道に定着する経気道感染が主であるが，血行性感染によって発症する場合もある。肺炎で共通してみられる病理組織学的な特徴は，肺胞腔内の著明な炎症細胞の浸潤と細菌の増殖である。炎症はKohnの小孔や末梢気道などを介して隣接する細葉へ広がり，さらに病変が進行する場合は，主に経気道的に小葉，亜区域，区域，肺葉へと拡大する。
　古典的な臨床症状は，急激な発症で発熱を伴い，咳，痰，呼吸困難などを呈する。身体所見では胸部聴診上，湿性ラ音を聴取する。臨床検査所見ではCRPの陽性化や血沈の亢進などの炎症所見を認める。白血球数は細菌性肺炎では増加し，マイコプラズマ肺炎，クラミジア肺炎などでは通常は増加を認めない。胸部X線写真では肺野に浸潤影を認める。マイコプラズマ肺炎，クラミジア肺炎などでは肺間質の炎症を伴うため淡い浸潤影を呈し，肺炎球菌や肺炎桿菌では肺葉に及ぶ陰影を呈しやすいが，他の細菌性肺炎では小葉領域を病変の中心とする気管支肺炎の型をとることが多い。

3. 呼吸機能検査

　肺炎では肺胞が浸出物で充満されるため，換気血流比の不均等分布や肺胞低換気

が生ずる。広範な気管支炎を伴えば閉塞性換気障害を呈する。肺炎においても，疾患によって生ずる肺の生理学的変化を定量的に評価するためには呼吸機能検査が必要となるが，炎症の急性期には強制呼出を必要とする呼吸機能検査は病勢を悪化させるため禁忌とされている[1]。

一般的に，肺の生理学的変化を定量的に評価するため，あらゆる呼吸器疾患において呼吸機能検査は必須な検査とされる。しかし，呼吸機能検査の多くは被検者の最大努力を必要とするため，疾患によってスパイロメトリーを最初に行うべき疾患と動脈血ガス分析やパルスオキシメータによるSp_{O_2}の測定を最初に行うべき疾患に大別される[2]。

肺炎は気胸などと並んで動脈血ガス分析やパルスオキシメータによるSp_{O_2}の測定によって生理学的な変化を評価すべき代表的な疾患である。スパイロメトリーをはじめとする被検者の努力が必要な呼吸機能検査は，肺炎が治癒した後，基礎にある慢性疾患の評価や肺炎の後遺症の評価を目的として行う。

1) Sp_{O_2}正常，Pa_{O_2}正常，Pa_{CO_2}正常

ガス交換は正常に行われていると判断する。

2) Pa_{O_2}正常，Pa_{CO_2}低下

Pa_{CO_2}は肺胞換気を表し，低下している場合は肺胞過換気，上昇している場合は肺胞低換気を表している。動脈血ガス分析でPa_{O_2}が正常で，Pa_{CO_2}が低下していれば，A-aD_{O_2}は開大しており，軽度のガス交換障害が存在すると判断する。

3) Pa_{O_2}低下，Pa_{CO_2}正常

低O_2血症の原因はガス交換障害（換気血流比の不均等分布，拡散障害，シャント）と肺胞低換気に分けられる。低O_2血症がみられた場合はそのどちらか，あるいは両者が関与しているかを判断しなければならない。動脈血ガス分析でPa_{O_2}が低下し，Pa_{CO_2}が正常であれば，A-aD_{O_2}は開大しており，低O_2血症の原因はガス交換障害と考え，肺炎の治療と平行して呼吸不全に対して直ちにO_2吸入を行う。

4) Pa_{O_2}低下，Pa_{CO_2}上昇

A-aD_{O_2}の開大を伴っている場合は，ガス交換障害と肺胞低換気の両者が存在すると考える。A-aD_{O_2}の開大を伴っていない場合は肺胞低換気によるものと判断する。肺胞低換気が原因の場合は，治療の原則は換気の改善であり，肺炎の治療と平行して呼吸促進薬の使用や補助換気を検討する。ガス交換障害と肺胞低換気の両者

が存在する場合はO_2吸入が必要となるが，肺胞低換気が増悪し，CO_2ナルコーシスを伴った場合は，呼吸促進薬の使用や人工呼吸器による呼吸管理を検討する。

4．呼吸機能検査の際の注意

　　肺炎は急性疾患であり，必ずしも自覚症状，炎症所見，胸部X線所見によって肺の生理学的変化を評価することはできない。したがって，肺炎に罹患した患者では非侵襲的なSp_{O_2}の測定を頻回に行う必要がある。高CO_2血症と呼吸性アシドーシスを伴った場合はヘモグロビン解離曲線は右方移動するためSp_{O_2}はPa_{O_2}と比べて低い値をとる。このため，高CO_2血症を伴った肺炎患者では維持するSp_{O_2}値を低めに設定し，頻回に動脈血ガス分析を行う。

5．生理学的に類似する疾患

1）肺胞出血

　　SLEなどの血管炎を伴う膠原病でみられる肺胞出血では，肺胞が血液で充満されるため，換気血流比の不均等分布や肺胞低換気が生ずる。

2）肺胞上皮癌，悪性リンパ腫

　　肺胞内に腫瘍細胞が充満する形で進展する肺胞上皮癌や悪性リンパ腫においても，肺炎と同様，換気血流比の不均等分布や肺胞低換気が生ずる。悪性リンパ腫ではリンパ管に沿って肺間質にも進展していることが多いため，拡散障害を合併することが多い。

6．症　例

●症例1：34歳，男性，会社経営
　主訴：発熱，咳
　家族歴：特記することなし。
　既往歴：小児喘息
　喫煙歴：80本，18年間
　現病歴：1999年12月14日夜，39.5℃の発熱が出現した。12月15日，近医を受診し，投薬を受けたが解熱せず，咳，呼吸困難が出現した。12月18日，当科を受診し，肺炎と診断され入院した。

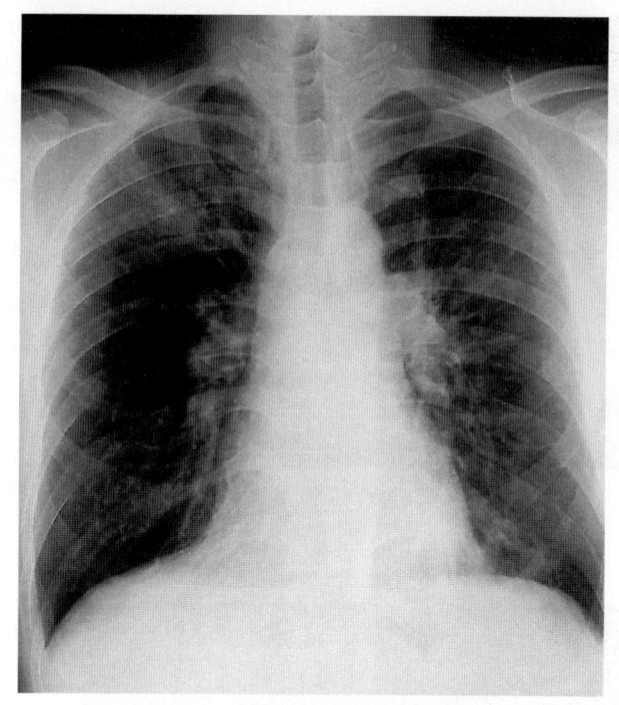

図1 入院時胸部X線写真（症例1）
右上肺野と左中下肺野に淡い浸潤影が認められる。

入院時身体所見：身長178cm，体重81kg，血圧98/60mmHg，脈拍90/分，体温37.4℃，胸部聴診上，両側胸部で断続性ラ音および連続性ラ音を聴取した。

入院時検査所見：

＜血沈＞20mm（1時間値）

＜末梢血＞RBC 446×10^4/μl, Hb 14.8g/dl, Ht 45.6％, WBC 4,600/μl（N 59.6, E 0.1, B 0.6, M 7.2, L 32.5％）, Plt 9.3×10^4/μl

＜生化学＞CRP 15.0mg/dl, TP 6.0g/dl, BUN 14.9mg/dl, Creat. 1.1mg/dl, Na 130mEq/l, K 3.3mEq/l, Cl 98mEq/l, Ca 7.1mg/dl, P 2.6mg/dl, GOT 158IU/l, GPT 40IU/l, LDH 1,629IU/l, ALP 108IU/l, γ-GTP 17IU/l, T Bil. 0.8mg/dl, CPK 5,594IU/l, T Chol. 115IU/l

入院時胸部X線写真（図1）：右上肺野と左中下肺野に淡い浸潤影を認めた。胸部CT（図2）では右上葉，中葉および左上葉に淡い浸潤影を認め，左下葉には斑状の浸潤影を認めた。

入院後経過：筋炎を伴う肺炎としてインフルエンザ肺炎，レジオネラ肺炎を疑い，抗生物質を使用した。入院時SpO$_2$は大気吸入下で95％であった。入院後も発熱が持続し，12月20日には胸部X線の増悪がみられ（図3），呼吸不全状態となった。

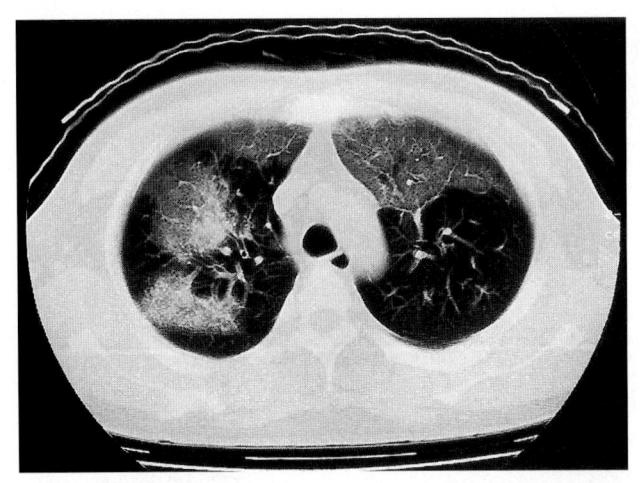

図2 入院時胸部CT像（症例1）
両側上葉に淡い浸潤影が認められる。

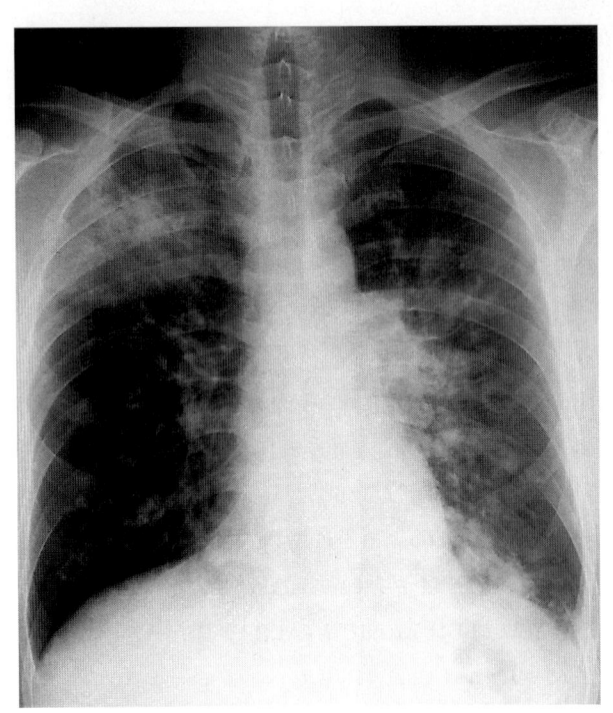

図3 挿管前日の胸部X線写真（症例1）
右上肺野と左中下肺野浸潤影の増強が認められる。

12月21日にはO_2流量をリザーバーバッグ付きマスク$10l$/分としたが，Sp_{O_2}は90％未満となったため，経鼻的に気管内挿管を行い，人工呼吸器によって呼吸管理を行い，肺炎およびARDSの治療を行った。

表1 呼吸機能検査

	【症例1】	【症例2】
VC (l)	4.54	1.43
%VC (%)	107.08	40.86
FVC (l)	4.52	1.37
$FEV_{1.0}$ (l)	3.04	0.52
$FEV_{1.0}$% (%)	67.26	37.96
FRC (l)	4.01	4.48
RV (l)	2.09	4.29
TLC (l)	6.63	5.72
RV/TLC (%)	31.52	75.00
PEFR (l/sec)	6.91	1.49
$\dot{V}_{50}$ (l/sec)	2.01	0.18
$\dot{V}_{25}$ (l/sec)	0.73	0.15
$\dot{V}_{50}/\dot{V}_{25}$	2.75	1.20
D_{LCO} (ml/min/mmHg)	27.34	11.16
%D_{LCO} (%)	96.85	60.26

呼吸機能検査(表1):肺炎およびARDSの後遺症を評価する目的で2000年1月18日,呼吸機能検査を行ったが,軽度の閉塞性換気障害が認められるのみであった。

●症例2:58歳,男性,元タクシー運転手

　主訴:発熱,咳,痰,呼吸困難

　家族歴:特記することなし。

　既往歴:1966年・1971年・1979年,右気胸。1996年,右膿胸

　喫煙歴:10本,24年間

　現病歴:多発性肺嚢胞,慢性呼吸不全として1995年11月より在宅酸素療法を行っていた。1999年12月31日夜,39.5℃の発熱が出現した。2000年1月1日より咳,痰が増加し,呼吸困難も増悪した。1月3日,当科を受診し,右肺炎による慢性呼吸不全の急性増悪と診断され,入院した。

　入院時身体所見:身長164cm,体重62kg,血圧142/72mmHg,脈拍110/分,体温36.6℃,胸部聴診上,両側胸部で連続性ラ音を聴取した。

　入院時検査所見:

　<末梢血>RBC $515 \times 10^4/\mu l$, Hb 13.7g/dl, Ht 46.8%, WBC 6,900/μl (N 59.7, E 0.1, B 0.5, M 18.8, L 20.9%), Plt $12.8 \times 10^4/\mu l$

　<生化学>CRP 10.2mg/dl, TP 6.7g/dl, BUN 13.8mg/dl, Creat. 0.6mg/dl, Na 142mEq/l, K 4.4mEq/l, Cl 93mEq/l, GOT 25IU/l, GPT 16IU/l, LDH 439IU/l, ALP 156IU/l, γ-GTP 16IU/l, T Bil. 0.4mg/dl, T Chol. 171 IU/l

　入院時胸部X線写真(図4):両側上肺野を中心に多発性の肺嚢胞を認め,右下

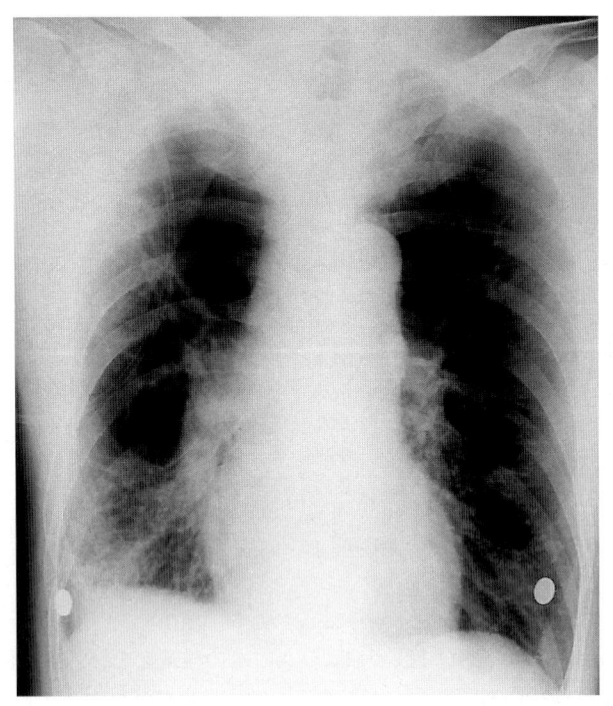

図4 入院時胸部X線写真(症例2)
両側上肺野を中心に多発性の肺嚢胞,右下肺野に浸潤影が認められる。

肺野に浸潤影を認めた。

入院後経過:慢性呼吸不全の肺炎による急性増悪と考え,抗生物質を開始した。入院時動脈血ガス分析は鼻管で$2l$/分のO_2吸入下でpH 7.303, Pa_{O_2} 59.6Torr, Pa_{CO_2} 83.8Torr, HCO_3^- 41.5mmol/lと高CO_2血症を伴っていたため,塩酸ドキサプラムを開始した。1mg/kg/hrより開始し,2mg/kg/hrまで増量したが,1月5日には意識は混濁し,鼻管で$3l$/分のO_2吸入下で動脈血ガス分析はpH 7.152, Pa_{O_2} 81.4Torr, Pa_{CO_2} 141.9Torr, HCO_3^- 49.6mmol/lであった。CO_2ナルコーシスの治療は薬物とO_2吸入量の調節のみでは困難と考え,経鼻的に気管内挿管を行い,人工呼吸器によって呼吸管理を行い,肺炎の治療を行った。

呼吸機能検査(表1):1997年9月29日に行った呼吸機能検査を示す。この時点で著明な閉塞性換気障害と残気量の増加が認められた。動脈血ガス分析はpH 7.367, Pa_{O_2} 56.3Torr, Pa_{CO_2} 56.1Torr, HCO_3^- 32.2mmol/lと高CO_2血症がみられた。

【解説】この2例の肺炎症例は,ともに入院後数日で人工呼吸器による呼吸管理が必要となった。症例1は気管内挿管まで動脈血ガス分析は行われていないが,$F_{I_{O_2}}$を上昇させてもSp_{O_2}の改善はみられず,肺炎によって著明なガス交換障害が生

じたものと考えられる．これに対し，症例2では高濃度の呼吸促進薬を使用したにもかかわらず高CO_2血症は増悪し，肺炎によって既存の肺胞低換気がさらに進行したものと考えられる．いずれの症例においても胸部X線所見や炎症反応から肺における生理学的な変化を推測することは困難であり，肺炎の病態を把握するためには，動脈血ガス分析やパルスオキシメータによるSp_{O_2}の測定が必須であることを示している．

文　献

1) 森憲二: 機能検査を疾患にどう結びつけるか？　呼吸器病のとらえかた（第1版），文光堂，東京，1993, p91
2) 鈴木俊介: 肺機能検査の診断・病態評価のアルゴリズム．呼吸 17: 758, 1998

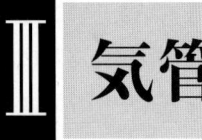

診断から病状判定，治療のための呼吸機能検査

III 気管支喘息

東京大学医学部検査部　滝澤　始

1. 疾患概念

　気管支喘息は反復性の気道閉塞発作を繰り返す疾患で，その程度は自然にまたは治療により軽減，消失することが特徴である。喘息患者ではさまざまな気道刺激（アセチルコリンなどの薬理学的刺激や寒冷気などの物理的刺激）により気道収縮が起こり，こうした非特異的な気道の過敏性が気管支喘息の最も重要な呼吸生理学的特徴であると考えられている[1]。気管支喘息は，①特異的な抗原（アレルゲンという）の吸入により発作が引き起こされるアレルギー型，②明らかなアレルゲンが証明されない非アレルギー型に2大別されるが，両者もその点を除くと病態生理は極めて類似している。また，特殊なものとして，明らかな気道閉塞発作を示さず，咳が主症状の咳喘息（cough variant asthma：CVA）[2]や，特に小児で問題となる運動によって誘発される運動誘発性喘息（exercise induced asthma：EIA）もある[3]。

2. 病態生理

　喘息は古くから気管支平滑筋の収縮によって起こることが知られ，特にアレルギー型ではアレルゲンと特異的IgE抗体の反応によりIgE抗体が結合している肥満細胞からヒスタミンなどの化学伝達物質が遊離され，これが気道の収縮，過分泌，粘膜浮腫を引き起こして発作となると考えられてきた。さらに，最近の研究の進歩によって，気道には好酸球やTリンパ球を主体とした炎症が持続的に存在し，それが気道の過敏性に密接に関連していることが明らかになってきた。これら細胞の持続的集積と活性化には，さまざまなサイトカインやケモカインが重要な働きをしており，前者では特にヘルパーT細胞のうちTh2といわれる亜集団から産生されるインターロイキン4,5,13（IL-4,-5,-13）や，後者としては好酸球の遊走に重要なエオタキシンが重要な役割を果たしていると推測されている（図1）[4]。

　臨床的には，喘鳴を伴う呼吸困難の発作の繰り返しが典型的である。しかし，ときにはこうしたエピソードがはっきりせず，数カ月続く咳や，持続性の息切れを主

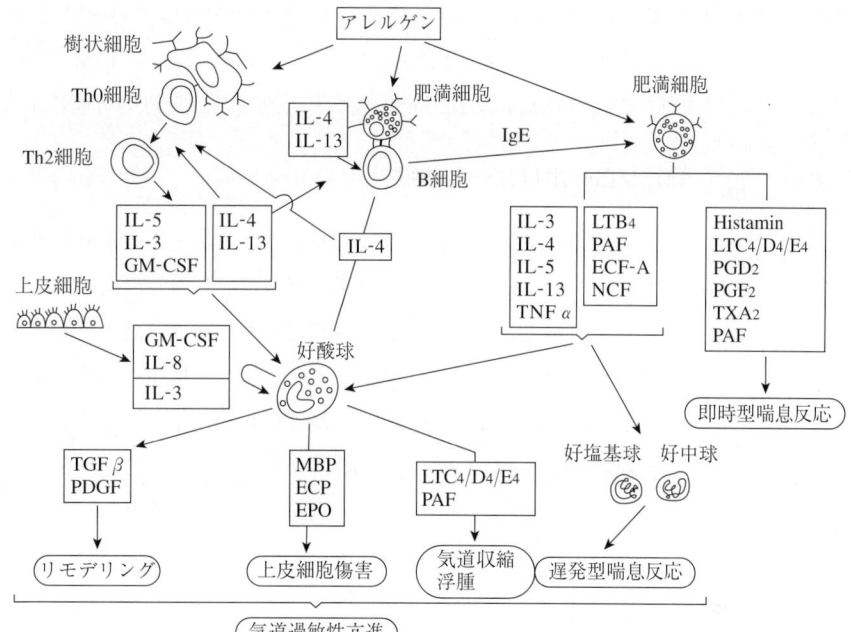

図1 気管支喘息の病態生理
(喘息予防・管理ガイドライン1998,牧野荘平ほか監修,協和企画通信,東京,1998年より引用)

訴に受診される場合もある。血液検査では末梢血好酸球が5％以上ないし500/mm³以上の増加を示すことが多い。喀痰中の好酸球も多数みられる。胸部X線像は通常正常だが，後述する喘息の合併症により異常陰影を呈する場合がある。一般に，気管支喘息でみられる気道の閉塞は可逆的であると考えられているが，最近問題になっているのが，慢性例での気道のリモデリング（気道粘膜下のコラーゲンなどの沈着・線維性変化）で，この場合は強力な薬物療法によっても，不可逆的な閉塞性変化を示すことがある。

3. 呼吸機能検査[5]

1) スパイロメトリー

発作時に行えば努力肺活量の減少，1秒量，1秒率の減少が認められるが，非発作時では正常であることも少なくない。また，閉塞性障害を認めた場合は気道可逆性試験が診断に有用なことがある。すなわち硫酸サルブタモールなどのβ_2刺激薬

の吸入を行い，前後の1秒量を用いて，次式により改善率を計算する。

改善率＝（負荷後1秒量－負荷前1秒量）/負荷前1秒量×100

これが15%以上なら可逆性ありと判定し，喘息の可能性が高い。

2）フローボリューム曲線

スパイロメトリー同様，発作時やコントロール不良時には閉塞性パターンを示すが，コントロール良好時には正常である。しかし，前述のようなリモデリングの起こった症例では，特に末梢の気道閉塞が持続性に認められるケースも多い。すなわち，$\dot{V}_{25} < 1l/sec$ かつ $\dot{V}_{50}/\dot{V}_{25} > 3$ という，末梢気道の閉塞性変化，いわゆるsmall airway diseaseのパターンを示す例もある。また，患者の自己管理の一貫として，peak expiratory flow rate（PEFR），いわゆるピークフローが気管支喘息での呼吸機能モニタリングとして外来でよく測定される。簡易型のピークフローメータが数種販売されており，喘息の治療管理に有用である。その場合はl/minで表示される。

3）気道過敏性試験（第Ⅰ章「負荷試験」参照）

気管支喘息の診断や重症度の判定に有用な検査である。特に咳のみが前景に立ち，他の検査では確定できない咳喘息の診断に有力である[6]。気道過敏性試験における閾値測定は喘息の診断に有益なだけでなく，その重症度を検討するうえでも役立つといわれている。しかし喘息発作を誘発するおそれがあり，$FEV_{1.0}$/予測VC＞70%または%$FEV_{1.0}$＞70%であること，また高度の呼吸機能の異常がないことを確認のうえ行う。具体的方法としては，標準法とアストグラフ法がある（第Ⅰ章参照）。日本人の健常者では標準法での閾値が1万μg/ml以上なのに比べ，喘息では平均1,000くらいとされている（図2）[7]。

4）呼吸抵抗

オシレーション法で測定され，上昇がみられる。

5）気道抵抗

体プレチスモグラフにより測定され，上昇することが多い。

6）血液ガス分析

非発作時には正常であり，軽発作ではまず，Pa_{CO_2}の低下がみられる。さらにPa_{O_2}の低下が起こり，発作が重篤化するとPa_{CO_2}がいったん正常化の後に上昇する（いわゆるcross over pointといわれ要注意のサイン）。pHはこれに応じて呼吸性アル

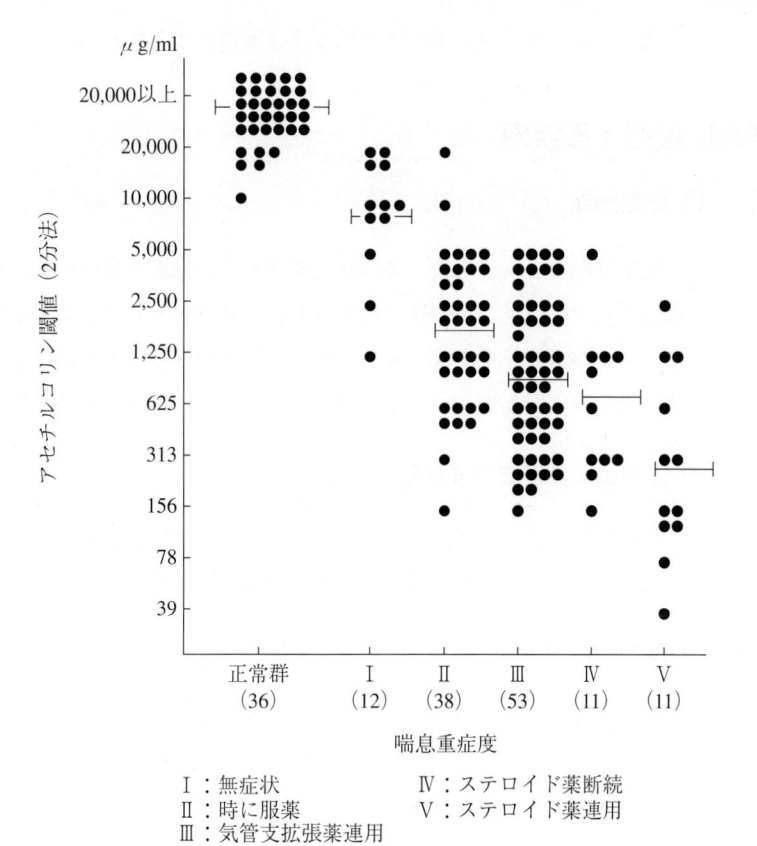

図2　気管支喘息の気道過敏性

Ⅰ：無症状　　　　　Ⅳ：ステロイド薬断続
Ⅱ：時に服薬　　　　Ⅴ：ステロイド薬連用
Ⅲ：気管支拡張薬連用

（牧野荘平ほか：気管支喘息および過敏性肺炎における吸入試験の標準法の臨床的検討．アレルギー 33: 167-175, 1984 より引用）

カローシスから呼吸性アシドーシスまでとりうる。まれに重症発作で筋肉由来の乳酸性アシドーシスがみられることがあり、この場合は代謝性アシドーシスを示す。また、重積発作（あらゆる治療にもかかわらず重篤な発作が24時間以上持続する状態）では、低酸素血症による代謝性アシドーシスを示すこともある。

7）拡散能検査

慢性の肺気腫症とは異なり、拡散能は通常正常である。

4．呼吸機能検査の際の注意

明らかな喘息の発作中は行わない。気道可逆性試験に用いる吸入薬で、まれに、かえって気管支収縮を来す症例があり（paradoxical bronchoconstriction）[8]、既往を

確認するとよい．気道過敏性試験は前述の適応に注意して行う．

5．生理学的に類似する疾患

1）肺気腫症

閉塞性障害を示す疾患，特に肺気腫症とは，気道可逆性試験，肺拡散能などから鑑別するが，喘息の長期経過例では気道のリモデリングにより不可逆的な障害を有するものがあり，また肺気腫でも喘息的症状を呈し，鑑別が困難なこともある．中等量以上の副腎皮質ステロイド投与で明らかに改善すれば喘息と診断できる．

2）上気道の閉塞を来す疾患

気管腫瘍，気道異物，再発性多発性軟骨炎，気管軟化症などではフローボリューム曲線が喘息との鑑別に有用である（p.64図1参照）．

3）喘息合併症

喘息にはさまざまな病態が合併することがある．アレルギー性気管支肺アスペルギルス症（allergic bronchopulmonary aspergillosis：ABPA)[9]は，カビの一種のアスペルギルスが気管支に生着して，宿主には末梢血の高度の好酸球増多，特異的IgEとともにIgGが証明され，肺野には気管支拡張症と肺浸潤影がみられるもので，その進行に応じて，閉塞性障害に加え拘束性障害もみられうる．その他，喘息を伴いやすいものにアレルギー性肉芽腫性血管炎などもある[10]．

6．症　例

●症例1：アトピー型喘息

24歳，男性．2年前から喘鳴を伴う呼吸困難発作があり受診した．幼児期にアトピー性皮膚炎，3歳から小学校5年まで小児喘息の既往がある．受診時，両肺野に笛性音を聴取した．検査所見（**表1**）では，好酸球増加，IgE上昇，RASTはハウスダストとダニ陽性，胸部X線異常なし．呼吸機能検査は表1のとおり．

【解説】初診時，閉塞性障害があり，気道可逆性試験が陽性，動脈血ガス分析では軽度のPa_{CO_2}の低下と呼吸性アルカローシスを認めた．ベクロメタゾンの吸入療法により改善し，再度の呼吸機能は正常化した．

表1 症例1の検査所見

<血算>	<呼吸機能検査（気管支拡張薬前）>
RBC……564×10⁴/mm³	VC……3.61l
Hb……15.6g/dl	%VC……108.7%
Ht……50.1%	FVC……2.56l……3.23l（後）
WBC……7,800（好酸球9%）/mm³	$FEV_{1.0}$……1.65l……1.99l（後）
Plt……23.5×10⁴/mm³	（改善率21%）
<生化学>	$FEV_{1.0}$%……64.5%
GOT……12IU	TLC……6.14l
GPT……18IU	%TLC……108.7%
LDH……189IU	RV……2.53l
ALP……130IU	%RV……163.2%
<血清>	RV/TLC……41.2%
IgE……1,200IU	D_{LCO}……19.54 ml/min/mmHg
RAST score：ダニ3，ハウスダスト3	%D_{LCO}……108%
	Pa_{O_2}……92.5Torr
	Pa_{CO_2}……34.2Torr
	pH……7.462
	HCO_3^-……23.6mEq/l
	BE……0.2
	A-aD_{O_2}……13.5Torr（計算値）

表2 症例2の検査所見

<血算>	<呼吸機能検査（ステロイド治療前）>
RBC……442×10⁴/mm³	VC……2.82l
Hb……14.9g/dl	%VC……89%
Ht……44.2%	FVC……2.26l……2.19l（気管支拡張剤後）
WBC……9,100/mm³（Eo12%）	$FEV_{1.0}$……1.33l……1.41l（気管支拡張剤後）
Plt……23×10⁴/mm³	$FEV_{1.0}$%……59%
<生化学>	TLC……5.00l
GOT……23IU	%TLC……94%
GPT……46IU	RV……2.18l
LDH……190IU	%RV……132%
ALP……210IU	RV/TLC……43.6%
<血清>	D_{LCO}……12.2ml/min/mmHg
IgE……98IU	%D_{LCO}……76%
RAST：ハウスダスト，ダニともに陰性	Pa_{O_2}……72.0Torr
	Pa_{CO_2}……43.2Torr
	pH……7.436
	HCO_3^-……25.3mEq/l
	BE……1.2

● 症例2：成人発症の慢性例

65歳，男性。12年前からの喘息症例。最近，発作が頻発し，前医から紹介された。検査所見（表2）で好酸球増加があったが，IgEは正常でRASTは陰性，胸部X線異常なし。呼吸機能検査は表2のとおり。

【解説】成人発症の非アレルギー型の長期経過例であり，閉塞性障害を示し，気道可逆性試験は陰性である。肺拡散能は正常。ベクロタサゾンの大量吸入により，スパイロは正常化し，症状も軽快している。この症例のように長期経過例では気道可逆性試験は陰性であることも多い。

● 症例3：咳喘息例

37歳，女性。

主訴：慢性咳嗽

喘息，アトピーの既往，家族歴なし。タバコ12本×15年，現在禁煙。

約6カ月続く乾性の咳が出現。近医での鎮咳薬が無効なため，当院受診。経過中呼吸困難や喘鳴はなく，胸部X線は正常で，好酸球は軽度の増加にとどまっていた（表3）。

表3 症例3の検査所見

<血算>		<呼吸機能検査>	
RBC	402/mm^3	VC	3.14l
Hb	13.6g/dl	%VC	105%
Ht	39.6%	FVC	3.13l
WBC	6,500/mm^3	FEV$_{1.0}$	2.20l
（Seg35%,E8%,B0%,M12%,Lym45%）		FEV$_{1.0}$%	70%
Plt	24.5×10^4/mm^3	TLC	5.27l
<生化学>		%TLC	118%
GOT	12IU	RV	2.13l
GPT	14IU	%RV	176%
LDH	123IU	RV/TLC	40.4%
ALP	180IU	D$_{LCO}$	20.0ml/min/mmHg
<血清>		%D$_{LCO}$	97%
IgE	520IU		
RAST：ハウスダスト2，ダニ1		Pa$_{O_2}$	88.5Torr
		Pa$_{CO_2}$	39.0Torr
		pH	7.43
		HCO$_3^-$	24.0mEq/l
		BE	0.1

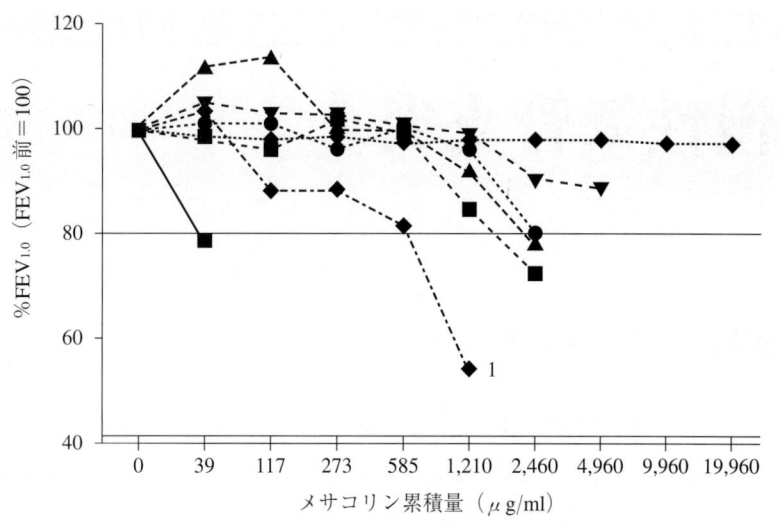

図3 咳喘息における吸入誘発試験の実例
図中の1が症例3の結果である。

【解説】気道過敏性試験（図3）では，メサコリン1,250 μg/mlで明らかな陽性を示した。咳喘息と診断し，副腎皮質ステロイド吸入薬（ベクロメタゾン）を開始し，改善をみた。

文 献

1) 喘息予防・管理ガイドライン1998, 牧野荘平ほか監修, 協和企画通信, 東京, 1998年, pp3-4
2) Corrao WM, et al: Chronic cough as the sole presenting manifestation of bronchial asthma. N Engl J Med 300: 633, 1979
3) 田中昭子, 堀江孝至: 運動誘発性喘息. 喘息の基礎から臨床まで, 伊藤幸治編, 医薬ジャーナル社, 東京, 1995年, pp155-158
4) 喘息予防・管理ガイドライン1998, 牧野荘平ほか監修, 協和企画通信, 東京, 1998年, pp.31-50
5) 高見和孝, 鈴木勝, 山下雄幸, 堀内正: 喘息の呼吸機能. 喘息の基礎から臨床まで, 伊藤幸治編, 医薬ジャーナル社, 東京, 1995年, pp109-113
6) 滝沢始, 佐藤道子, 佐々木賀津乃ほか: 当院における咳喘息の検討. 臨床呼吸生理29: 85-89, 1997
7) 牧野荘平ほか: 気管支喘息および過敏性肺炎における吸入試験の標準法の臨床的検討. アレルギー 33: 167-175, 1984
8) Wilkinson JR, et al: Paradoxical bronchoconstriction in asthmatic patients after salmeterol by metered dose inhaler. BMJ 305: 931-2, 1992
9) 幸山正, 滝沢始: アレルギー性気管支肺アスペルギルス症. 治療78: 266-268, 1996
10) 長沢俊彦: アレルギー性肉芽腫性血管炎. アレルギー 40: 1-7,

診断から病状判定，治療のための呼吸機能検査

III 慢性気管支炎

東京医科歯科大学大学院医歯学総合研究科臨床検査医学分野　東條尚子

1. 疾患概念

　慢性気管支炎とは，慢性あるいは反復性の痰を伴う咳がみられ，これらが1年間に少なくとも3カ月以上あり，しかも少なくとも2年以上みられる場合をいい，気管支拡張症や肺結核など他の心肺疾患を除外できる病態と定義されている[1]。慢性気管支炎はもともと英国で大気汚染の影響によって生じた呼吸器障害を定義した臨床用語である[2]。このような症状を呈する場合で，1秒率が70％以下の者を慢性閉塞性肺疾患（COPD）とする。気流閉塞を伴わない慢性気管支炎はCOPDには分類されない[3]。

2. 病態生理

　導管の拡張を伴う気管支粘液腺の肥大や杯細胞の増加，過形成によって気道分泌が亢進し，気道内腔に粘液が貯留した状態である。しかし，これらの粘液腺の肥大は非特異的であり，同様の変化は気管支喘息，嚢胞性線維症，びまん性汎細気管支炎などの他疾患においても観察され，慢性気管支炎に特徴的な所見ではない[4]。
　中枢気道の気管支腺の変化は肺機能にほとんど影響を及ぼさず，単純に慢性の分泌過剰状態の患者は閉塞性障害を有しない。「閉塞性障害」を呈する慢性気管支炎は肺気腫とともにCOPDとしてとらえられているが，通常混在することが多い。閉塞性障害の程度は細気管支炎，すなわち細胞浸潤や線維化，杯細胞化生，平滑筋肥大が気流閉塞と，肺気腫による肺胞破壊の組み合わせにより規定されると考えられている。

3. 呼吸機能検査

1）スパイロメトリー

　「閉塞性」慢性気管支炎は1秒率，1秒量が低下する。しかし，慢性気管支炎の診

断は症状をもとに臨床的に行われるため，1秒率の低下を示さない「単純性」慢性気管支炎も多い。

2）フローボリューム曲線

曲線はピークフロー直後，下方に凸となり，下降脚の勾配は緩やかである。

3）肺気量分画

残気量，残気率の増加が見られる。

4）動脈血ガス分析

軽症では正常範囲内であるが，1秒率が50％以下に進行すると低酸素血症を呈する場合がある。炭酸ガス分圧は，正常か，やや上昇する。

4．呼吸機能検査の際の注意

気道閉塞所見が得られた場合，気管支拡張薬を投与して再度検査を行い，非可逆性であることを確認する必要がある。

5．生理学的に類似する疾患

1）肺気腫

終末細気管支より末梢気腔の永続的な異常拡大で，気腔の破壊を伴うが明らかな線維化を認めない病態と定義されている。閉塞性換気障害を呈する場合，慢性気管支炎とともにCOPDとよばれる。両者は共存することが多く，むしろ，純粋な肺気腫や「閉塞型」の慢性気管支炎はまれである。慢性気管支炎とは異なる観点から疾患が定義されているので，肺機能検査で両者を明確に区別することはできない。病因の主体は喫煙であることが多い。

2）気管支喘息

気道の慢性炎症によって気道の可逆性攣縮が起こる病態で，非発作時には肺機能障害を呈しないが，発作時には閉塞性換気障害を呈する。気管支拡張薬の吸入により1秒量が20％以上改善した場合は可逆性があると判定し，気管支喘息と診断する。気管支喘息で気道閉塞が完全に寛解しないものと，慢性気管支炎，肺気腫で気道過敏性があり，気道閉塞が一部可逆性をもつものは，多くの場合，鑑別が難しい。

3）びまん性汎細気管支炎

　両側びまん性に存在する呼吸細気管支領域の慢性炎症を特徴とし，リンパ球，形質細胞を主体とする円形細胞浸潤，気道壁の肥厚する病態で，強い呼吸障害を来す。持続的な咳，痰，労作時息切れを主症状とする。1秒率の低下，肺活量低下，残気率増加を特徴とする。病初期より高炭酸ガス血症を伴う低酸素血症を呈し，通常，肺拡散障害は認められない点が慢性気管支炎，肺気腫との鑑別に有用である。近年，マクロライド系抗生物質の長期療法により予後が著しく改善した。

6．症　例

　72歳，男性。建築業。

　現病歴：20年前から毎日咳，白色痰が持続していた。冬になると時に膿性痰が出ることがあり，そのつど抗生剤の投薬を受けて改善していた。2年前頃より階段を急いで昇ると息切れを自覚しており，最近はゆっくりでないと昇れない。18歳から70歳まで1日40本の喫煙歴がある。

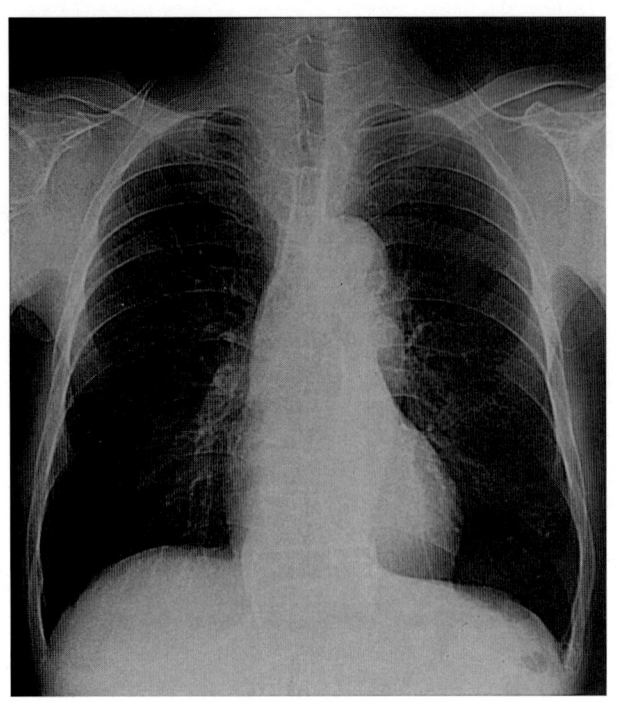

図1　胸部X線写真
気管支壁の肥厚像を認める。

【解説】ヘビースモーカーで，慢性に咳嗽，喀痰が続いていた。胸部X線写真（図1）で気管支壁の肥厚を認め，臨床症状から慢性気管支炎と診断された。肺機能検査（表1，図2）では，1秒量，1秒率が低下し，中等度の閉塞性換気障害を呈していた。気管支拡張薬による気道の可逆性はなく気管支喘息ではない。この症例では，残気率は42.1％と高いが，％総肺気量は94.2％で過膨張所見は著明ではない。

表1　肺機能検査

＜スパイロメトリー＞		＜肺拡散能力＞	
VC	2.86l	D_{LCO}	14.07ml/min/mmHg
％VC	97.5％	％D_{LCO}	118.9％
$FEV_{1.0}$	1.13l	D_{LCO}/V_A	3.594ml/min/mmHg/l
$FEV_{1.0}$％	48.5％	＜動脈血ガス分析＞	
％$FEV_{1.0}$	47.0％	pH	7.409
PEFR	3.93l/sec	Pa_{CO_2}	43.0Torr
$\dot{V}_{50}$	0.42l/sec	Pa_{O_2}	86.0Torr
$\dot{V}_{25}$	0.11l/sec	HCO_3^-	27.5mEq/l
$\dot{V}_{50}/\dot{V}_{25}$	3.92	BE	3.0mEq/l
＜クロージングボリューム＞		Hb	13.8mg/dl
ΔN_2	5.12％	％COHb	4.9％
＜N_2洗い出し＞		Sa_{O_2}	96.3％
RV/TLC	42.1％	＜吸入改善試験＞	
TLC	4.94l	$FEV_{1.0}$改善率	12％
％TLC	94.2％		

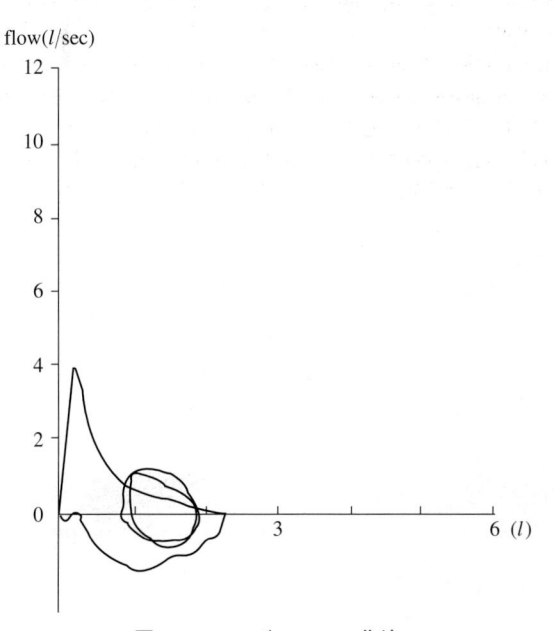

図2　フローボリューム曲線

表2 肺機能の経時的変化

	5年前	3年前	今回
年齢（歳）	67	69	72
体重（kg）	50.7	50.0	48.7
VC（l）	2.79	2.80	2.86
%VC（%）	90.9	92.8	97.5
$FEV_{1.0}$（l）	1.66	1.61	1.13
FVC（l）	2.79	2.56	2.33
$FEV_{1.0}$%（%）	59.5	62.9	48.5

またD_{LCO}の低下は認められなかった．動脈血ガス分析は正常範囲内である．%COHbは4.8％あり，禁煙が守られていない．本症例は，high resolution CT（HRCT）で径10mm以下の小さな低吸収領域が認められ，肺気腫を合併した慢性気管支炎と考えられた．D_{LCO}/V_Aがやや低下しているのは肺胞破壊を裏付ける検査結果と考えられる．1秒量の経時的変化を見ると低下傾向であり（表2），禁煙指導の徹底，感染予防が必要である．

文　献

1) American Thoracic Society: Chronic bronchitis, asthma, and pulmonary emphysema: A statement by the Committee on Diagnostic Standards for Nontuberculous Respiratory Disease. Am Rev Resir Dis 85: 762, 1962
2) Fletcher CM: Chronic bronchitis―Its prevalence nature and pathogenesis―. Am Rev Resp Dis 80: 483, 1959
3) American Thoracic Society: Standards for the diagnosis and care of patients with chronic obstructive pulmonary disease. Am J Respir Crit Care Med 152: 77, 1995（日本語訳: 泉孝英監修: COPD（慢性閉塞性肺疾患）の診断・管理基準．ライフサイエンス出版，東京, 1996）
4) 日本呼吸器学会COPDガイドライン作成委員会: COPD（慢性閉塞性肺疾患）診断と治療のためのガイドライン．メディカルレビュー社，東京, 1999

III 肺気腫

診断から病状判定，治療のための呼吸機能検査

北里大学医学部内科学（III） 冨田友幸

1. 疾患概念

　肺気腫は，形態学的には終末細気管支より末梢の気腔の拡大と肺胞壁の破壊を認め，機能的には非可逆的な閉塞性障害を特徴とする疾患である。気道閉塞はゆっくりと進行する慢性疾患である。しばしば慢性気管支炎と合併する。肺気腫と慢性気管支炎は，臨床的にはともに同じような慢性の気道閉塞を特徴とする疾患であり，慢性閉塞性肺疾患（chronic obstructive pulmonary disease：COPD）と一括して診断されることが多い（図1）。

2. 成因

　肺気腫の成因としてプロテアーゼ・アンチプロテアーゼ不均衡説が支持されており，α_1アンチトリプシン欠損や喫煙の関与が指摘されている。喫煙により肺に好中球，単球，肺胞マクロファージなどが動員されエラスターゼ産生・放出が促進される。また放出されるオキシダントによりα_1アンチトリプシンが不活性化され，

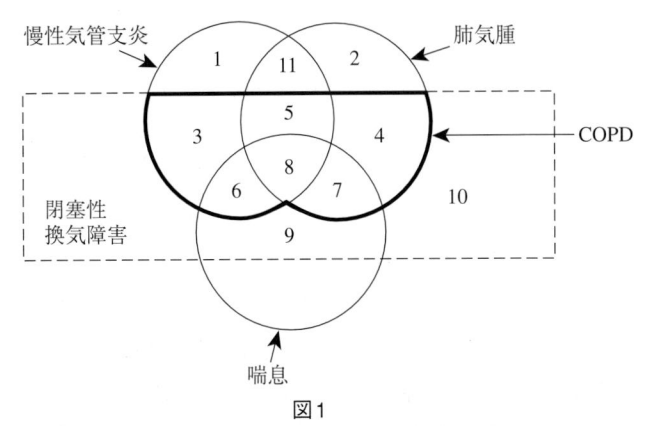

図1
慢性閉塞性肺疾患（COPD）は肺気腫と慢性気管支炎のうち閉塞性障害を伴うものをいう。その一部は喘息を合併する。

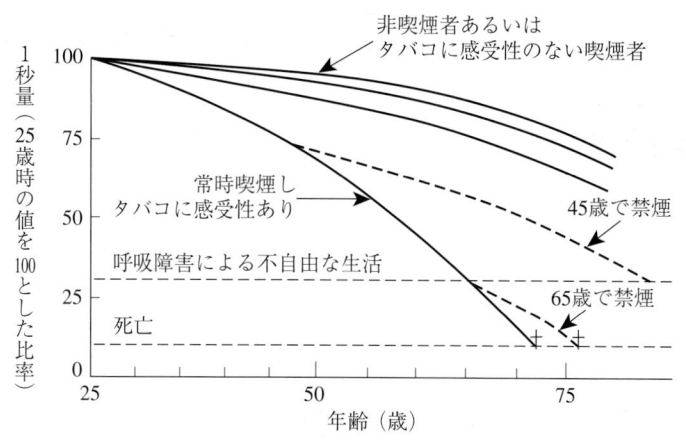

図2 喫煙者・非喫煙者の1秒量の加齢による変化

プロテアーゼ優位になって肺胞の破壊が起きる。タバコに感受性のある一部の喫煙者は，図2のように非喫煙者に比べて1秒量の減少の速度が速く，65歳ぐらいで呼吸障害によって日常生活に支障を来すようになる。

3．病態生理

肺胞壁の破壊による肺の弾性収縮圧（static recoil lung pressure：Pst(l)）の低下，肺毛細血管床の減少によって肺気腫のいろいろな肺機能障害・臨床徴候・臨床症状が起きる。肺気腫の臨床症状の特徴である呼気時の呼吸困難・労作時呼吸困難は，気道周囲の肺組織の弾性減弱による気道の虚脱と気道自体の萎縮による気道の閉塞が原因である。

4．呼吸機能検査

1）スパイロメトリー

呼気時の気道閉塞によって1秒率（$FEV_{1.0}\% = FEV_{1.0} \div FVC \times 100$）の著しい低下を認める。1秒率の低下に加えて肺活量（VC）の減少を伴い，換気機能障害のパターンは混合性換気機能障害を呈することが多い。1秒率が70％以下であれば閉塞性障害と診断され，肺気腫も疑われるが，肺気腫研究会では1秒率55％以下を肺気腫診断のきつい基準としている。肺気腫の気道閉塞は非可逆的である。非可逆性の判定には1秒量が用いられる。気管支拡張薬による1秒量（$FEV_{1.0}$）の改善量300ml以下，改善率20％以下であれば非可逆的とされる。

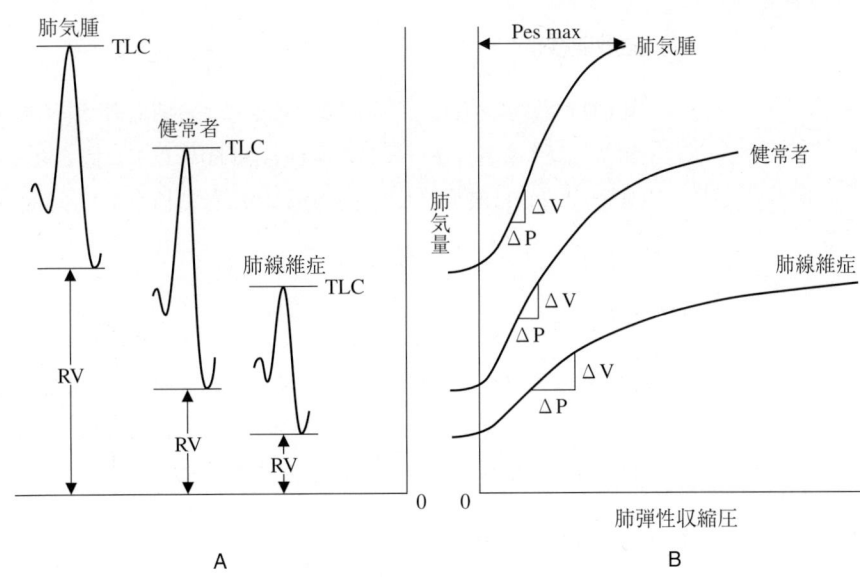

図3 健常者，肺気腫，肺線維症のスパイログラム（A）と肺の圧量曲線（B）
（Pes max：最大吸気位食道内圧）

2) 肺気量分画

　肺胞壁の破壊による肺弾性収縮圧の低下によって最大吸気位が上昇し，全肺気量（TLC）が増加する。機能的残気量（FRC）も増大する。一方，低肺気量領域では気道閉塞が起こりやすくなっており，最大呼気位の著しい上昇がみられ残気量（RV）が著増する（図3）。TLCの増加に比べRVの増加が著しいため残気率（RV÷TLC×100）が上昇する。残気率45％以上であれば肺気腫が疑われる。肺気腫にみられる肺活量の減少は気道閉塞による残気量の増大によるものであり，拘束性の原因によるものではない。

3) フローボリューム曲線

　強制呼出の早期から気道閉塞が起きるため，気流速度はTLCに近いレベルでピークを認めた後に急激な低下を認め，$\dot{V}_{50}$，$\dot{V}_{25}$は著しく低い値を示す極めて特徴的なパターンを呈し，フローボリューム曲線を一見して肺気腫と診断できる（p.58図1参照）。

　なお，肺気腫では肺の粘性弾性の高度な不均等分布が存在するが，$\dot{V}_{50}/\dot{V}_{25}$の上昇はみられないことが多い。

4) 拡散能検査

肺CO拡散能力（$D_{L_{CO}}$）は肺胞の破壊による肺毛細管床の減少によって減少する。予測値に対する百分率で表した％$D_{L_{CO}}$は60％以下に低下する例が多い。また，肺胞気量（V_A）は減少しないため$D_{L_{CO}}/V_A$は低値を呈し，3ml/min・mmHg/l以下に低下する。

5) ΔN₂

換気の不均等が著しく，単一呼吸N_2洗い出し曲線の第Ⅲ相は急激に上昇してΔN_2は著しく高い値を呈する。そのため多くの場合，第Ⅲ相と第Ⅳ相との判別ができずクロージングボリューム（CV）は測定できない。

6) 肺コンプライアンス

肺弾性収縮圧の減少によって最大吸気位食道内圧（Pes max）は著しく低下する。肺の圧量曲線の傾斜は急峻になり，静肺コンプライアンス（Cst（l））は上昇する。Cst（l）は0.30l/cmH₂Oを超えて上昇する（図3）。

7) 動脈血ガス分析

肺気腫が高度になると安静時室内気吸入下動脈血O_2分圧（Pa_{O_2}）の低下，動脈血CO_2分圧（Pa_{CO_2}）の上昇，肺胞気動脈血O_2分圧較差（A-aD_{O_2}）の開大がみられる。動脈血ガスの値は安静時，運動時，睡眠時など状態によって変化する，初期の肺気腫では覚醒安静時の血液ガス値には異常が見られなくとも，労作時，睡眠時などには異常を呈することも多いので，24時間いろいろな場合の血液ガスの測定を行って評価をすることが大切である。病状が増悪するとPa_{O_2}はさらに低下する。Pa_{O_2}が60Torr以下の低酸素血症を来すと呼吸不全と診断される。肺気腫の場合CO_2蓄積（Pa_{CO_2}＞45Torr）を伴ったⅡ型の呼吸不全を呈することが多い。

8) 肺循環

肺気腫では肺高血圧（肺動脈圧は20mmHg以上に上昇）など肺循環障害を伴い右心不全を生ずるので，肺気腫の診療には肺循環の状態の把握が重要である。しかし肺動脈圧の直接的な測定に要する右心カテーテル検査は侵襲的であり，一般検査にはならないので，日常の臨床では胸部X線・血液ガス・心電図・超音波検査などによって肺高血圧の存在と程度を推測する。

5. 肺気腫診療における肺機能検査の使い方

1) 診断基準

肺気腫の呼吸機能としては表1のような特徴が挙げられ診断に用いられている。

表1 肺気腫の呼吸機能による診断基準
非可逆的な閉塞性換気機能障害，肺の過膨張などの有無と程度を診断する。

---
1. 呼吸機能スクリーニング検査所見
    1) スパイロメトリー
        1秒率（$FEV_{1.0}$/FVC）の低下：55％以下をCOPD高度疑い症例とし，70％以下（55～70％）をCOPD疑い症例とする。1秒量の低下，％1秒量の低下
    2) 特徴的なフローボリューム曲線
        努力呼出時，最大流速（ピークフロー）の直後の下降脚が下に凸の曲線を描く，すなわち，急激に下降し，その後の勾配が極めて緩やかで平坦なパターンを呈する（$\dot{V}_{50}$および$\dot{V}_{25}$の著しい減少）
    3) 気管支拡張剤による気流閉塞の可逆性
        気管支拡張剤（β_2刺激剤MDI 2パフ）吸入による改善は1秒量にして300ml以下（改善率で20％以下）
2. 呼吸機能精密検査所見
    1) 肺拡散能力の低下
        ％D_{LCO}60％以下（気管支喘息との鑑別に有用な可能性がある）
    2) 残気率の増加
        50％以上
    3) 静肺コンプライアンスの上昇
        0.30l/cmH_2O以上
    4) 動脈血ガス分析
        呼吸機能の低下に伴い，動脈血O_2分圧の低下，動脈血CO_2分圧の上昇，肺胞気動脈血酸素分圧較差（A-aD_{O_2}）の開大を来す。
---

2) 重症度の判定

肺気腫を含むCOPDの重症度分類には％1秒量（％$FEV_{1.0}$＝1秒量実測値÷1秒量予測値×100）が用いられる（％1秒量＝％$FEV_{1.0}$は1秒率＝$FEV_{1.0}$％と違うことに注意する）。1秒量の予測値は日本呼吸器学会の報告によるものを用いることが好ましい。

％$FEV_{1.0}$が50％以上を1期（軽症～中等症），35％以上50％未満を2期（重症），35％未満を3期（最重症）とする。％1秒量は肺気腫の重症度，予後の診断に役立つ指標として活用されている。

3）在宅酸素療法の適応と目標

　肺気腫の外来診療では，低酸素血症の進行例に在宅酸素療法（home oxygen therapy：HOT）が生命予後の改善，肺高血圧の進行の防止，運動時・睡眠時の低酸素血症の改善などを目的として行われている。肺気腫の呼吸不全例のHOT適応基準は，動脈血酸素分圧（Pa_{O_2}）が55Torr以下の例，運動時・睡眠時に著しい低酸素血症を来す例ではPa_{O_2}が60Torr以下とされている。低酸素血症の測定はパルスオキシメーターでもよく，Pa_{O_2}の55Torr以下，60Torr以下は，Sp_{O_2}ではそれぞれ88％以下，89％以下とする（pHなどの変化による影響も考慮する）。HOTの適応になりHOTが実施されたとき，動脈血酸素の目標値はPa_{O_2}で60〜65Torr，Sp_{O_2}で90〜92％とする。

4）入院治療と人工呼吸

　外来治療中に急性増悪を来した肺気腫例の入院適応のガイドラインはないが，呼吸機能からみれば，低O_2血症の増悪，高CO_2血症の出現・増悪，肺性心の悪化が認められた場合，入院治療を考慮する。外来での酸素療法などによる治療にかかわらず低O_2血症，高CO_2血症の増悪があり呼吸性アシドーシス（pH＜7.30），意識障害などがあれば直ちに入院治療が必要である。

　急性増悪でPa_{CO_2}の上昇を来し入院した例の治療法の1つとして，非侵襲的陽圧人工呼吸（noninvasive positive pressure ventilation：NPPV）が行われる。NPPV開始の適応基準としては，Pa_{CO_2}が70Torr前後とされているが，肺気腫では安定期にも呼吸筋の疲労などが加わって慢性的にPa_{CO_2}が60Torr前後に上昇している例も多く，NPPVはこのような安定期の例にも呼吸筋の安静によるPa_{CO_2}の低下をもたらす効果があるといわれている。

5）外科的治療

　肺気腫には肺移植，肺容量減少術などの外科的治療も行われる。肺移植についての国際心肺移植学会のガイドラインには％$FEV_{1.0}$が25％以下，Pa_{CO_2}＞55Torr，肺高血圧症などの存在が適応として記載されている。しかし，最近では肺移植より肺容量減少術（volume reduction surgery：VRS）が注目されている。VRSの適応基準は呼吸機能検査では$FEV_{1.0}$＜1（l），％$FEV_{1.0}$＜35％などによって最高度の閉塞性障害の存在を診断するほか，％TLC＞120％，RV/TLC＞50％，Cst（l）＞0.3cmH_2O，％$D_{L_{CO}}$＜60％など肺の過膨張を表す指標の値も適応の判断に用いられる。両側のVRSによって$FEV_{1.0}$は300〜500ml改善する。

文 献

1) 日本呼吸器学会COPDガイドライン作成委員会: COPD（慢性閉塞性肺疾患）診断と治療のためのガイドライン, メジカルビュー社, 東京, 1999
2) 横山哲朗ほか: 特集 慢性閉塞性肺疾患, 日内会誌 84：5, 1995
3) 渡辺憲太朗, 吉田稔ほか: 特集 肺気腫の臨床, 臨床医 23：6, 1997

III 間質性肺炎

診断から病状判定，治療のための呼吸機能検査

東京医科歯科大学保健管理センター　谷合　哲

1. 疾患概念

間質性肺炎は，諸種の原因により肺の間質に特異的に炎症性病変が起こる疾患で，急速に進行するものもあり，また長い経過のうちに次第に瘢痕化し，線維化するものもある。間質の炎症の原因になるものには，リウマチなどの自己免疫性疾患，薬物過敏性病変，放射線障害などがあるが，原因不明の間質性肺炎も多い[1]。

2. 病態生理

肺の間質に特異的に炎症が起こり，間質に浮腫，浸潤が起こり肥厚，線維化し，瘢痕化する（図1）。その結果，肺組織が硬化し，換気障害を起こし，肺胞壁の肥厚により拡散距離が拡大し，拡散面積が減少し，拡散能力が低下する。また換気障害と肺胞膜の透過性の低下により，血液中のO_2が減少し，過換気を起こし，これによりCO_2を過剰排出してCO_2の低下が起こる。進行すると拡散障害の結果，強い

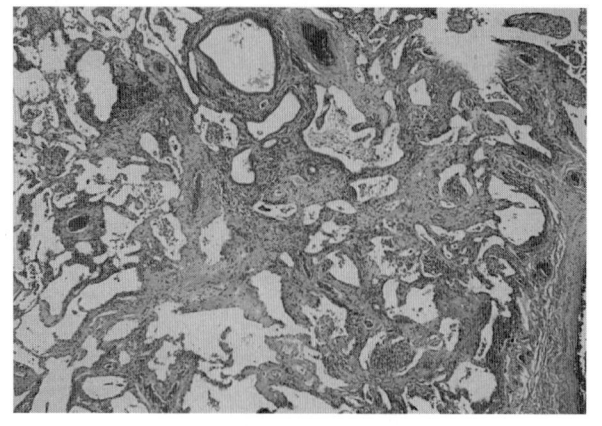

図1　間質性肺炎の組織変化
間質の細胞浸潤，膠原線維の増生，肺胞壁の肥厚に至る。
（写真提供：東京医科歯科大学病理学，臼井裕氏）

低酸素血症とCO_2の蓄積が起こる[2)3)]。

3. 呼吸機能検査

1) スパイロメトリー

肺活量の減少が特徴的である。1秒率は低下しない。肺活量の減少があると1秒率はむしろ上昇する。典型的な拘束性換気障害を示す疾患である。進行すると一回換気量が減少し，最大換気量が減少する。

2) フローボリューム曲線（図2）

肺活量の減少はあるが，気流速度の低下はあまりない。ボリュームの減少に比較してフローが高く，背の高い特徴的な変化となる。

3) 拡散能検査

拡散距離の拡大による拡散能力の低下が特徴的である。一酸化炭素の拡散能検査で確認する。

4) 血液ガス分析

軽症では低酸素血症（Pa_{O_2}の低下）があるが，少し進行すると低酸素血症に低炭酸ガス血症（Pa_{CO_2}の低下）を合併するようになる。重症では高濃度酸素吸入でも低酸素血症があり，高炭酸ガス血症となり呼吸性アシドーシスとなる。

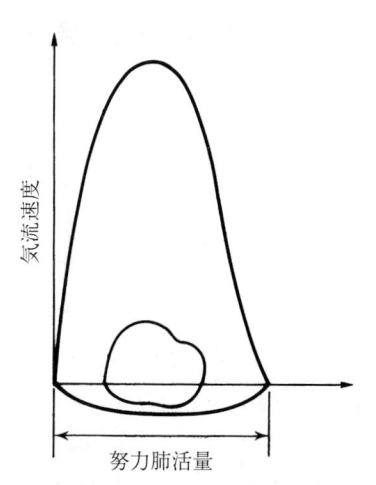

図2 フローボリューム曲線の変化
努力肺活量の低下が著明で，気流速度の低下はあまりない。

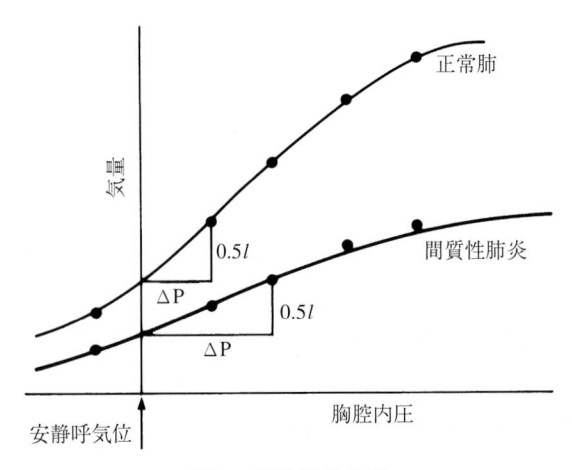

図3 静肺圧量曲線

$$静肺コンプライアンス = \frac{0.5\ (l)}{\Delta P\ (l/cmH_2O)}$$

間質性肺炎ではΔPが大きく，静肺コンプライアンスは低下する。

5）換気力学

静肺コンプライアンスが低下することが特徴的である（図3）。気道抵抗，呼吸抵抗は変化しない[4]。

4．呼吸機能検査の際の注意

初期，中期の症状が安定しているときには各種検査をすることができるが，重症では血液ガス検査しかできず，酸素吸入をしながら血液ガス検査で呼吸管理をする。

5．生理学的に類似する疾患

1）肺線維症

間質性肺炎や肺結核の瘢痕治癒後，肺の間質の線維化・肥厚により肺組織の硬化が起こる。間質性肺炎と同様の呼吸機能検査によりその生理学的変化を検出する。

2）肺水腫，肺うっ血

心不全により肺血管のうっ血，肺の間質に浮腫が起こり，肺のコンプライアンス

が低下する。肺生理学的には間質性肺炎に類似するが，基礎疾患は心臓の病変に基づくので，心血管系の機能障害を判定した後，必要に応じて患者に負担のかからない検査を行う。

6. 症例

68歳，男。造園業

現病歴：5年前から咳が多く，近医で投薬を受けている。痰はほとんどない。

1年前，39℃の発熱があり，以後3カ月間微熱が続いた。最近疲れやすく，階段を昇ると息切れを感じるようになった。喫煙歴なし。

【解説】この症例は，5年前に発熱，咳で発症し，徐々に息切れを生じるようになった。今回の受診で胸部X線写真（図4）に両側下肺野に粒状・網状陰影があり，間質性肺炎，サルコイドーシスなどが疑われた。血液検査（表1）で白血球数増多があり，呼吸器感染症も疑われ，抗生物質療法を行い改善した。

呼吸機能検査（表2）で，%VCは軽度低下しており，1秒率はむしろ上昇している。%D_{LCO}は中等度低下があり，気道抵抗の増大はない。その他の検査には著明な異常は見られない。血液ガスは正常と考えられる。以上の結果から，間質性肺炎の比較的軽度の症例と考えられる。

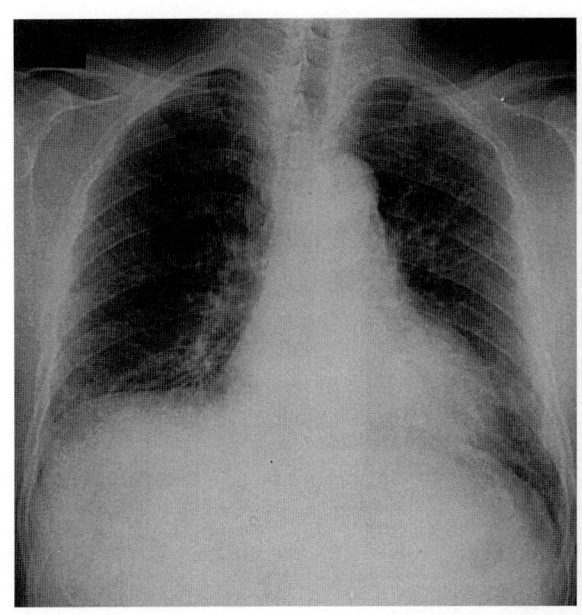

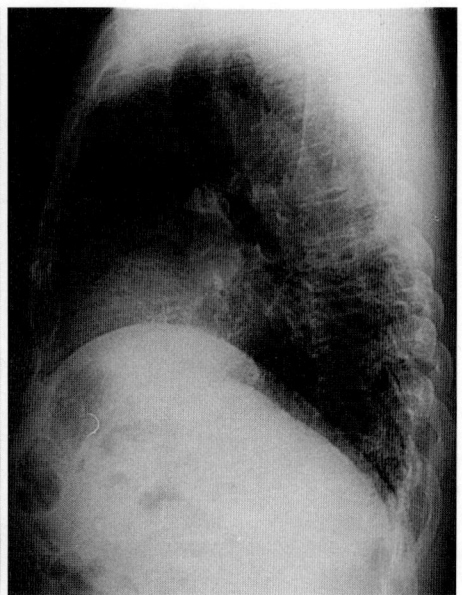

図4　胸部X線写真
両側下肺野に粒状・網状陰影が認められる。

表1 検査成績

<末梢血>			
赤血球数	526×10⁴/mm³	LDH	484U/l
血色素	15.7g/dl	AST	16U/l
ヘマトクリット	46.7%	ALT	15U/l
血小板	25.9×10⁴/mm³	ALP	236U/l
白血球数	14,600/mm³	CRP	10.3
分画		<蛋白分画>	
St	2%	Alb	55.5%
Seg	63%	α_1-glob	3.7%
Lym	22%	α_2-glob	11.9%
Mon	11%	β-glob	8.7%
Eos	1%	γ-glob	18.3%
Bas	1%	<血清>	
<生化学>		RA	16以下
TP	7.5g/dl	RAHA	40以下
Alb	4.3g/dl	ASO	63以下

表2 呼吸機能検査

<スパイロメトリー>		<N_2洗い出し>	
VC	2.56l	RV	0.72l
%VC	79.6%	RV/TLC	22.0%
$FEV_{1.0}$	2.34l	<肺拡散能力>	
$FEV_{1.0}$%	91.1%	D_{LCO}	11.8ml/min/mmHg
PEFR	9.43l/sec	%D_{LCO}	68.2%
$\dot{V}_{50}$	7.18l/sec	<換気力学>	
$\dot{V}_{25}$	1.87l/sec	気道抵抗	1.2cmH₂O/l/sec
$\dot{V}_{50}/\dot{V}_{25}$	3.85	呼吸抵抗	4.5cmH₂O/l/sec
<クロージングボリューム>		<血液ガス>	
CV	0.19l	Pa_{O_2}	80Torr
CV/VC	8.6%	Pa_{CO_2}	42.9Torr
ΔN_2	2.11%	$A-aD_{O_2}$	11.4Torr

文献

1) 安井修司：呼吸機能の臨床―検査法から症例検討まで，鈴木俊介ほか編，中外医学社，東京，1996, p221
2) 岩永智秋：拘束性肺疾患. 呼吸 15：392, 1996
3) 三嶋理晃：肺線維症における肺機能. 呼吸 16：1162, 1997
4) Takahashi K, et al : Viscoelastic properties of alveolar wall in Pulmonary fibrosis. in Basic and clinical aspects of pulmonary fibrosis, edited by Takishima T, CRC Press, Tokyo, 1994, p283

III 肺結核

診断から病状判定，治療のための呼吸機能検査

広島大学医学部臨床検査医学　神辺眞之，川本　仁，山肩満徳，デリシャド・イミド

1. 疾患概念

　肺結核症は20世紀の代表的な国民病といわれた。最近，肺癌が死亡率の第1位を占めるようになって恐れられているが，肺癌は癌年齢（40歳以上）にならないと発病しない場合が多い。

　肺結核症は，肺癌に比較して，老若男女，年齢を問わず発病し，多くの人に感染し，死亡に至らしめる例が多かったので，20世紀前半はたいへん恐れられた。

　1882年，コッホが肺結核症の原因として，結核菌を発見して以来，感染症としてストレプトマイシンをはじめとした種々の化学療法剤（抗生物質）が開発され，20世紀後半では完治する疾患になった。

　すなわち，肺結核症の治療法は，大気・安静・栄養の一般療法，化学療法，外科療法からなるが，主流は化学療法である。

　わが国の標準化学療法は，リファンピシン（RFP）が登場するまではストレプトマイシン（SM），パラアミノサリチル酸（PAS），イソニコチン酸ヒドラジド（INH）の三者併用であり，結核菌が陰性化し，胸部X線が不変になってから1～1.5年の期間がかかり，多くは2～3年の治療期間を必要とした。

　RFP，INHを主軸とする併用療法により，治療期間を大幅に短縮できることが，1975年のBritish Medical Research Councilの報告以来，多数の臨床試験の成績によって確認され，わが国でも，1980年に日本結核病学会より「肺結核化学療法の期間に関する見解」が発表され，これを基礎として「結核医療基準」が改正され，おおよその治療期間が明示されるようになった[1]。

　さらに，治療期間の短縮のために，ピラジナミド（PZA）を加える基準が1996年4月より決まり，SM，PAS，INHの時代より，治療期間が約1/4に短縮されることになった。

　しかし最近，わが国では衛生状態が良くなりすぎて，ツベルクリン反応が陰性の結核菌に抵抗力のない若年者が増え，その若年者らが，いったん結核菌に初期感染すると，重篤な症状で発症する場合をよく経験するようになった。また，老人期に

なっての再発の増加が問題になっている。

2．病態生理

　結核菌は空中感染によって，人体に入ることは周知のとおりである。

　まず，呼吸によって肺門に入った結核菌は初期感染巣をつくり，リンパ流に乗って肺門リンパ節の腫脹をもたらす。胸部Ｘ線でも初期感染巣像として認められる。初期感染巣像は，左肺門部より右肺門部が多い。次いで，結核菌はリンパの流れの良好で酸素の多い右上肺野，特に右肺尖部のS^2に移動し，胸部Ｘ線でも肺結核陰影の特徴である浸潤陰影として認識できるようになる。

　この右肺尖部S^2の結核感染巣の病理組織は壊死層を中心とした7層の特徴を示すといわれている。

　次に，右肺尖部S^2の結核感染巣が破裂して，結核菌は肺血流を経て，粟粒結核として肺内に散布したり，リンパ流に乗って鎖骨下の胸管から血管内に入り，腎臓など他臓器に伝播され，腎臓などの肺以外の臓器にも感染する。

　また，胸膜炎などを合併することもある。

　結核感染巣の経過は，完治し，正常になったり，結核腫として残ったり，空洞化したり，石灰化するなどさまざまである。陳旧性肺結核症は，完治しないけれども非活動性の過去の古い結核感染巣を総称している。

　結核菌に感染（感作）されたかどうかは，ツベルクリン反応が使われる。

　結核菌に対する免疫機能を利用したBCGワクチンがある。

3．呼吸機能所見

1）肺結核の肺機能の特徴

　肺結核症の肺機能障害の主な特徴は，拘束性換気機能障害（％VC＜80％）である。結核菌に肺実質がむしばまれて，正常に換気できる肺実質，肺胞群の減少に由来するが，さらに胸膜炎などの合併，胸郭形成術などが多く，それらも原因である。

　しかしながら，肺結核症の進展の経過や種々の合併症によって，さまざまな肺機能障害を示す。

　著者らの経験した症例を呈示し，肺結核症の肺機能障害の特徴について述べる。

●症例1

　63歳，男性。咳嗽，膿性痰（P_3），呼吸困難を主訴に来院した。胸部Ｘ線では陳旧性の結核陰影を認め，喀痰の培養検査で結核菌（*M. tuberculosis*）を検出した。

表1 症例1の肺機能成績

VC	1.96l	D_{LCO}	7.4
%VC	64%	%D_{LCO}	33%
$FEV_{1.0}$	0.61l	D_{LCO}/V_A	3.4
$FEV_{1.0}$%	40%	V_A	3.30l
TLC	4.13l	Rr	7.5cmH_2O/l/sec
%TLC	81%	Pa_{O_2}	56.5mmHg
RV/TLC	55%	Pa_{CO_2}	45.0mmHg
FRC/TLC	74%	pH	7.5

肺機能検査の成績は表1に示すとおりである。

この症例は，拘束性換気機能障害（%VC 64%，%TLC 81%）を示すが，強度の閉塞性換気機能障害（$FEV_{1.0}$% 40%）も示している。いわゆる換気機能型分類の混合性換気機能障害型に属している。気道抵抗を表す呼吸抵抗（Rr 7.5cm/l/sec）も上昇している。

さらに，拘束性換気機能障害のために肺活量（VC 1.96l）が減少しているので，残気率（RV/TLC 55%）が異常に高値を示し，安静呼吸位のFRC/TLC（50～55%）レベルが74%と異常に高位置にあった。

この閉塞性換気機能障害の原因は，合併する慢性気管支炎や，老人肺の代償としての気腫化だけでなく，上肺野の肺結核病巣の牽引による下肺野の気腫化によるものと考えられる。

ガス交換機能障害（%D_{LCO} 33%）は，合併した肺気腫のために肺胞が破壊しているだけでなく，肺単位面積あたりのガス交換量（D_{LCO}/V_A 3.4）とほぼ正常に近いことから，肺組織診断で診断された細気管支辺縁の線維化によるものと推定した。

この症例は，I-MAAによる肺血流量は上下肺野で逆転（右下19.9%，左下18.7%，右上34.1%，左上27.3%）していた。

動脈血ガス検査で，慢性呼吸不全状態（$Pa_{O_2}\leq$60mmHg）になっている。

2）肺結核症の気腫化と肺機能障害

肺結核症の進展経過のうちにいろいろな肺病変が生ずる。その肺病変のうちの肺結核症に伴う気腫化と肺機能障害について検討した。

●症例2

図1に示すように，右上肺野の肺結核病変付近に生じたブラである。しばしば，陳旧性肺結核病変の付近にブラを生じ，時には巨大ブラにまで発展する。この症例の肺機能は，表2に示すように，混合性換気機能障害（%VC 40.3%，$FEV_{1.0}$% 53.2%）で，特に閉塞性換気機能障害（%$FEV_{1.0}$ 20.4%）が著明で，フローボリュ

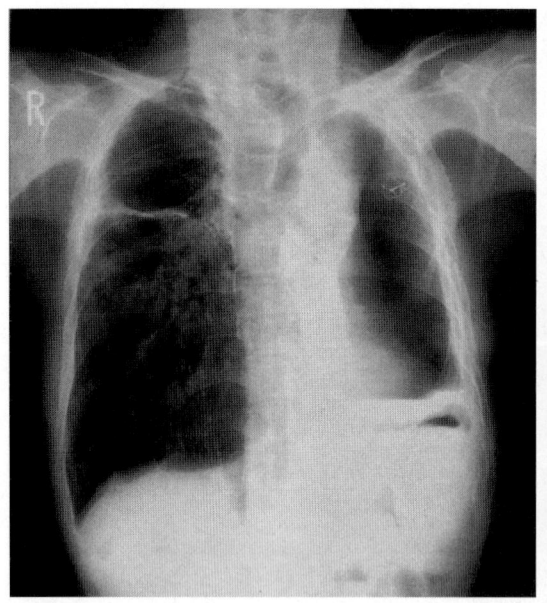

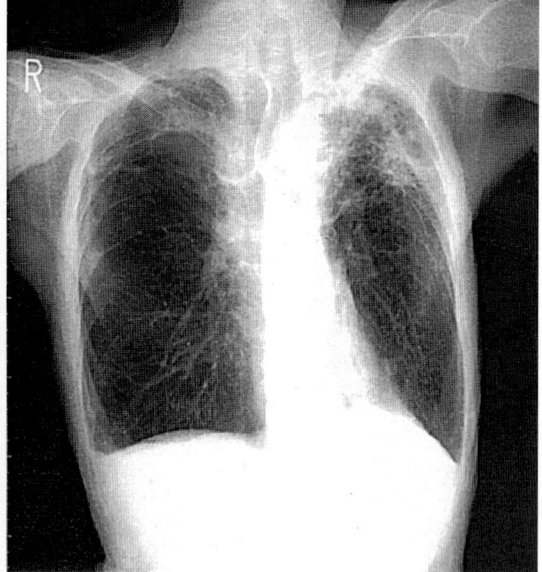

図1　症例2：60歳，男性

図2　症例3：83歳，男性

表2　症例2（ブラを伴う）の肺機能成績

VC	1.35l
%VC	40.3%
$FEV_{1.0}$	0.72l
$FEV_{1.0}$%	53.3%
PF	1.28l/sec
$\dot{V}_{25}$	0.34l/sec
$\dot{V}_{25}$/身長	0.21
$\dot{V}_{50}/\dot{V}_{25}$	1.8

表3　症例3（気腫化を伴う）の肺機能成績

VC	1.44l
%VC	49.5%
$FEV_{1.0}$	0.56l
$FEV_{1.0}$%	38.9%
PF	0.69l/sec
$\dot{V}_{25}$	0.29l/sec
$\dot{V}_{25}$/身長	0.18
$\dot{V}_{50}/\dot{V}_{25}$	1.2

ーム曲線の成績も，細気管支だけでなく，比較的太い気管支の閉塞（PF 2.41l/sec，$\dot{V}_{25}$/身長 0.11）を推察させた．

●症例3

　図2に示すように，肺結核症に合併した肋膜炎による拘束性換気機能障害に加えて，肺結核病変のために下肺野に生じた気腫性変化による強度の閉塞性換気機能障害が，表3の肺機能成績に示すように認められた．フローボリューム曲線の成績から，右上肺野の肺結核病変付近に生じたブラの症例2よりも閉塞性換気機能障害（PF0.69l/sec，$\dot{V}_{25}$/身長0.18）が著明であった．

　症例3が症例2より閉塞性換気機能障害が著明なのは，ブラと気腫化の差か，上肺野と下肺野の差か，もし上肺野と下肺野の差ならば，重力の差による肺の張力の差が陳旧性肺結核病変に伴う気腫化に関係していると推測した．

4. 呼吸機能検査の際の注意

　　　開放性肺結核にはスパイロメトリーは避けなければならない。

　　　肺結核患者が排菌しているか否かが分からず検査をする場合があるので，大切なことは，スパイロメータなどの検査機器を定期的に消毒することである。

　　　アメリカでは20年も前から，有水式スパイロメータのベルを検査していない時は常に水から出して乾燥させていた。水は，毎週滅菌した水を週のはじめに換え，マウスピースやノーズクリップは患者ごとに滅菌したものを使用していた。

　　　わが国では，自動肺機能検査装置が普及し，ベルやゴム管の取り外せないものも普及しており，消毒装置のついているものもあるが，紫外線や赤外線による物理的消毒法を原理とするために，著者らはいまだその消毒効果を確認していない。

　　　化学的消毒薬は，使用方法によって，皮膚や粘膜，体腔という生体に使用されるもの（生体消毒薬：antiseptics）と，機器などの物品や環境などの非生物に使用されるものとに分類される。表4に主な消毒薬の抗微生物スペクトルを示したが，結核菌にはグルタラール類をはじめとした多くの消毒薬がある。スパイロメータなどの検査機器の消毒には，エタノールやイソプロパノールなどのアルコール類やグルタラール類がよく利用されている。

　　　著者らも消毒薬のテゴ51の結核菌の殺菌作用の有用性を証明している[2]。

　　　定期的に検査機器の微生物検査をし，消毒などの適切な対処をしなければならない。

表4　主な消毒薬の抗微生物スペクトル

消毒薬	グラム陽性菌	グラム陰性菌	結核菌	芽菌	真菌	ウイルス
ポビドンヨード	◎	◎	○	○	○	◎
次亜塩素酸ナトリウム	◎	◎	○	○	◎	◎
アルコール	◎	◎	○	×	○	◎
グルタラール	◎	◎	◎	◎	◎	◎
フェノール類	○	◎	○	△	○	?
第4級アンモニウム塩	◎	△	×	×	○	?
両性界面活性剤	○	○	○	×	○	×
クロルヘキシジン	◎	○	×	×	△	?

5．生理学的に類似する疾患

　　　　　肺サルコイドーシス症と非定型抗酸菌感染症がある。
　　　　　肺サルコイドーシス症は，病理組織像が肺結核症と類似しているので，肺サルコイドーシス症は肺結核症の進展経過の一時期ではないかという説もでるほどである。肺サルコイドーシス症の病理組織像は，肺結核症にはある壊死層が認められないとか，ツベルクリン反応が陰性，クベイム反応が陽性，アンギオテンシン変換酵素（ACE）が増えているなどの診断に役立つ特徴がある。
　　　　　非定型抗酸菌感染症は日和見感染症の代表である。非定型抗酸菌の多くは，人体に害を与えないといわれているが，結核菌と類似した菌であるので，最近では，検査室レベルでも容易にPCR法によるDNA診断が可能になっている。

文　献
1) 青柳昭雄, 川城丈夫: 結核の現状—疫学と化学療法—. Medical Technology 26: 332-338, 1998
2) 神辺眞之ほか: 塩酸アルキルジアミノエチルグリシン製剤「コンクノール液」の各種臨床分離菌に対する殺菌効果について. 医学と薬学 28: 863-869, 1992

診断から病状判定，治療のための呼吸機能検査

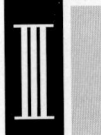

III　じん肺

東京医科歯科大学医学部保健衛生学科　宮里逸郎

1. 疾患概念

　じん肺は古くから人間の生産活動とともにあり，紀元前460年，石工や鉱夫などにみられる呼吸困難など，この疾患についてのヒポクラテスによる記載が知られており，わが国においても，江戸初期に佐渡金山における鉱夫の煙毒（よろけ）についての記録がある。その後もじん肺についての関心は高まり，多くの記述や資料が残されているが，わが国でその解明についての本格的追求は大正期以降である。
　じん肺（pneumoconiosis）という用語は，Zenker（1866年）の提唱によるもので，「粉塵を吸入することによって起こる肺の病変」と定義した。わが国では1955年制定の「けい肺及び外傷性せき髄障害に関する特別保護法」において，けい肺を「遊離けい酸じん又は遊離けい酸を含む粉じんを吸入することによって肺に生じた線維増殖性変化の疾病」と定義している。1960年に「じん肺法」では行政解釈で「鉱物性粉塵を吸入することによって肺に生じた線維増殖性変化」としており，法においては，合併した肺結核もじん肺に含めている。さらに1978年「改正じん肺法」が制定されたが，それによると，じん肺は「粉塵を吸入することによって肺に生じた線維増殖性変化を主体とする疾病」と定義され，肺結核およびじん肺の進展経過に応じてじん肺と密接な関係にあると認められる疾病（結核性胸膜炎，続発性気管支炎，続発性気管支拡張症，続発性気胸）は，「合併症」として定義された。これらにより粉塵作業従事者は法律により定期健康診断を受けることが義務づけられ，じん肺病変は胸部X線写真で形態的側面を，肺機能検査で機能的側面を把握し，じん肺管理区分が決定され，疾病の進行の予防措置がなされている[1]。

2. 病態生理

　じん肺の発生には，粉塵側の諸因子と生体側の諸因子が関与する。粉塵側の諸因子としては，粉塵の大きさ，濃度，化学的性質の3つが大きく関与する。2～5μmの小さな粒子は肺胞系には沈着しやすく，より大きな粒子は中枢気道系に主に沈着

するが，線毛の運動により体外に排出されやすい。遊離珪酸と石綿が組織刺激性が強く線維増殖を来しやすく，その他，鉄，炭素，ベリリウムなどは比較的線維増殖能は軽度である。生体側の諸因子としては，まず末梢細気管支領域では急速にその気道断面積が拡大するため気流速度が低下し，終末細気管支より末梢では線毛上皮の消失や分泌腺の欠落により気道浄化がうまく行われず，粉塵が沈着しやすい。また細気管支壁は軟骨輪がなく薄い平滑筋膜で形成されているため，そこで起こった炎症は容易に周囲全域に拡がりやすい。それらのため，肺病変は主に末梢気道系および肺胞系に強いとされる。いずれも粉塵を中心として微小な肉芽腫病変と間質性肺炎の像を呈する。進行すると肉芽腫病変は集合して大型の肉芽腫を形成し，一方では間質性肺炎が線維化する[2]。

　上記のことより，粉塵の種類によりそれぞれ異なるじん肺が発生し，それぞれ吸入する無機物の名称でよぶ。特に珪肺と石綿肺についてその特徴を中心として述べる。

1）珪肺 (silicosis)

　鉱山，トンネル工事，鋳造工場，石材作業に従事する人で，遊離珪酸を吸入することにより起こる。珪素はありふれた無機物であるが，刺激性が強いためじん肺のなかで最も頻度が高い。

　肺胞に沈着した遊離珪酸はマクロファージに貪食され，あるいはそのままの形で肺間質に取り込まれ，リンパ流に乗って所属リンパ節に運ばれる。そこで遊離珪酸の刺激によりマクロファージは変性，壊死，崩壊を経て膠原線維化する。それが玉葱状の層構造をなして肉芽腫を形成するが，これを珪肺結節とよぶ。珪肺結節形成部位は細気管支領域に粉塵が沈着しやすく，その周辺にリンパ流に乗って粉塵巣をつくる。また，末梢リンパ流は胸膜へ流れるため胸膜下にも珪肺結節を形成して，胸膜肥厚や癒着を起こす。

表1　じん肺X線写真像の分類
じん肺法では，X線写真像の区分は次のように定められている。

型	X線写真の像
第1型	両肺野にじん肺による粒状影または不整形陰影が少数あり，かつ，じん肺による大陰影がないと認められるもの
第2型	両肺野にじん肺による粒状影または不整形陰影が多数あり，かつ，じん肺による大陰影がないと認められるもの
第3型	両肺野にじん肺による粒状影または不整形陰影が極めて多数あり，かつ，じん肺による大陰影がないと認められるもの
第4型	じん肺による大陰影があると認められれるもの

表2　じん肺管理区分

じん肺管理区分		じん肺健康診断の結果
管理1		じん肺の所見がないと認められるもの
管理2		X線写真の像が第1型で，じん肺による著しい肺機能の障害がないと認められるもの
管理3	イ	X線写真の像が第2型で，じん肺による著しい肺機能の障害がないと認められるもの
	ロ	X線写真の像が第3型または第4型（大陰影の大きさが一側の肺野の3分の1以下のものに限る）で，じん肺による著しい肺機能の障害がないと認められるもの
管理4		1. X線写真の像が第4型（大陰影の大きさが一側の肺野の3分の1を超えるものに限る）と認められるもの 2. X線写真の像が第1型，第2型，第3型または第4型（大陰影の大きさが一側の肺野の3分の1以下のものに限る）で，じん肺による著しい肺機能の障害があると認められるもの

表3　じん肺管理区分に基づく措置

	じん肺管理区分	措置
じん肺健康診断	管理1	就業上の特別の措置なし
	管理2	粉塵ばく露の低減措置
	管理3イ	粉塵ばく露の低減措置
	管理3イ（勧奨）	作業転換の努力義務
	管理3ロ	作業転換の努力義務
	管理3ロ（指示）	作業転換の義務
	管理4	療養
	管理2または3で合併症罹患	療養

　胸部X線像は**表1**のように4型に分類されており，線維増殖性変化が進行するにつれて小円形陰影（粒状影）から大陰影（塊状影）が出現する。同時に線維化が進むと周囲に局所的気腫化陰影を伴う。じん肺結節の好発部位は肺結核好発部位とほぼ一致してS^1, S^2, S^6である。また，塊状陰影には結核の合併（珪肺結核）がみられることが多く，しばしば空洞を伴う。肺門リンパ節では，線維化とともにリンパ節周囲に石灰沈着がみられることがあり，これを卵殻陰影（egg shell shadow）とよぶ。珪肺に慢性関節リウマチを合併し，肺野に比較的均等な円形陰影の散布をみることがあり，これをCaplan症候群という。

　診断は上記所見に先んじて，粉塵職歴が最も重要である。

　治療は粉塵からの隔離であるが，じん肺法ではじん肺健康診断を義務づけ，**表2**のように管理区分を定め，**表3**のように，管理区分2以上は種々の措置が講じられるようになっている。そして管理区分2以上はX線像が1型であっても，じん肺に

よる著しい肺機能障害（F ╫）があれば管理区分4と認定され，あるいは管理区分2，3であってもじん肺による合併症（前述）に罹患していると認められれば要療養となる。じん肺結核はかつては非常に難治であったが，抗結核薬の出現，特にリファンピシンの開発により治癒率が著しく向上した。

2) 石綿肺（asbestosis）

石綿は天然の繊維性鉱物で耐熱性，絶縁性，防音性，非摩滅性にすぐれているため広く産業界に用いられてきた。石綿肺では末梢気道・肺胞内に石綿粉塵の蓄積が認められるが，その発生機序は珪肺症と同様にマクロファージが石綿線維を貪食して，種々の免疫反応を経て，肺実質の線維化，胸膜肥厚や平滑筋の増生を起こすものと考えられている。本症の特徴である石綿小体（asbestos body）はマクロファージに貪食された石綿線維の表面に鉄分（ferritin）が沈着してできたもので，長さ20〜70μm，幅10〜20μmの棍棒状，連鎖状の褐色の小体である。

胸部X線像は，初期には肺下部に気管支拡張の目立つびまん性の線状影が生じ，進行すれば微細網状（スリガラス様）陰影がみられ，胸膜線維化や肥厚と石灰化像（プラーク：plaque）がみられるのが特徴で，粒状影は主体ではない。

本症の最も留意すべきことは悪性中皮腫や肺癌等の発生率が高いことであり，大腸癌，胃癌なども発生率が上昇するとされる。被曝予防のための労働衛生環境に十分留意する必要がある。じん肺法による対応は珪肺症や他のじん肺と同じである[3]。

3．呼吸機能検査

軽症例では健康人と大差はないが，進行するとその程度に応じて，種々の肺機能の低下がみられる。改正じん肺法においては，職歴，胸部X線写真からじん肺と診断された者全員に，第1次検査としてスパイロメトリーとフローボリュームが，必要に応じて第2次検査として肺胞気－動脈血O_2分圧較差（A-aD_{O_2}）が施行される。それぞれの検査に「著しい肺機能障害があるF（╫）」と判定する基準がある。

1) スパイロメトリー

気管支・肺胞系の炎症による狭窄，変形，拡張や気腫化により閉塞性換気障害を呈する一方，間質の線維化により拘束性換気障害を呈する。また両者が混在すれば混合性換気障害となる。滝島ら[4]の珪肺におけるスパイロメトリーの検討でも拘束性・閉塞性，混合性障害のいずれを主体とした症例も，数においてはほぼ均等に認められることから，換気障害の特徴を一言で表現することは難しいとしている。

2）フローボリューム曲線

　細気管支周囲の粉塵の沈着および線維化により，早期から$\dot{V}_{25}$/身長の低下がみられるが，これは加齢や喫煙によっても異常を示すため，慎重に判定しなければならない。進行すると，閉塞性換気障害のためフローボリューム曲線の下行部が下に凸を示し，拘束性換気障害が生じれば努力性肺活量が減少するため横軸が短縮する。通常，珪肺のフローボリューム曲線は慢性気管支炎型または慢性肺気腫型を呈する症例が多い。

3）拡散能検査

　線維増殖性変化が進行すると間質の線維化・肺胞隔壁の破壊による呼吸床・血管床の減少により拡散障害が生ずる。拡散能は高度の換気血流分布障害があると，見かけ上あるいは機能的にも影響され，測定も不正確になりやすい。じん肺における拡散能の評価は肺胞膜を介するガスの通過以外のさまざまな因子を考慮に入れなければならない。

4）血液ガス分析

　上記拡散障害や換気血流の不均等分布あるいは肺内シャントなどにより動脈血O_2分圧（Pa_{O_2}）が低下し，肺胞低換気が加われば動脈血CO_2分圧（Pa_{CO_2}）が上昇する。じん肺法による第2次検査では動脈血ガス分析値から計算式によりA-aD_{O_2}が求められる。

5）換気力学

　静肺コンプライアンス：線維化が強い症例では肺は硬化するため低下を示し，気腫化の強い症例では肺は伸びやすくなるため上昇を示す。

　気道抵抗，呼吸抵抗：閉塞性障害を呈する症例では，粉塵の沈着や刺激による気道の線維化，硬化，狭窄などにより抵抗は上昇する。

6）クロージングボリューム

　本来，末梢気道病変の早期発見のためにはじめられた検査である。しかし，すでに$FEV_{1.0}$%が異常値を示すような症例ではガス分布障害が高度であり，第Ⅲ相のalveolar plateauが急峻となるため第Ⅳ相との境目が不明瞭となることが多い。このような場合むしろ第Ⅲ相のΔN_2の意味合いの方が重要である。

7）残気量測定

機能的残気量（FRC）の測定はじん肺の気腫化病変の程度を知るのに重要である。残気量（RV）と全肺気量（TLC）の比である残気率（RV/TLC）がよい指標となる。

4．呼吸機能検査の際の注意

これまでも述べてきたようにじん肺の肺機能は実に複雑である。滝島ら[4]によると，換気障害の型もさまざまで，職歴年数と肺機能障害の程度との間に一定の関係がない。また，職歴年数と胸部X線所見との間にも一定の関係はない。さらに胸部X線所見と肺機能検査成績の関係も多数例について検討しているが，症例によりさまざまである。したがって，肺機能検査を行うにあたってあまり先入観をもたず，種々の検査により多角的面から肺機能障害を分析することが望ましい。しかし，どこの施設でも多くの検査ができるわけではないので，せいぜいじん肺法で決められた範囲内の検査については，被検者がその時点で有する最大限の能力を出しうるように，最良の工夫をして行うことである。もともと肺機能の低下している被検者は，肺機能検査を嫌い，じん肺法の補償のこともあり，第1次検査で正確なデータが得られないことも多い。さらに近年の高齢者の急増はじん肺症患者においてことに著明で，正確な検査を困難にしている。フローボリューム曲線における$\dot{V}_{25}$/身長は加齢や喫煙の影響で低値を示しやすいので判定に配慮を要する。結局は第2次検査の動脈血ガス分析によるA-aDo$_2$が最も客観的である。

5．生理学的に類似する疾患

1）肺線維症

じん肺のなかでも線維増殖性変化の強い珪肺症は，X線像でも肺線維症によく類似する。珪肺症のなかでスパイロメトリーが拘束性障害を示す群と特発性肺線維症との肺機能を比較した検討では，珪肺症ではコンプライアンスの低下，肺弾性の増加がみられるとともに，残気量の増加および気道抵抗の増加もみられ，閉塞性障害が加わっている。一方，特発性肺線維症では全肺気量および残気量の減少，拡散能およびコンプライアンスの著しい低下，肺弾性の著しい上昇がみられ，拘束性障害を主体としている。このように拘束性障害を示している群でも，珪肺症の肺機能障害は特発性肺線維症と異なり，閉塞性および拘束性障害の混合型である。

2）慢性閉塞性肺疾患（慢性気管支炎・慢性肺気腫）

　咳・痰・息切れを主徴とする臨床症状はじん肺症と慢性閉塞性肺疾患（chronic obstructive pulmonary disease: COPD）に共通するものである。特に進行の過程で気腫化の強いタイプのじん肺はX線像も慢性肺気腫と類似する。肺機能においては，初期の場合いずれも肺機能に異常を示さないことも多いが，通常COPDは閉塞性換気障害を示し，慢性肺気腫は残気量，残気率の増加がみられる。進行すると肺胞隔壁の破壊により，拡散能は低下し，肺コンプライアンスは上昇する。COPDはあくまで閉塞性換気障害が主体である。一方，じん肺症は，前に述べたように閉塞性のほか，拘束性や混合性など種々の形の換気障害をとり，その他の肺機能検査における所見，程度も症例によりさまざまである。

3）びまん性汎細気管支炎

　細気管支に病変の首座をおく特殊なCOPDであるが，X線像で両側肺にびまん性に粒状影がみられるのはじん肺症ににている。肺機能は慢性肺気腫に酷似するが臨床症状は強く，Pa_{O_2}の低下やPa_{CO_2}の上昇を来しやすい。

6．症　例

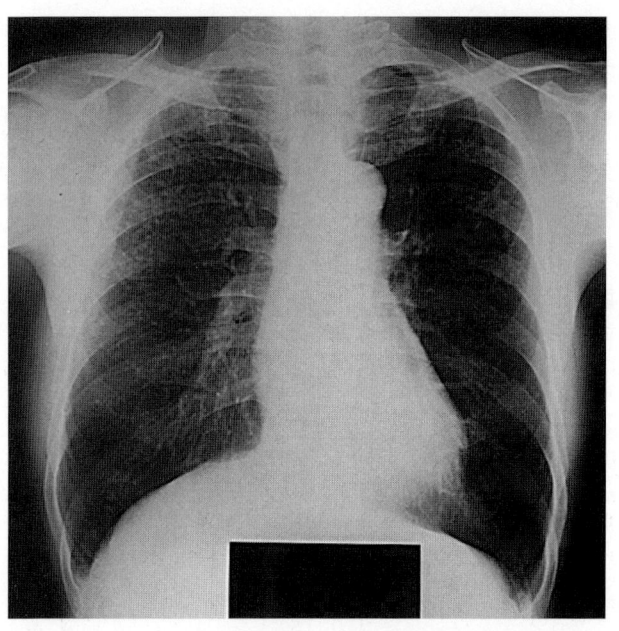

図1　胸部X線写真（正面単純撮影）

表4 肺機能検査

<スパイロメトリー>		<N_2洗い出し>	
VC	3.27l	RV	2.8l
%VC	97%	RV/TLC	46.2%
$FEV_{1.0}$	1.85l/sec	<肺拡散能力>	
$FEV_{1.0}$%	56.9%	D_{LCO}	27.3ml/min/mmHg
<フローボリューム>		%D_{LCO}	121.0%
$\dot{V}_{50}$	1.13l/sec	<換気力学>	
$\dot{V}_{25}$	0.35l/sec	静肺コンプライアンス	0.4l/cmH$_2$O
$\dot{V}_{50}/\dot{V}_{25}$	3.2	気道抵抗	5.4cmH$_2$O/l/sec
<クロージングボリューム>		呼吸抵抗	10.9cmH$_2$O/l/sec
CV	0.8l	<血液ガス>	
CV/VC	24.4%	Pa_{O_2}	95.5mmHg
CC/TLC	59.3%	Pa_{CO_2}	37.5mmHg
ΔN_2	3.6%	A-aD_{O_2}	8.3mmHg

珪肺症,男性,64歳。身長159cm,体重62kg。

職歴:金属鉱山で削岩夫として8年,運搬夫として26年作業に従事した。

胸部X線所見(**図1**):じん肺X線写真分類は2/2で第Ⅱ型である。両側上中肺野,外側を中心に小粒状陰影が散布しており,両下肺野はやや明るく血管陰影が見えにくい。

肺機能検査(**表4**):VC,%VCは正常範囲内にあるが,$FEV_{1.0}$,$FEV_{1.0}$%は低下しており,気道抵抗・呼吸抵抗の増加から閉塞性換気障害が認められる。またRV/TLCの増加,静肺コンプライアンスの増加より,肺の気腫化が考えられる。さらにCV/VC,CC/TLCの増大,ΔN_2の増大より肺内ガスの不均等分布の存在が推察される。一方,肺拡散能の低下は認められず,動脈血ガス分析の異常もなくガス交換能はあまり障害されていないものと考えられる。

文 献

1) じん肺検診ハンドブック,労働省安全衛生部労働衛生課編,中央労働災害防止協会,東京,1978
2) 西本幸男,有田健一:Ⅶ.塵肺.臨床呼吸器病学,原澤道美ほか編,朝倉書店,東京,1982,p564-582
3) 佐々木秀忠:老人の呼吸器疾患,永井書店,大阪,1994,p145-152
4) 滝島任ほか:じん肺症の呼吸機能障害,真興交易医書出版部,東京,1985

診断から病状判定，治療のための呼吸機能検査

III 肺癌

東京大学医学部呼吸器内科　石井　彰

はじめに

　肺癌の診断に呼吸機能検査が直接役に立つことは，気管の閉塞や広範な気管支狭窄などの特別な場合を除いてあまりない。肺癌における呼吸機能検査はもっぱら患者の状態の把握や，治療法の選択のために用いられる。特に，手術適応限界の判定や手術方法の選択，術後の呼吸不全に対する対策を立てるために呼吸機能は非常に大事な検査である。本項ではこの点を中心に概説する。

1．肺癌手術と呼吸機能

　肺癌全体のうち，非小細胞癌（腺癌，扁平上皮癌，大細胞癌）の占める割合は約80〜85％で，残りの10〜15％が小細胞癌である。このうち実際に手術対象となるのは非小細胞癌のⅠ期，Ⅱ期，ⅢA期で，小細胞癌が手術対象となることは少ない。肺癌の増加に伴い，高齢者や慢性閉塞性肺疾患患者の手術例も増加しているが，肺癌患者は，加齢や喫煙などのため，腫瘍自体による肺障害と相まって，術前すでに呼吸機能低下を来している症例が多い。このような低肺機能の患者では術前の呼吸機能の評価や，術後の呼吸機能を予測することは，手術適応の判定に有用なだけでなく，手術方法の選択や術後の呼吸不全に対する対策を立てるためにも有用である。

2．呼吸機能からみた肺癌手術適応

　まず，患者の一般状態を表1に示すような基準で評価する。臨床的には，階段を休まずに強い息切れもなく昇ることができれば，肺全摘術に耐えうるとされる。Hugh-Jones分類またはNYHA分類のⅠ度なら患者の肺機能には問題はないと診断できるが，Ⅱ度以上では呼吸機能評価を慎重に行うことが重要である。Ⅲ度以上では開胸術の適応とならないことがある。しかし，症状が現病により出現している場合は，治療により改善することがあるので，患者の症状が何に起因するのかを把握

表1　患者の呼吸状態を示す分類

	Hugh-Jones 分類	NYHA 分類
Ⅰ度	同年齢健康者と同等の労作ができ，歩行，階段昇降も健康者並みにできる。	日常生活に何ら制限がない。
Ⅱ度	同年齢健康者と同等に平地歩行ができるが，坂，階段の昇降は健康者並みにはできない。	日常生活に多少の制限をうけ，労作により呼吸困難，動悸がある。
Ⅲ度	平地でも健康者と同等に歩行できないが，自己のペースでは1km以上の歩行ができる。	日常生活でもかなりの制限をうけ，軽度の労作でも呼吸困難がある。
Ⅳ度	休みながらでなければ50m以上歩行できない。	安静時にも呼吸困難があり，体動により増強するので，病床を離れることができない。
Ⅴ度	会話，着物の着脱にも息切れがあり，外出できない。	

する必要がある。

1) 一般肺機能検査と肺切除限界

表2に呼吸機能上の開胸術の限界を示す。%肺活量（VC）は40％以上，1秒量（$FEV_{1.0}$）は1.0 l または1.2 l 以上，最大努力換気量（MMV）は%MMVで50％以上[1]，肺拡散能（D_{LCO}）は%D_{LCO} 40％以上が開胸術の限界である[2]。もちろんこれらの条件をクリアしていても，肺高血圧の存在やその他種々の肺機能上の異常によっては手術不能になる場合がある。肺機能諸量のなかでも特に，1秒量が呼吸機能上のrisk factorとして重要である。肺切除を行う患者では1秒量が1 l 以下または2 l 以下では無気肺，肺炎，術後呼吸不全の手術後合併症の頻度が高くなり，high risk groupと考えられている。中原ら[3]は肺切除術の限界を示すパラメータとして1秒量1.2 l 以上を，Millerら[4]も1秒量2 l 以上を肺切除の条件として，1 l 未満は開胸の適応にはならないとしている。スパイロメータを用いた従来の肺機能検査の結果からhigh risk groupを抽出し，これらのgroupに対し，さらに検査を行い，切除可能な患者を選択することが患者の負担の面からも理にかなった方法であると思われる。

表2　開胸術の限界を示す一般肺機能パラメータ

parameter	level	
%VC	40% ≦	
$FEV_{1.0}$	1.2 l ≦	1.0 l ≦
%MMV	50% ≦	
%D_{LCO}	40% ≦	

2) 局所肺機能，予測肺機能と肺切除限界

　患者が一部または一側肺全体の肺切除に耐えうるか，術後に呼吸不全に陥るかどうかの判定は，以前は，先に示した患者の術前の呼吸機能だけを基準にして行われていた。この方法は，患者の術前の呼吸機能と術後の呼吸機能や生存期間との関連性を検討した結果得られたもので，多分に経験的なものであった。そして，患側と健側の別々の呼吸機能，すなわち，局所の呼吸機能が不明なため，患側の呼吸機能低下が当然予想される肺癌患者にとっては，この方法は十分とは言えなかった。そのため，局所の呼吸機能を知る方法として，bronchospirometry（左右別呼吸機能検査）やunilateral pulmonary artery occlusion test（一側肺動脈閉塞試験）が登場し，残存肺の機能の予測がなされ，低呼吸機能患者や肺全摘術予定患者の手術適応の判定に用いられてきた。本邦においても，仲田らの有名な手術適応がある[5]。しかし，これらの検査法は，患者にとっては負担が大きく，また手技的にも煩雑なため，術前の日常的な検査としては，あまり一般化されていないのが現状である。この欠点を補うために，放射性同位元素による非侵襲的な肺シンチグラフィーにて，切除肺の換気分布比や血流分布比を求め，術前の呼吸機能，切除後残存する区域枝数より術後の呼吸機能の予測値を算出し，この予測値を手術適応判定の指標とする方法が登場し，現在用いられている。

①局所肺機能，予測肺機能の求め方

　放射性同位元素による非侵襲的な肺シンチグラフィーで，左右別，区域別の換気分布や血流分布を求め，切除予定肺の機能を算出する。これらと術前の呼吸機能より，数式を用いて術後の呼吸機能の予測値を算出，手術適応判定の指標とする方法である。換気分布は^{133}Xeガスを用いて，血流分布は^{133}Xe溶液または大凝集アルブミンに標識した^{131}I（^{131}IMMA）を静脈内投与して測定する。一般に，換気分布比と血流分布比はほぼ1：1の正相関を示すが，腫瘍によって気管支が閉塞した局所にも血流が分布していることもあるので，理論的には換気分布比から計算することが推奨される。

　左右別肺機能は，肺機能検査によって測定されたVC，$FEV_{1.0}$，D_{LCO}を換気分布比または，血流分布比によって比例分配することによって予測する。

　肺葉切除では，肺の解剖学的区域に従い，術後肺機能を予測するAliの式[6]

予測術後肺機能＝[1－患側肺シンチ分布比×切除区域数/患側の全区域数]

×術前実測値

が有名だが，切除肺葉が有している呼吸機能が考慮されておらず，また，現在では亜区域数で計算することが多く，実際には以下の式から術後予測される肺機能の

諸量を計算する。

予測術後肺機能＝［1－患側肺シンチ分布比×切除肺の非閉塞亜区域枝数／患側肺の非閉塞亜区域枝数］×術前実測値

$= \{1 - A \times [(b-n)/(C-n)]\} \times F$

Fは術前のVC，$FEV_{1.0}$またはDLCO，bは切除を予定している亜区域枝数，nは腫瘍によって閉塞している亜区域枝数，Cは切除予定側肺の全亜区域枝数（亜区域枝数は右肺は上葉6，中葉4，下葉12，左肺は上葉，下葉それぞれ10で合計すると，右は22，左は20），Aは患側の換気または血流分布の割合である（区域数を用いるなら右肺は上葉3，中葉2，下葉5の10区域，左肺は上葉5，下葉4の9区域で合計19区域となる）。切除肺葉のうちで，機能している（亜）区域枝数は肺シンチグラフィーのほか，画像所見，気管支鏡所見，気管支造影所見などから算定できる。

手術を予定している肺以外の換気血流が均等であるという仮定が成立するなら以下の式で術後肺機能を計算してもよい。

予測術後肺機能＝［1－切除肺の非閉塞亜区域枝数／全肺の非閉塞亜区域枝数］

×術前実測値

$= [1-(b-n)/(42-n)] \times F$

この式を用いれば肺シンチグラフィーによらないで術後の呼吸機能を予測することも可能である。実際，気管支鏡所見や気管支造影所見だけで肺シンチグラフィーによらないで術後の呼吸機能を予測する方法も諸家の間で報告されている[7]。術後の肺機能との相関はいずれの方法でもおおむね良好な相関を示している。

これらの予測術後肺機能値（ppo：predicted postoperative）は術後の病態をよく反映し，術後肺・循環器合併症の発生を予測することができる。しかし，各個人についての機能的切除限界をさらに明確に設定するには，運動負荷試験によって全身機能を評価する必要がある。

②肺切除限界

表3に肺切除限界を示す予測術後肺機能諸量を示す。正常VCに対する術後予測VC（術後予測％VC）は40％が切除の許容限界である。また，正常$FEV_{1.0}$値に対す

表3 肺切除術の限界を示す予測術後肺機能のパラメータ

parameter	level
術後予測％VC	40％≦
術後予測％$FEV_{1.0}$	30％≦
術後予測INDEX	30％≦
術後予測％DLCO	40％≦

表4 術後予測FEV$_{1.0}$による肺癌の手術適応

Kristersson ら（1972）	術後のFEV$_{1.0}$予測値1.0l以上
Olsen ら（1974）	術後のFEV$_{1.0}$予測値0.8l以上（FEV$_{1.0}$予測値0.8l以下になると，高炭酸ガス血症を生じ，呼吸不全に陥るとした）
Block & Olsen ら（1976）	術後の呼吸機能が，a）FEV$_{1.0}$%50%，FEV$_{1.0}$2.0l，b）%MVV 50%，c）RV/TLC50%を満足していれば肺全摘術は生理学的に可能。これらの条件を満足していなくても，Xe-肺換気・血流シンチから算出した，d）術後のFEV$_{1.0}$予測値0.8lを満足していれば，肺全摘術は可能。
Boysen & Olsen ら（1977）	術後のFEV$_{1.0}$予測値が0.8l以上
Wernly（1980）	術後のFEV$_{1.0}$予測値1.0l以上

る術後予測値FEV$_{1.0}$（術後予測%FEV$_{1.0}$）は30%[8）9)]，予測術後指数（INDEX＝術後予測FEV$_{1.0}$/正常VC）が30%[10)]，術後予測%D$_{LCO}$が40%[11)]が切除術の機能的borderlineである。

術後肺機能諸量のうち，特に重要なFEV$_{1.0}$は，肺機能に影響を及ぼす合併症がなければ安全限界は0.75〜0.8l以上で，0.8〜1.0lでは動脈血中のPa$_{CO_2}$が蓄積しやすくなるためできれば1l以上が望ましいとされている[12)13)]。そこでなるべく正確なFEV$_{1.0}$の予測が望まれる。手術適応を決めるための術後のFEV$_{1.0}$予測値に関しては，報告により算定方法に多少差があるものの，術後のFEV$_{1.0}$予測値0.8〜1.0l以上を手術適応とする報告が多い。表4に諸家の報告を示す。

3）その他の肺切除限界

肺機能に関連したその他の肺切除限界を示す。

①血液ガス

動脈血酸素分圧（Pa$_{O_2}$）が50mmHg以下では開胸術の適応にはならないとの報告がある。しかし，肺癌によって気管支が閉塞し，換気血流の不均等から低酸素血症となることがあり，肺切除によって，Pa$_{O_2}$が改善することもある。同様に，動脈血炭酸ガス分圧（Pa$_{CO_2}$）が45mmHg以上は開胸術の危険因子とされているが，現病による気道狭窄が原因である可能性を検討する必要がある。

②肺循環機能と肺切除限界

右心カテーテル検査により肺動脈平均圧が25mmHg以上は肺高血圧症であり30mmHgを超えるときは肺切除の適応にはならない。

全肺血管抵抗＝1,120/（健側D$_{LCO}$）＋24,800/Pa$_{O_2}$＋6.40年齢

の式により全肺血管抵抗を概算することができる。健側D$_{LCO}$は左右別換気，血流

分布比を測定し，全体のD_{LCO}を比例分配して求める。

おわりに

　肺癌における呼吸機能検査の役割，特に手術適応限界の判定を中心に概説した。術前の呼吸機能と定量的肺シンチグラフィーより，数式を用いて術後の呼吸機能予測値を算出し，この予測値を手術適応判定のための指標とする方法に対しては，いくつかの問題がある。まず，肺葉は解剖学的に重なる部分があり，その機能を外からの計測で求めることは困難である。それゆえ，得られた予測値も正確とはいえない。術後の予測値と実測値との関係を検討し，切除予定肺葉のより正確な機能を求めるための新たな方法，計算式などの開発が必要である。

　次に，このことと関連することであるが，術後の$FEV_{1.0}$予測値の手術適応の限界をどこにおくかである。Kristerssonら[14]やWernlyら[15]は1.0lに，Olsenら[16]は0.8lにおいている。一般的には術後の$FEV_{1.0}$予測値が1.0l以上であれば，肺高血圧症などを有する場合を除き，手術は安全に行えるものと思われる。日本人は欧米人に比べて体格が劣る点や，呼吸機能検査は患者の努力に依存する割合が高く，特に高齢者では，検査に不慣れなため過小評価されやすい点，今日では術前，術中，術後の呼吸管理がめざましく進歩している点などを考慮すれば，呼吸生理学的な面からの手術適応の限界として，術後の$FEV_{1.0}$予測値が0.8lを多少下回ってもよい場合もあり得ると思われる。

　さらに，当然のことながら，呼吸生理学的な手術適応を術後の呼吸機能予測値だけで判定することはできない。たとえば，慢性閉塞性肺疾患の場合，肺動脈圧が予後を左右する重要な因子であるが，肺循環機能は，術前の呼吸機能や肺シンチグラフィーおよび術後の呼吸機能予測値からは評価できない。そのため，症例によっては，一側肺動脈閉塞試験などによる肺循環機能の評価が不可欠である。

　今後，呼吸機能と肺循環機能との関連性の検討や肺循環機能の非侵襲的検査法の開発が必要である。そして，手術適応の判定，手術術式の選択や術後の呼吸不全に対処するため，さらにデータを集積する必要がある。

文　献

1) Boysen PG, Block AJ, Moulder PV, et al: Relationship between preoperative pulmonary function tests and complications after thoracotomy. Surg Gynecol Obstet 152: 813-815, 1981
2) Ferguson MK, Little L, Rizzo L, et al: Diffusing capacity predicts morbidity and motality after pulmonary resection. J Thorac Cardiovasc Surg 96: 894-900, 1988
3) 中原数也: 肺切除術前の機能評価. 胸部外科 47: 8, 1994
4) Miller JI: Physiologic evaluation of pulmonary function in the candidate for the lung resection. J

Thorac Cardiovasc Surg, 105: 347, 1993

5) 仲田祐, 新田澄郎: 肺の病態生理研究の進歩. 現代外科学大系, 第75-C巻, 中山書店, 東京, 1975, p203
6) Ali MK, Moutain C, Ewer MS, et al: Predicting loss of pulmonary function after pulmonary resection for bronchogenic carcinoma. Chest 77: 337, 1980
7) 中原数也, 三好新一郎, 城戸哲夫ほか: 肺癌手術後の呼吸機能予測法. 肺癌 22: 429-433, 1982
8) Nakahara K, Ohno K, Hashimoto J, et al: Prediction of postoperative respiratory failure in patients undergoing lung resection for lung cancer. Ann Thorac Surg 46: 549-552, 1988
9) Ali MK, Ewer MS, Atallah MR, et al: Regional and overall pulmonary function changes in lung cancer; Correlation with tumor stage, extent of pulmonary resection and patient survival. J Thorac Cardiovasc Surg 86: 1-8, 1983
10) 中原数也, 大野喜代志, 橋本純平ほか: 肺癌手術後合併症―その分類と対策. 日呼外会誌1: 13-19, 1989
11) Markos J, Mullan BP, Hillman DR, et al: Preoperative assessment as a predictor of mortality and mobidity after lung resection. Am Rev Respir Dis 139: 902-910, 1989
12) 小西洋: 肺癌患者における定量的肺シンチグラフィーによる術後呼吸機能の予測. 日臨外会誌 30: 1784-1795, 1982
13) 野々山明, 斉藤幸人, 大本一夫ほか: 高齢者（70歳以上）の肺癌の肺剔除術例の検討. 日胸外会誌 36: 1096-1105, 1988
14) Kristersson S, Lindell SE, Svanberg L: Prediction of pulmonary function loss due to pneumonectomy using ^{133}Xe・radiospirometory. Chest 62: 694, 1972
15) Wernly JA, DeMeester TR, Kirchner PT, et al: Clinical value of quantitative ventilation-perfusion lung scans in the surgical management of bronchogenic carcinoma. J Thorac Cardiovasc Surg 80: 535, 1980
16) Olsen GN, Block AJ, Tobias JA: Prediction of post-pneumonectomy pulmonary function using quantitative macroaggregate lung scanning. Chest 66: 13, 1974

III 上気道閉塞を来す疾患

診断から病状判定，治療のための呼吸機能検査

国際医療福祉大学臨床医学研究センター　寺本信嗣

1．疾患概念

　上気道は，解剖学的には鼻腔から喉頭までであるが，機能的には（肺機能上も），気管および中枢気管支までを含めて上気道と考えることが多い．上気道閉塞は，器質的，機能的原因により上気道の気流閉塞が生ずる状態で，胸郭内気道閉塞と胸郭外気道閉塞に大別される[1)～6)]．胸郭内気道閉塞で最も多いものは，小児をはじめとする気道異物であり，成人以降では肺癌が最も重要である．その他，気管気管支軟化症[7)8)]，気管に好発するカルチノイド，adenoid cystic carcinoma，mucoepidermoid carcinomaなどがある．胸郭外気道閉塞の原因としては，喉頭浮腫，声帯麻痺，喉頭腫瘍，リンパ節腫大などがある．気道閉塞は，昼夜の別なく気流閉塞が生ずるが，特殊なものとして，夜間の気流閉塞が問題となる閉塞型睡眠時無呼吸症候群があり，臨床的にも重要である[6)9)]．

　また，近年再び増加傾向にある結核のなかで，喉頭結核の存在も上気道閉塞の原因として忘れてはならない．

2．病態生理

　上気道閉塞は，慢性閉塞性肺疾患（chronic obstructive pulmonary disease：COPD），気管支喘息（bronchial asthma）などの喘鳴を生ずる疾患との鑑別が重要である．上気道閉塞は病態上から，閉塞の程度が呼吸に関係なく，吸気でも呼気でも一定な固定性閉塞（fixed obstruction）と閉塞の程度が吸気と呼気で変化する可動性閉塞（variable obstruction）とに分類される．後者では胸郭外気道閉塞の場合は，吸気の際に胸郭外の気管内圧が低下するため，吸気に閉塞が強くなる．胸郭内閉塞の場合は，呼気に胸郭内の気管内圧が低下するため，呼気に閉塞が強くなる．

3. 呼吸機能検査

　　上気道閉塞を検出する上では，フローボリューム曲線での最大呼気気流速度（peak expiratory flow rate：PEFR），最大換気量（maximal voluntary ventilation：MVV）が最も鋭敏である。閉塞の程度にもよるが，多くの症例は，呼出はある程度可能であるため，1秒量（$FEV_{1.0}$），1秒率（$FEV_{1.0}\%$）は正常に近いことが多く，上気道閉塞の検出にはあまり役にたたない。COPDなどと異なり換気や血流分布は保たれているため，肺気量分画，肺内ガス分布，肺拡散能，動脈血酸素分圧，動脈血炭酸ガス分圧は正常である。

フローボリューム曲線（図1）

- **胸郭内可動性閉塞（intrathoracic variable obstruction）**
　　呼気が強いほど気流閉塞が増すため，PEFRは極端に低下する（1秒量があまり低下しないのに比べ，PEFRの低下が目立つ）。しかし，呼気終末の呼気流速が低下すると気道閉塞はほとんど生じないため，$\dot{V}_{50}$，$\dot{V}_{25}$は正常のフローボリューム曲線に近似する。吸気では気流閉塞は軽度に障害されるのみで，多少ループが小さくなる。

- **胸郭外可動性閉塞（extrathoracic variable obstruction）**
　　呼気が強い場合に軽度の気流閉塞がみられるため，やはりPEFRは軽度に低下する（1秒量は正常に近い）。しかし，呼気流速が低下すると気道閉塞は生じないため，$\dot{V}_{50}$，$\dot{V}_{25}$はほぼ正常である。吸気で気流閉塞が高度となる。ゆっくり吸う方が，むしろループが大きくなる。

- **固定性閉塞（fixed obstruction）**
　　呼気でも吸気でも，気流はほぼ同程度に障害されるため，フローボリューム曲線は長方形様になる。

4. 呼吸機能検査の際の注意

　　上気道閉塞は，肺機能検査において特に肺の器質的疾患がないにもかかわらず，PEFRが低下している場合に気付かれることが多い。しかし，この程度の異常は，肺機能検査において本人の努力不足，検査自体がうまく行えてない，ノーズクリップのリークなどと誤解されやすい。気管や肺の聴診を行って，喘鳴が聴取できるようなら，フローボリューム曲線検査の際に，吸気，呼気を最大努力で行う場合と，

図1　上気道閉塞の分類

	フローボリューム曲線	上気道閉塞のメカニズム	代表的疾患
①胸郭内可動性閉塞	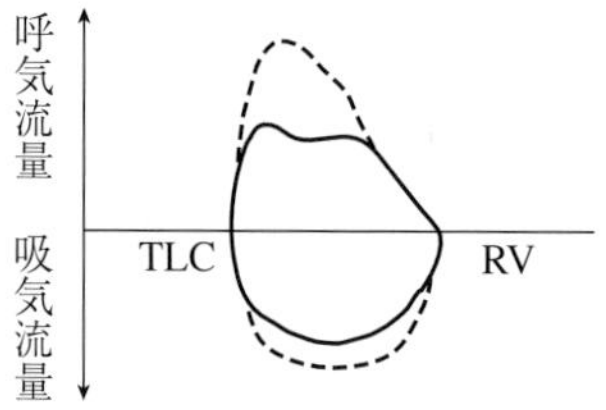呼気流量 吸気流量 TLC RV	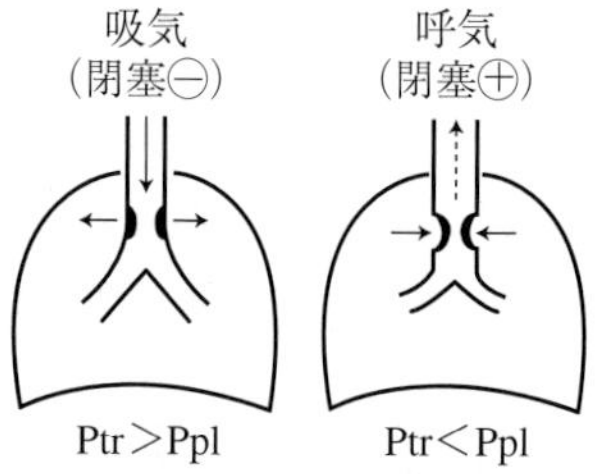吸気（閉塞⊖） 呼気（閉塞⊕） Ptr＞Ppl Ptr＜Ppl	気管気管支軟化症 気道異物 肺癌 カルチノイド
②胸郭外可動性閉塞	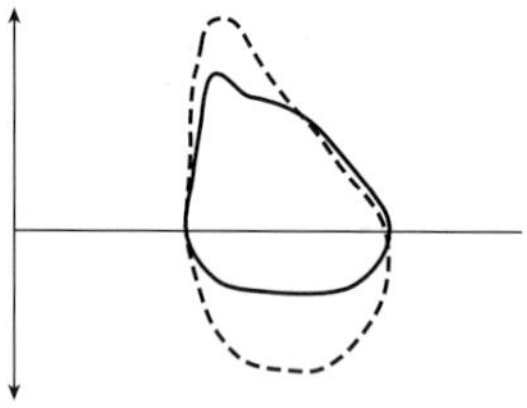	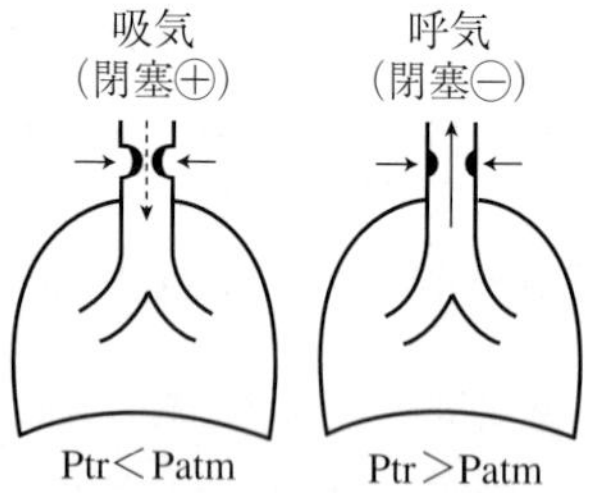吸気（閉塞⊕） 呼気（閉塞⊖） Ptr＜Patm Ptr＞Patm	声帯麻痺 喉頭癌 反回神経麻痺 喉頭ポリープ
③固定性閉塞	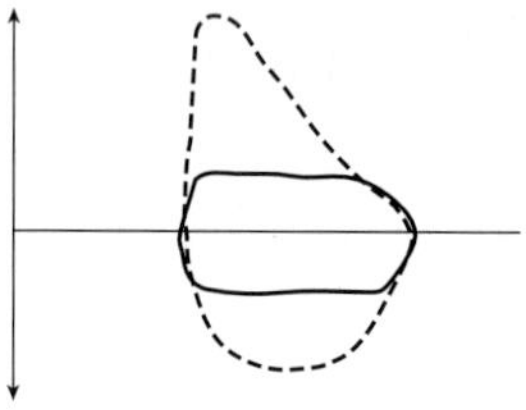	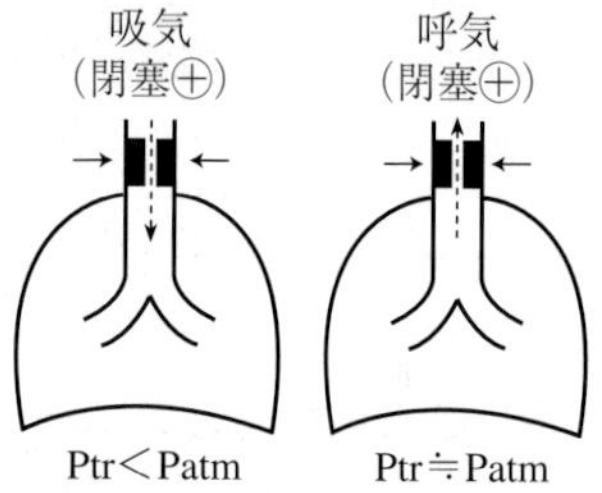吸気（閉塞⊕） 呼気（閉塞⊕） Ptr＜Patm Ptr≒Patm	気管の瘢痕狭窄 声門水腫

程度を弱めて吸気，呼気を行う場合とに分けて測定して比較すると病態が評価しやすい。また，閉塞の原因と種類によっては，頸の位置や体位によって測定値が大きく異なるので，通常の姿勢だけではなく，座位・仰臥位・左側臥位など，2つの体位で測定することも有用である。

5．生理学的に類似する疾患

1）気管支喘息

小児でクループによって生ずる上気道閉塞は気管支喘息との鑑別が困難である。気管支拡張薬の反応性，病歴，症状の日内変動の有無などから判断する。

2）COPD

COPDは，1秒率の低下から呼気気流障害が判定される。$\dot{V}_{50}$，$\dot{V}_{25}$が，早期から

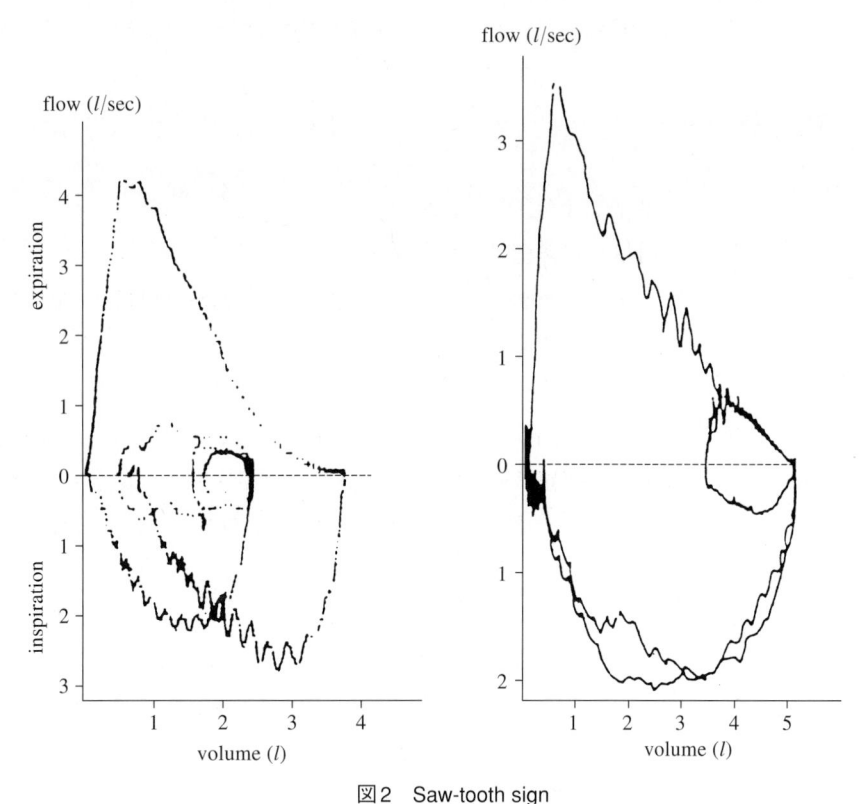

図2 Saw-tooth sign
吸気で気道閉塞がみられる場合（左），呼気で気道閉塞がみられる場合（右）
(Sanders MH, Martin RJ, Pennock BE, et al: The detection of sleep apnea in the awake patients. The 'Saw-Tooth' sign. JAMA 245: 2414-2418, 1981 より引用)

低下し，フローボリューム曲線は下に凸の特徴的所見を示す。

3）上気道抵抗症候群（upper airway resistance syndrome：UARS）

無呼吸はないが，いびきを認め，OSASと同様の臨床症状を示す。周期的な食道内圧の上昇を特徴とする。

4）閉塞型睡眠時無呼吸症候群（obstructive sleep apnea syndrome：OSAS）

OSAS患者では，フローボリューム曲線で，吸気中に階段上のnotchや大きな鋸状の波型がみられることがある。これは，OSASの咽頭肥大，舌肥大などの上気道閉塞のサインと考えられる（saw-tooth sign）（図2）[5]。

現在では，このサインがOSASの検出に直接結びつくものではないと考えられている。しかし，自験例でもUARSやOSAS症例では，フローボリューム曲線にnotchやsaw-tooth様のサインがみられることがあり，$FEV_{1.0}$，FVCの絶対値ととも

6. 症　例

　75歳，女性。

　主訴：呼吸困難，左胸部痛。

　現病歴：1998年10月より労作時に息切れが出現した。胸部X線写真で右下肺野に腫瘤影を認めた。このころより咳，痰を自覚する。ときどき喘息様の喘鳴が聴かれるようになった。11月に入院し，胸部CTで右S^8に2.5×4×3cmの腫瘤を認め，その他にも右傍気管（1×2×1cm），気管分岐部（3×3×4cm），右肺門（2×2×1cm）に腫瘤影を認めた。縦隔条件の胸部CTで，気管の前後から圧排する腫瘤が認められた（図3）。胸部断層写真でも気管分岐部に腫瘤影を認めた（図4）。気管支鏡で肉眼的に観察すると気管分岐部周辺の閉塞所見がみられた（図5）。気管支鏡下肺生検の組織で肺扁平上皮癌と診断され，stage Ⅲb（$T_2N_3M_0$）と分類した。血液生化学的検査では，マーカーはSCCは正常範囲であったが，CEAとCYFRAは高値であった（表1）。肺機能検査では，PEFR，$\dot{V}_{75}$の低下がみられたが，肺活量，1秒率は正常であった（表2）。その後，計44Gy放射線照射を行い腫瘤は縮小し，喘鳴，呼吸機能とも改善した。

　【解説】喫煙高齢者に出現した呼吸困難，咳，喘鳴なので，肺気腫，肺癌などが頭に浮かぶ。呼吸が「吸うのは問題ないが，はきにくい」という症状は，慢性肺気

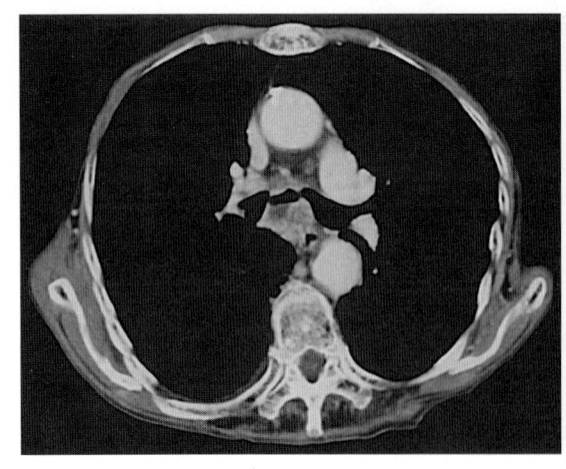

図3　胸部CT写真

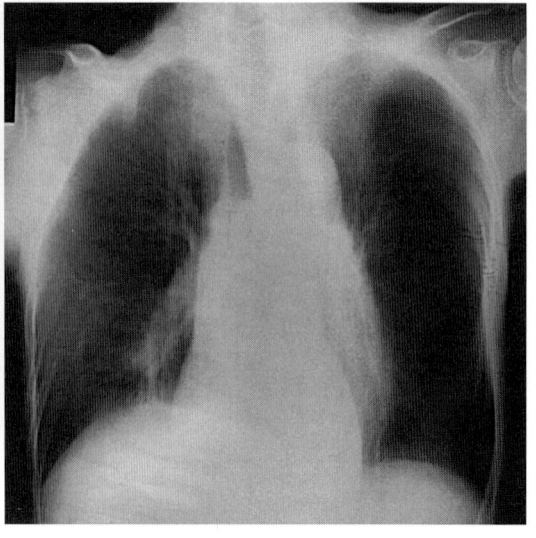

図4　胸部X線断層写真

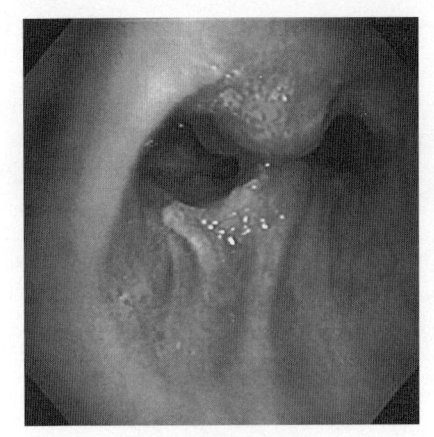

図5 気管支鏡写真

表1 検査成績

＜末梢血＞		ALT	4U/l
赤血球	$376 \times 10^4/\mu l$	LDH	200IU/l
血色素	11.4g/dl	T.Bil	0.3mg/dl
ヘマトクリット	35.3%	BUN	6.0mg/dl
血小板	$15.3 \times 10^4/\mu l$	Cr	0.3mg/dl
白血球	4,000/μl	Na	140mEq/l
分画		K	74.7mEq/l
St	9%	Cl	105mEq/l
Seg	70%	cCa	8.9mg/dl
Lym	14%	＜血清検査＞	
Mon	7%	CRP	0.4mg/dl
Eos	0%	SCC	1.3ng/ml（正常＜1.5ng/ml）
Bas	0%	CEA	7.6ng/ml（正常＜5ng/ml）
＜生化学検査＞		NSE	10.5ng/ml（正常＜10ng/ml）
TP	6.5g/dl	CYFRA21-1	9.0ng/ml（正常＜3.5ng/ml）
Alb	3.1g/dl	SLX	37U/ml（正常＜38U/ml）
AST	13U/l		

腫に特徴的だが，実は胸郭内可動性気道閉塞の典型的症状でもある。喘鳴を聴取すると，キサンチン製剤やβ_2交感神経作動薬の投与が行われることが多いが，原則として効果はない。

　肺機能検査では，1秒量，1秒率がほぼ正常にあるのに対し，PEFR，$\dot{V}_{75}$の低下が目立つ。肺気量分画，肺拡散能，動脈血ガスも正常で，肺機能上は肺内に明らかな病変がないことを推測させる。ただし，気道抵抗は上昇しており，これらの所見は気道閉塞を示唆する（表2）。フローボリューム曲線（図6）をみると吸気は障害されていないのに対し，呼気の初期が障害されており，胸郭内可動性気道閉塞の所見

表2　肺機能検査（（　）内は放射線治療2カ月後の成績）

＜スパイロメトリー＞				RV/TLC	…………	42.2（41.3）	％
VC	…………	2.01（1.97）	l	FRC	…………	1.94（1.79）	l
％VC	…………	92.6（90.8）	％	＜肺拡散能力＞			
$FEV_{1.0}$	…………	1.48（1.64）	l	D_{LCO}	…………	11.76（9.68）	ml/min/mmHg
$FEV_{1.0}$％	…………	73.6（83.2）	％	D_{LCO}/V_A	…………	4.44（4.02）	
PEFR	…………	2.55（3.69）	l/sec	＜換気力学（安静呼吸法による）＞			
$\dot{V}_{75}$	…………	2.26（3.12）	l/sec	気道抵抗（Raw）…4.84（2.66）cmH_2O/l/sec			
$\dot{V}_{50}$	…………	1.32（1.84）	l/sec	＜血液ガス（室内気吸入下）＞			
$\dot{V}_{25}$	…………	0.56（0.81）	l/sec	pH	…………	7.425（7.407）	
$\dot{V}_{50}/\dot{V}_{25}$	…………	2.35（2.27）		Pa_{O_2}	…………	74.9（73.2）	mmHg
＜肺気量分画＞				Pa_{CO_2}	…………	38.9（40.8）	mmHg
VC	…………	1.98（1.96）	l	HCO_3^-	…………	24.7（24.1）	
TLC	…………	3.43（3.34）	l	BE	…………	＋0.2（＋0.4）	
RV	…………	1.45（1.38）	l	A-aD_{O_2}	…………	25.4（24.8）	mmHg

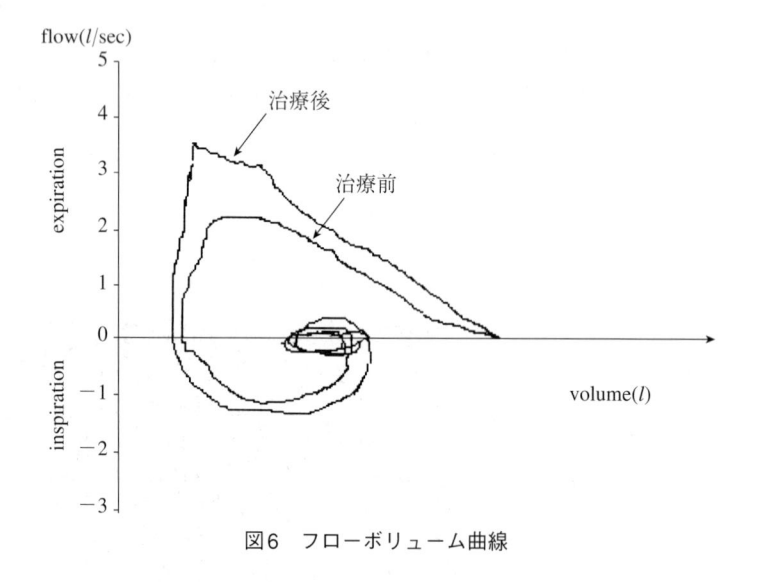

図6　フローボリューム曲線

に一致する。これらの検査所見は，放射線治療後，腫瘍の縮小によって，いずれも改善した。この肺機能の改善も肺機能異常が肺癌による上気道閉塞が原因であったことを示している。ただし，わずかではあるが，全肺気量，残気率，拡散能は，治療後に低下した。これは，放射線治療による放射線性肺炎によるものと推測される。

　また，上気道閉塞では，肺内病変は原則として認められないため，血液ガスは正常なことが多い。本例では，肺癌で肺内にも腫瘍があるため，一部無気肺を生じ，換気血流不均等分布が起こり，A-aD_{O_2}の拡大が認められたものと考えられる。

文 献

1) Kryger M, Bode F, Antic R, et al: Diagnosis of obstruction of upper and central airways. Am J Med 61: 85-293, 1976
2) Miller RD, Hyatt RE: Evaluation of obstructing lesions of the trachea and larynx by flow-volume loops. Am Rev Respir Dis 108: 475-482, 1973
3) Ansari MA, Marchevsky A, Strick L, et al: Upper airway obstruction secondary to acinic cell carcinoma of the trachea. Use of Nd: YAG laser. Chest 110: 1120-1122, 1996
4) Hoijer U, Ejnell H, Bake B: The ability of noninvasive methods to detect and quantify laryngeal obstruction. Eur Respir J 4: 109-114, 1991
5) Sanders MH, Martin RJ, Pennock BE, et al: The detection of sleep apnea in the awake patients. The 'Saw-Tooth' sign. JAMA 245: 2414-2418, 1981
6) 大谷信夫: フロー・ボリウム曲線の臨床的解釈. 第35回日本胸部疾患学会総会教育セミナー講演記録集, 1995年, pp211-224
7) 蝶名林直彦: 呼吸機能検査の評価 Q&A. 呼吸 18: 145-146, 1999
8) 桜井滋: 呼吸機能検査の評価 Q&A. 呼吸 18: 397-398, 1999
9) Orliaguet O, Pepin JL, Veale D, et al: Hunter's syndrome and associated sleep apnea cured by CPAP and surgery. Eur Respir J 13: 1195-1197, 1999

診断から病状判定，治療のための呼吸機能検査

III 胸膜炎・胸膜疾患

東京逓信病院呼吸器科　久田哲哉

1. 疾患概念

　胸膜炎は，種々の原因によって起こる壁側胸膜，臓側胸膜の炎症で，ほとんどの場合，胸痛，胸水貯留を伴う。原因としては，肺炎に伴う胸膜炎，癌をはじめとする悪性腫瘍，結核，慢性関節リウマチや全身性エリテマトーデスなどをはじめとする膠原病などがある。他の胸膜疾患としては，心不全や腎不全などによる胸水貯留，気胸，胸膜胼胝を代表とする胸膜肥厚，悪性胸膜中皮腫をはじめとする胸膜腫瘍などがある。なお，気胸に関しては他項に譲る。

2. 病態生理

　胸膜腔には常に少量の胸水が存在している。胸水は，壁側胸膜より作られ，臓側胸膜より吸収され，一部はリンパ性排液により排除され，胸水量は，その産生，吸収のバランスによって決定される。つまり両側胸膜側の膠質浸透圧と毛細血管静水圧，胸水浸透圧，胸腔内圧および毛細血管透過性，リンパ性排液などにより決定され，胸膜炎では，毛細血管透過性亢進，リンパ液漏出などにより，心不全や腎不全などでは両側胸膜側の毛細血管静水圧上昇により胸水が貯留する。

　通常，胸膜疾患による少量の胸水貯留では呼吸器症状は呈さないが，中等量以上の胸水貯留では，呼吸困難とともに低酸素血症を認める。この低酸素血症は，通常酸素投与により容易に改善するため，換気血流不均等が主因と考えられるが，部分的無気肺によるシャント効果が加わることも多い。

　また，壁側胸膜には痛覚神経が豊富に分布しており，胸膜炎では壁側胸膜へ炎症が波及することによりしばしば胸痛を生ずる。したがって，胸膜炎による胸水では，早期から胸痛，胸膜刺激による過換気から，低炭酸ガス血症を来すことも多い。

　これら胸膜炎による肺機能異常は，胸水をドレナージすることにより改善することが多く，広範な胸膜癒着を残さないためにも，原疾患の治療と並行して早期のドレナージが必要である。しかし，胸水ドレナージの際に短時間で$1 l$を超える大量

の胸水をドレナージすると，心拍出量の変化や各種サイトカインの作用などによる肺血管透過性亢進による再膨張性肺水腫を来し，高度の低酸素血症を引き起こす。したがって，大量の胸水が存在する場合には，ドレナージチューブを留置し，数日間かけてドレナージすることが必要であり，胸水ドレナージ中およびその後には，積極的に酸素投与を併用する[1]。

また，時に長期にわたる胸水貯留により，胸膜の線維化や肥厚，癒着が認められ，肺の呼吸運動の制限や拡張障害を招く。このような変化は，特に結核性胸膜炎後に多く，広範な石灰化を認めることもある。特に両側性に線維化が起こると，著明な拘束性障害を来し，進行例では低酸素血症，高炭酸ガス血症を来す。

一方，胸膜腫瘍例では，限局性の例では呼吸機能検査に及ぼす影響はないが，びまん性悪性胸膜中皮腫などの病変が広範な例では，著明な胸膜肥厚例同様，拘束性障害，低酸素血症，高炭酸ガス血症を来す。

3. 呼吸機能検査

胸膜炎を含む胸膜疾患の診断上は胸部X線・CT検査が有用であり，呼吸機能検査の有用性は少ない。一般に，少量の胸水では呼吸機能検査上は正常であり，胸水が増加し，呼吸困難が出現するようになると，呼吸機能検査上も，％VCの低下を特徴とする拘束性障害とA-aDo$_2$増大を伴った低酸素血症を認めるようになる。胸膜肥厚の著明な例，胸郭成形例，人工気胸例などでは，対側肺の呼吸運動も制限されるため，予測以上の拘束性障害を呈し[2]，また，胸膜肥厚例においては，時に気道系の変形から閉塞性障害も合併する[3]。

治療に際しては，胸水ドレナージによって，これらの胸水貯留によりもたらされたA-aDo$_2$増大の改善は速やかであるが[1]，拘束性障害の改善には，数カ月を要するともいわれる[4]。また，著明な胸膜肥厚例では，胸膜剥離術により拘束性障害や換気血流不均等も改善するとされる。

1) スパイロメトリー

軽症例では正常。中等量以上の胸水貯留例，胸膜肥厚例では，VCの他，残気量（RV），機能的残気量（FRC），全肺気量（TLC）なども低下する。著明な胸膜肥厚例では，時に閉塞性障害も合併する。

2) フローボリューム曲線

軽症例では正常。中等量以上の胸水貯留例，胸膜肥厚例では，肺活量の減少に比

して気流速度の低下は少ない。

3）拡散能検査

軽症例では正常。中等量以上の胸水貯留例，胸膜肥厚例では，一般に低下するが，D_{LCO}/V_A（V_A：肺胞気量）は低下しない。

4）血液ガス分析

軽症例では正常。胸膜炎の初期には胸痛による過換気から低炭酸ガス血症を認める。中等症以上の胸膜炎，胸膜疾患では，部分的無気肺から換気血流不均等ないしシャント効果による低酸素血症，$A-aDo_2$の増大を認める。重症例では，呼吸運動の低下から換気量の低下を来し，高炭酸ガス血症を認めることもある。

5）換気力学

気道抵抗，呼吸抵抗は，高度の胸膜病変を有する肺実質量の減少例では増大するが，通常は正常である。静肺コンプライアンスは正常である。

4．呼吸機能検査の際の注意

胸膜炎，胸膜疾患においては，その重症度の診断や酸素療法の適応決定に血液ガス測定が有用となる以外，呼吸機能検査の有用性は乏しい。したがって，呼吸不全を呈するような胸膜炎，胸膜疾患例においては，血液ガス測定は重要であるが，他の呼吸機能検査は行わない。

5．生理学的に類似する疾患

1）間質性肺炎

拘束性障害を呈するが，間質性肺炎では，％D_{LCO}/V_Aの低下，肺コンプライアンスの低下などを認める（胸膜炎では通常正常）。一般的に，胸部X線，胸部CT所見から鑑別は容易である。

2）陳旧性肺結核（特に胸郭成形例）

結核性胸膜炎と肺結核は合併することも多く，両者を別個に論ずることはむしろ困難である。肺生理学的には，胸膜炎，胸膜疾患同様，拘束性障害を主体とするが，気管支拡張症，気腫性変化を合併することも多く，混合性障害の形をとることも多

い．胸郭成形例では，対側肺の呼吸運動も制限され，予測以上の拘束性障害を呈し，時間とともにⅠ型呼吸不全からⅡ型呼吸不全を呈してくる．

3）神経－筋疾患

胸膜炎，胸膜疾患同様，拘束性障害を呈するが，RVはむしろ増加する．通常，胸部X線，胸部CT所見は正常である．

4）気　胸

通常，気胸発症時には，血液ガス測定以外の呼吸機能検査を行わないが，胸膜炎，胸膜疾患同様，拘束性障害を呈する．

6．症　例

69歳，男性．
現病歴：昭和25年肺結核で人工気胸術を施行した．最近，労作時の息切れを感

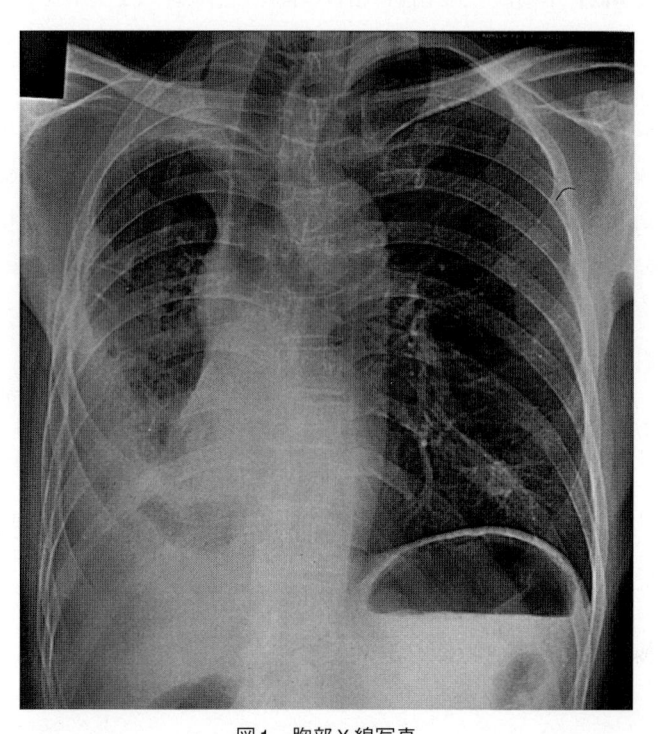

図1　胸部X線写真
右側胸膜の著明な肥厚像と気管の右への偏位など，右肺の容量減少を認める．

表1 肺機能検査

<スパイロメトリー>	<肺拡散能力>
VC ……………1,830ml	D_{LCO} ……………16.59ml/min/mmHg
%VC ……………57.2%	D_{LCO}/V_A ……………5.86ml/min/mmHg/l
$FEV_{1.0}$ ……………1,530ml	%D_{LCO}/V_A ……………133.2%
$FEV_{1.0}$% ……………84.5%	<血液ガス（安静時）>
PEFR ……………5.0l/s	pH ……………7.428
$\dot{V}_{50}$ ……………2.6l/s	Pa_{O_2} ……………87.4Torr
$\dot{V}_{25}$ ……………0.9l/s	Pa_{CO_2} ……………45.0Torr
$\dot{V}_{50}/\dot{V}_{25}$ ……………2.9	（A-aD_{O_2}） ……………8Torr
<肺気量分画>	<血液ガス（80m歩行後）>
TLC ……………3,590ml	pH ……………7.416
%TLC ……………69.6%	Pa_{O_2} ……………85.6Torr
RV ……………1,760ml	Pa_{CO_2} ……………43.2Torr
%RV ……………109.3%	（A-aD_{O_2}） ……………12Torr
FRC ……………2,250ml	
%FRC ……………56.1%	

じるようになった。

【解説】本例は，50年前に結核の治療としての人工気胸術を施行し，最近徐々に労作時の息切れを自覚するようになった。現病歴から，肺内病変も存在する可能性が高いが，胸部X線写真（図1）では胸膜肥厚像およびそれによる右肺容量の減少が目立つ。

肺機能検査（表1）でも，それらを反映し，著明な拘束性障害および%TLC，%FRCの低下が目立つ。肺拡散能力や血液ガス所見は正常であり，息切れの原因は著明な拘束性障害に伴う呼吸困難感によるものと考えられる。

文献

1) Bates DV: Altered physiologic states and associated syndromes, Respiratory function in disease (3rd ed), edited by Bates DV, WB Saunders Co, Philadelphia, 1989, p104
2) Davidson FF, et al: Unilateral pleuritis and regional lung function. Ann Intern Med 77: 37-42, 1972
3) Petro W, et al: Regional and global lung function in unilateral fibrothorax after conservative therapy and decortication. Thorac Cardiovasc Surgeon 30: 137-141, 1982
4) 中村泰三ほか: 胸膜炎の肺機能. 呼吸 6: 957-960, 1987

III 気胸

診断から病状判定，治療のための呼吸機能検査

都立豊島病院内科　市岡正彦

1．疾患概念

　胸膜は壁側胸膜と肺を包む臓側胸膜に分けられ，両者は連続して閉鎖腔を形成し，これを胸腔という。壁側胸膜と臓側胸膜は常に接しており，胸腔内に存在するわずかな生理的胸水（5〜10ml）を除けば，胸腔内は空気も水も存在しない無菌的な閉鎖腔と考えてよい。気胸は，この胸腔内に空気が貯留し，肺が虚脱した状態を指し，原因によって表1に示すように分類される。現在では，肺に明らかな基礎疾患がなく，臓側胸膜直下のブレブやブラの破綻により胸腔内に空気が漏出するものを原発性気胸（いわゆる自然気胸），基礎疾患に起因するものを続発性気胸と呼び，この他に，打撲・穿通などの外傷によって胸膜が破綻して生ずる外傷性気胸，種々の検査・治療手技の合併症として生ずる医原性気胸，検査や治療目的で人工的に胸腔内に空気を注入する人工気胸などがある。

表1　気胸の分類

1．原発性気胸（自然気胸） 2．続発性気胸 　　慢性肺気腫 　　肺嚢胞 　　気管支喘息（重積発作） 　　肺癌 　　転移性肺腫瘍 　　肺結核 　　肺炎・肺膿瘍 　　肺真菌症 　　P.carinii 肺炎 　　肺 Histiocytosis X（肺好酸球性肉芽腫症） 　　肺リンパ脈管筋腫症 　　サルコイドーシス 　　珪肺 　　肺梗塞 　　肺吸虫症 　　子宮内膜症（月経随伴性気胸）	3．外傷性気胸 　　A．開放性（穿通性） 　　B．閉鎖性（非穿通性） 4．医原性気胸 　　鎖骨下静脈穿刺 　　経気管支肺生検 　　経皮肺生検 　　胸腔穿刺 　　機械的人工呼吸（圧挫傷） 　　心肺蘇生術後 　　内視鏡（気管・食道）による穿孔 　　肋間神経ブロック麻酔 5．人工気胸

自然気胸は胸郭が扁平で細長型の若年男性に好発し，続発性気胸は40〜70歳代に多い。続発性気胸の場合は，原疾患の肺機能障害による修飾が加わり複雑になるため，本項では自然気胸に限って話を進めることにする。

2．病態生理

1）病　因

自然気胸の原因として，臓側胸膜下に存在する気腫性嚢胞（ブレブ，ブラ）の破綻が考えられている。ブレブ，ブラの成因については，胸膜組織の先天異常や炎症，側副換気障害，胸腔内の陰圧による肺尖部の虚血，エラスターゼとアンチエラスターゼ（α_1-アンチトリプシンなど）の不均衡による肺胞壁内弾性線維の変性などの説がある[1)〜4)]が，いまだ不明な点が多い。ブレブ，ブラ破裂の機序については，胸腔内圧の急激な変化（例：咳，怒責，飛行機が上昇した場合や潜水から急激に浮上した場合など）の関与が指摘されている[2)]が，安静時や睡眠中にも発症する[1)2)]ことから，こちらも詳細は不明である。

2）病　態

胸腔内は常に陰圧を呈しており，呼気時に−2〜−5cmH$_2$O，吸気時に−7〜−10cmH$_2$Oと，吸気時により強い陰圧になる（図1）。肺は元来縮もうとする力が働いているが，胸腔内圧が陰圧であるために通常は胸郭内いっぱいに膨らんだ状態で保持されている。自然気胸は，臓側胸膜が破綻することにより胸腔に空気が漏出して肺が虚脱する状態であり，発症直後の胸膜破裂部がまだ修復されていない状態では，大気と通じて胸腔内圧は平圧に近くなる。一方，緊張性気胸の場合は，胸腔への空気の侵入孔が一方向弁の構造を呈し，吸気時には気道から胸腔内に空気が移動し，呼気時は胸腔内が陽圧になるために弁が閉鎖して胸腔内に空気が貯留し，進行性に胸腔内圧の陽圧化が進んで縦隔は健側に圧排偏位する（図2）[5)]。胸腔内圧が＋15〜20cmH$_2$Oに達すると静脈還流が減少し，心拍出量の減少をもたらし，循環動態の異常を来す。

気胸では，突然の胸痛，呼吸困難，乾性咳嗽が主症状であり，緊張性気胸ではさらに血圧低下や頻脈，意識障害，チアノーゼなども出現することがある。気胸発症時は，呼吸に伴う胸膜刺激痛や横隔膜の運動制限のために深吸気ができず換気量が低下するが，一回換気量の増加が困難なため浅く頻回な呼吸で換気量を代償する。また，末梢の気道に存在する刺激受容体（irritant receptors）が気胸によって刺激されて頻呼吸の原因となるとも考えられている[6)]。

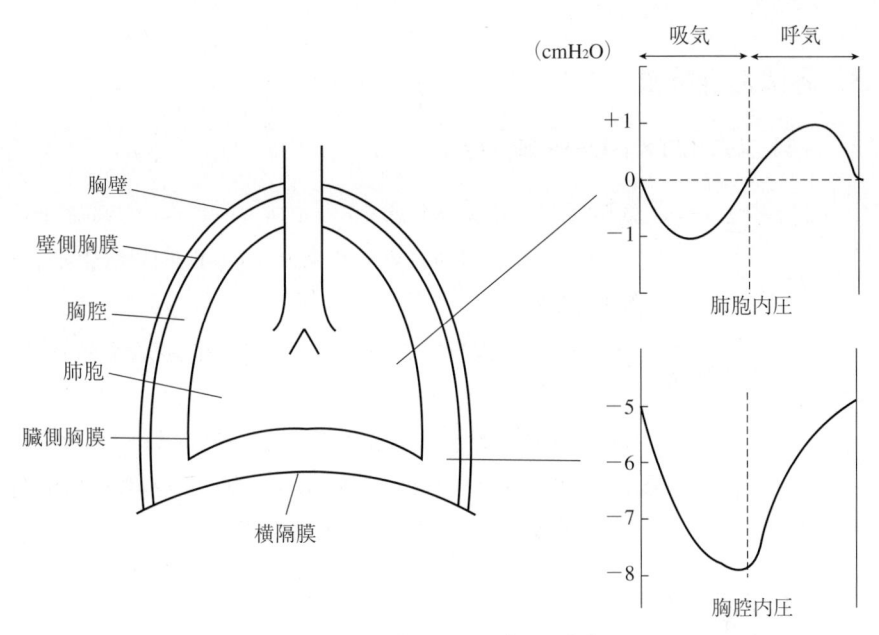

図1 呼吸周期での胸腔内の圧変化

呼吸に伴って肺胞内圧（気道内圧）は吸気で陰圧，呼気で陽圧になるが，胸腔内圧は常に陰圧を呈し，吸気終末で最低圧となる。

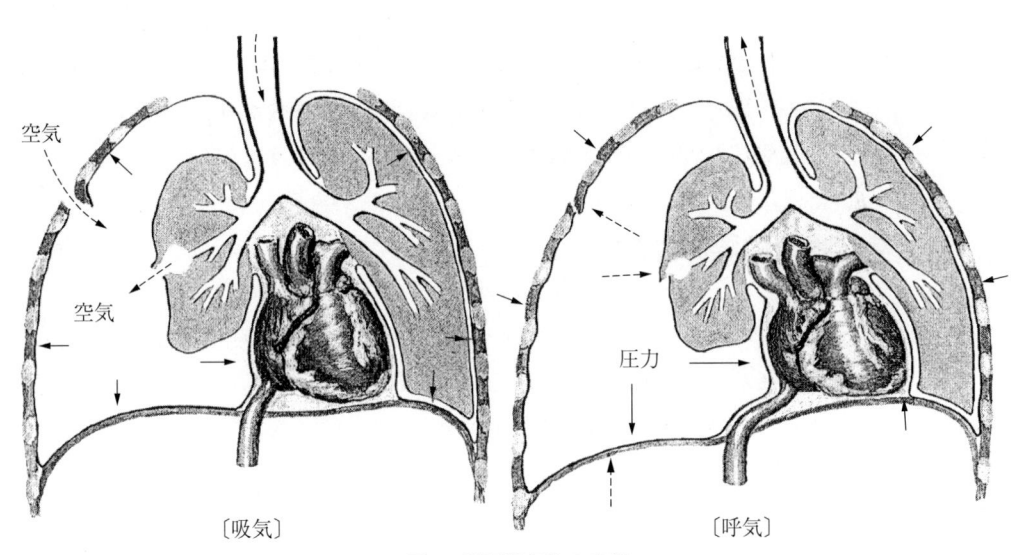

図2 緊張性気胸の病態

吸気時に胸膜の破裂部（まれに胸壁の穿通部）から胸腔内に空気が漏出し，呼気時にはチェックバルブ機構により創傷部が閉鎖し，胸腔内はより陽圧となり，縦隔の健側偏位と横隔膜の下降が進行する。

（Netter FH: Respiratory system, The Ciba collection of medical illustrations. edited by Divertie MB et al, CIBA, 1990 より引用，改変）

3. 呼吸機能検査

1）スパイロメトリー・肺気量

気胸の発生している状態でスパイロメトリーなどの肺機能検査を行ってはならないが、理論上は肺活量（VC）の減少による拘束性換気障害、機能的残気量（FRC）の減少を認める[7) 8)]。

2）圧量曲線

片側に気胸が発生し一定以上の空気が胸腔内に漏出した場合、患側の胸腔内圧は陰圧の程度が減少して陽圧に傾くため、肺弾性収縮圧（recoil pressure）の減少と肺容量の減少がみられ、患側胸郭は拡大する[9)]。

3）血液ガス分析

軽度の気胸の場合は血液ガスに異常を認めないことも多い。発症直後は肺胞の虚脱が主となり、患側肺の換気血流比（$\dot{V}_A/\dot{Q}$）は低下し、低酸素血症を呈する。時間が経つにつれ、患側肺の血流も減少してくると$\dot{V}_A/\dot{Q}$は改善してくるため、低酸素血症は是正される。前述のように、気胸に伴う一回換気量の減少は頻呼吸によって代償されるため、高炭酸ガス血症を呈することはまれであり、A-aDo$_2$は開大する。しかし、虚脱の程度が大きければガス交換面積が減少し、低酸素血症および高炭酸ガス血症を伴う呼吸性アシドーシスを来すようになる。

4. 呼吸機能検査の際の注意

明らかに気胸の存在が分かっている場合には通常の肺機能検査は施行せず、主に血液ガスで肺機能の状態を判定する。注意すべきは、スパイロメトリーや最大換気量（MVV）などの検査で気胸が発生する危険があることで、検査中に突然胸痛や呼吸困難が生じた場合は、気胸の発生も念頭において迅速に対処する必要がある。

5. 症　例

患者：31歳、男性。営業。
主訴：左胸痛
現病歴：生来健康で喫煙歴はない。ゴルフの最中突然左胸痛を自覚し、体動時呼

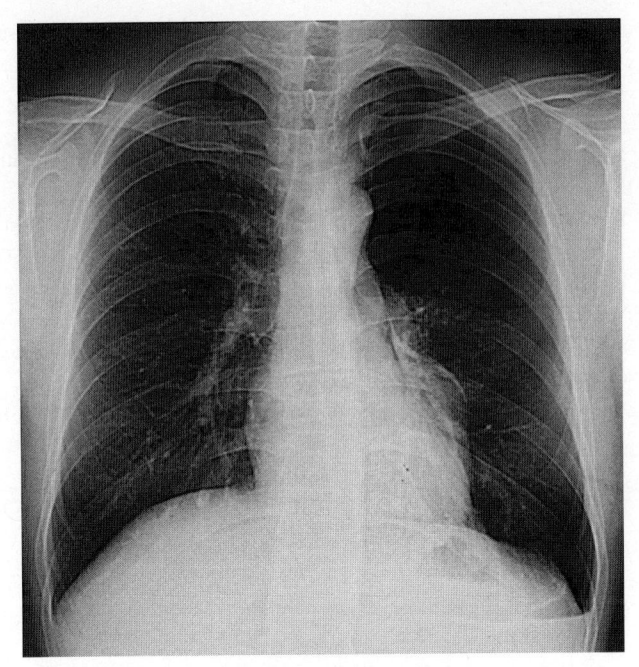

図3 胸部X線単純写真
左肺のX線透過性亢進と無血管野の存在を認め，肺は虚脱している。縦隔の偏位を伴っていないこと，循環動態の異常を認めないことより，緊張性気胸ではないと判断できる。

吸困難も出現したため来院した。胸部X線で左肺の虚脱を指摘され，入院した。呼吸は浅い胸腹式呼吸で22/分と頻呼吸であった。左肺の呼吸音の減弱が認められた。

【解説】胸部X線で虚脱率55％の左肺の虚脱がみられ，気胸と診断した（図3）。入院時の動脈血液ガス分析（室内気）では，pH7.41，Pa_{CO_2}38.3Torr，Pa_{O_2}71.5Torr，HCO_3^- 23.7mEq/lと低酸素血症を認め，A-a$Do_2$32.4Torrと開大を認めた。左肺虚脱による$\dot{V}_A/\dot{Q}$の不均等が原因と考えられた。

虚脱率が比較的高度であったため，左胸腔にトロッカーカテーテルを挿入し，－5cmH_2Oで持続吸引を行った。肺虚脱の改善に伴い，動脈血液ガス（室内気）は，pH7.38，Pa_{CO_2}44.1Torr，Pa_{O_2}92.5Torr，HCO_3^- 25.9mEq/lと改善し，第4病日にカテーテルを抜去し，軽快退院した。

文献

1) 杉田實ほか: 自然気胸. 朝倉内科学（第6版），杉本恒明ほか編，朝倉書店，東京，1995, p811
2) Fraser RG, et al: Pneumothorax, Diagnosis of Disease of the Chest (3rd ed), WB Saunders Co, Philadelphia, 1991, p2741
3) Haraguchi S, et al: Histogenesis of abnormal elastic fibers in blebs and bullae of patients with

spontaneous pneumothorax, ultra-structural and immuno-histochemical studies. Acta Pathologica Japonica 43: 709, 1993
4) Janoff A: Elastase and emphysema: current assessment of the protease-antiprotease hypothesis. Am Rev Respir Dis 132: 417, 1985
5) Netter FH: Respiratory system, The Ciba collection of medical illustrations. edited by Divertie MB et al, CIBA, 1990, p244
6) Widdicombe JG: Nervous receptors in the respiratory tract and lungs, Regulation of Breathing Part 1, edited by Hornbein TF, Marcel Dekker, New York, 1981, p429
7) Light RW: Pneumothorax. Textbook of Respiratory Medicine (2nd ed), edited by John FM et al, WB Saunders Co, Philadelphia, 1994, p2193
8) Sharp JT, et al: Pressure-volume relationship. The Lung, scientific foundation, edited by Ronald GC et al, Raven press, New York, 1991, p839
9) 横場正典ほか: 自然気胸. 呼吸調節のしくみ―ベッドサイドへの応用―(第1版), 川上義和編, 文光堂, 東京, 1997, p206

睡眠時無呼吸症候群

診断から病状判定，治療のための呼吸機能検査

日本大学医学部第1内科　赤柴恒人，堀江孝至

1. 疾患概念

　睡眠時無呼吸症候群（sleep apnea syndrome：SAS）は，1976年に米国Stanford大学のグループによって提唱された疾患[1]で，"1晩の睡眠中で，無呼吸（10秒以上の口と鼻での気流の停止）が30回以上出現する病態"と定義されている。したがって，本症候群の診断には睡眠検査が必須である。睡眠検査はpolysomnography（PSG）とよばれ，睡眠構築をはじめとする睡眠中の種々の生理機能を連続的にモニターする検査法である。その後のSAS研究の発展は著しく，現在では，呼吸器領域において，確固たる地位を占めているといっても過言ではない。必然的に，SASの診断，治療におけるPSGの重要性も高まり，広い意味で捉えれば，PSGも呼吸機能を評価する検査法のひとつといえる。

2. 病態生理

　SASは，前述のPSGにより閉塞型SAS（obstructive SAS：OSAS）と中枢性SAS（central SAS：CSAS）に大別される。CSASは，呼吸中枢そのものの障害により呼吸筋（横隔膜）が働かず呼吸が停止する病態で，中枢領域の病変（脳血管障害など）のため起こる。極めてまれな疾患である原因不明の原発性肺胞低換気症候群（オンディーヌの呪）もCSASに含まれる。OSASは，呼吸運動が行われているにもかかわらず，口と鼻での気流が停止するもので，これは上気道（特に咽頭部）の閉塞を表している。臨床的に遭遇するSASのほとんどはOSASであり，通常，単にSASというときにはOSASを示しているといってよい。

　OSASは，米国の研究[2]では，成人男性の4％，女性の2％が罹患していると報告されており，極めて頻度が高いと考えられている。図1に典型的なOSAS患者のPSGを示す。約50秒の無呼吸（口と鼻の気流の停止）が認められるが，胸郭と腹部の呼吸運動は継続しており，これは上気道の閉塞を意味している。このときの胸郭と腹部の動きの位相はまったく逆になっており，奇異性の呼吸を示している。無

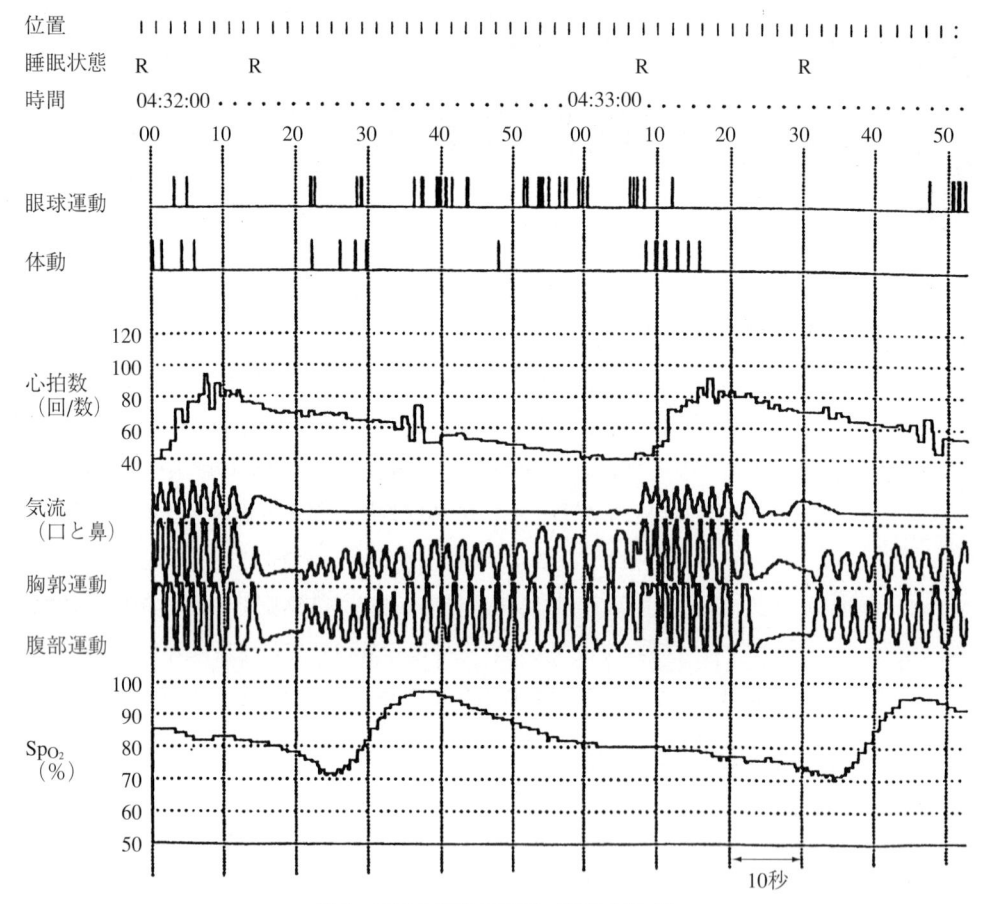

図1 OSAS患者のPSG（脳波を除く）

呼吸の継続に伴い，著しい低酸素血症（Sa_{O_2}の低下）が認められる。OSAS患者において，このような睡眠中の上気道閉塞が出現する理由は，患者のもつ上気道の形態と機能の異常によるものがほとんどである。

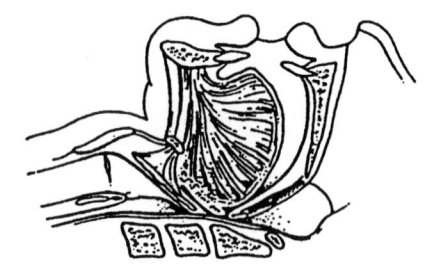

図2 閉塞型無呼吸（上気道閉塞）

われわれは，通常，仰臥位で就寝するが，このとき，舌根が沈下して上気道は狭小化する。睡眠状態に入ると全身の骨格筋は弛緩するが，上気道を構成する筋群（頤舌筋など）も弛緩するため上気道はさらに狭くなる。しかし，健常者では，この程度の上気道の狭小化は呼吸に何ら影響を及ぼさない。OSAS患者では，図2に示すように，睡眠時に咽頭部が閉塞して無呼吸が出現する[3]。これは，OSAS患者の上気

道が脆弱で，すぐに狭小化，閉塞を来しやすいためである。たとえば，OSAS患者の多くは著しい肥満を伴っているが，肥満者の上気道は，脂肪や軟部組織の発達で，通常でも狭くなっている。したがって，睡眠状態に入り，上気道筋が弛緩すると容易に狭小化して閉塞する。著明ないびきはOSASの大きな特徴であるが，いびきは睡眠中の上気道の狭小化を表している。しかし，すべてのいびきの常習者がOSASとなるわけではなく，完全に上気道が閉塞することによりOSASが出現する。すなわち，同じように上気道が狭小化していても，上気道筋の活動性が十分にあり，睡眠中でもその活動性が保たれていれば閉塞は起こらない。このように，OSAS患者では，上気道の形態学的異常と機能的異常が組み合わさって出現する[4]。

3．SASの診断

前述のように，SASは睡眠中の無呼吸がその本態であるから，診断には睡眠検査が必須である。睡眠検査（PSG）は，脳波をはじめとする種々の生体機能を一晩中モニターする検査法であり，SAS診断のgold standardである。図3と表1に実際の

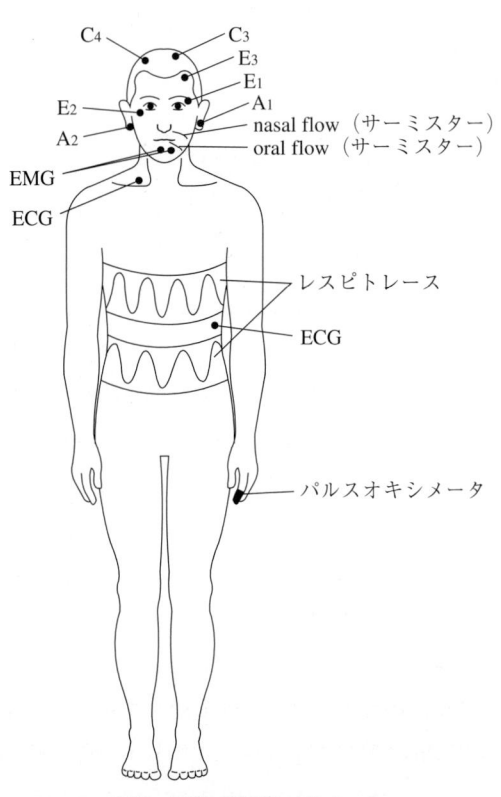

図3　PSGの測定パラメータ

表1 PSGの測定パラメータ

脳波	E_3, C_3, C_4, O_1のうち3点の単極誘導（不関電極は耳朶A_1, A_2）
眼球運動	左上眼瞼E1右下眼瞼E2を単極誘導
筋電図	頤（オトガイ）筋から双極誘導
呼吸	鼻の流量（nasal flow）サーミスターで測定
口	oral flowをサーミスターで測定
胸郭運動（RC）と腹壁運動（AB）	レスピトレース（respiratory inductance plethysmograph）で測定
心電図	
酸素飽和度	パルスオキシメータで測定

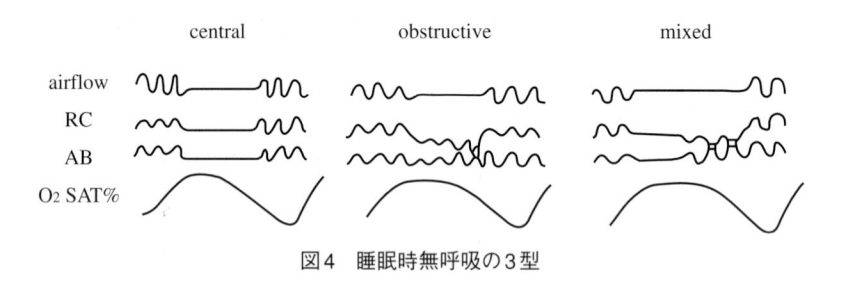

図4 睡眠時無呼吸の3型

表2 OSASの症状，徴候

症状（symptoms）	徴候（signs）
いびき	断眠（脳波上）
日中の傾眠	肥満
知性の低下	不整脈
性格の変化	肺高血圧（肺性心）
起床時の頭痛	多血症
幻覚　自動症	高血圧
呼吸困難（特に労作時）	浮腫
不眠症	

　PSGの測定項目を示す。脳波と眼電図，および筋電図から，睡眠構築（REM睡眠，non-REM睡眠）と覚醒，口と鼻の気流から無呼吸を，胸部と腹部の動きから呼吸運動を，パルスオキシメータからガス交換障害（低酸素血症）を判定する。

　PSGの測定によりSASは，①呼吸運動そのものが消失する中枢型SAS（CSAS），②呼吸運動は認められるにもかかわらず無呼吸が出現する閉塞型SAS（OSAS），③両者が混在する混合性SAS（MSAS）の3つのタイプに分けられるが（図4），MSASはOSASの亜型と考えられるため，基本的にはOSASとCSASに大別される。しかし，実際にはCSASの頻度は低く，臨床的に問題となるほとんどはOSASである。表2にOSASの症状と徴候を示すが，このうち，特に重要なものは，いびき，肥満，日中の傾眠である。肥満した中・壮年のいびきの常習者が，著しい日中の眠

```
<一次現象>          <病態生理>            <臨床症状>

(入眠)    ─┬─→  徐脈,不整脈    ─→   突然死
           │
(無呼吸)   │     肺血管攣縮     ─→   肺高血圧症,右心不全
           │
           ├─→  体血管攣縮     ─→   高血圧症
↓O₂,↑CO₂,↓pH
           └─→  (赤血球産生刺激) ─→  赤血球増多

(覚醒)    ─┬─→  精神障害       ─┐
           │                      ├→ 日中傾眠
(再疎通)   │     深睡眠欠除,断眠 ─┘   知性低下
                                      性格変化
(再睡眠)         過動症         ─→   行動異常
                                      不安定な睡眠
```

図5 OSASの病態生理

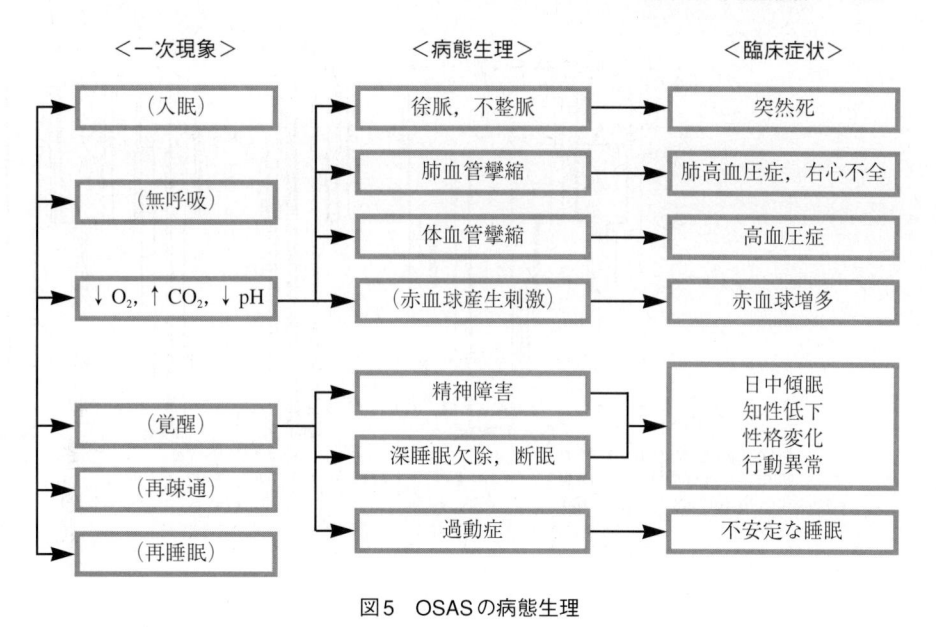

気を訴えたときは本症を疑う必要がある．図5にOSASの病態生理を示すが，上気道閉塞に基づくガス交換障害（特に低酸素血症）は，危険な不整脈，高血圧，肺高血圧（肺性心）などの循環系の合併症をもたらす．無呼吸（上気道閉塞）が消失して呼吸が再開するためには，覚醒が必要である．すなわち，無呼吸の継続によって覚醒が惹起されると，上気道筋の活動性が高まり上気道が開通して呼吸が再開する．したがって，患者は，絶えず中途覚醒を強いられ深い睡眠を得ることができない．これが，本症に特有な著しい日中の傾眠の原因である．図6に健常者の睡眠構築とOSAS患者のそれとを示す．健常者では深睡眠（non-REM睡眠3～4期）が認められ，中途覚醒はわずかであるのに対し，OSAS患者では浅睡眠（non-REM睡眠1～2期）がほとんどで深睡眠がなく，中途覚醒が頻発している．

以上のようにSASの確定診断にはPSGが最も有用であるが，PSGには特殊な装置と人手が必要で，必ずしも一般的な検査法ではない．そのため，在宅で患者が自ら装着して検査を受ける簡易検査法が一般的に行われている．これは，口と鼻の気流，いびき音，心電図，パルスオキシメータだけを測定する装置で，SASのスクリーニングとして有用である．しかし，本機器では，CSASとOSASの鑑別が困難で，また，SAS患者にとって重大な睡眠の状態を判定できない．したがって，この方法は，あくまでスクリーニングにとどめるべきで，SASが濃厚に疑われたときには，PSGを施行すべきであろう．

SASは，Guilleminaultらの定義により，一晩に30回以上の無呼吸，あるいは，1時間あたりの無呼吸の回数（apnea index：AI）＞5とされているが，実際に治療の

健常者の睡眠構築

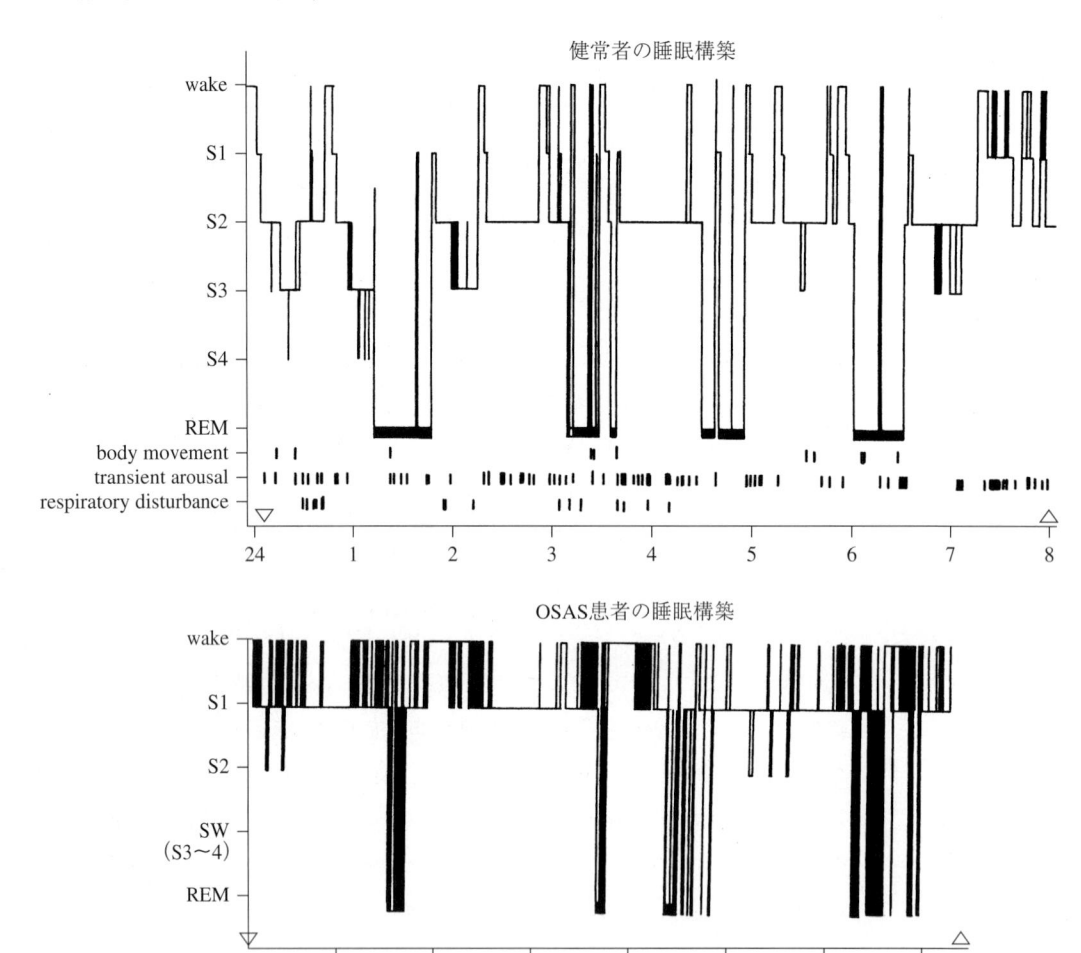

OSAS患者の睡眠構築

図6　健常者とOSAS患者の睡眠構築

対象となるのはAI＞20とするのが一般的である。SASの重症度は無呼吸の回数だけではなく低酸素血症の程度も重要で，これらの客観的指標に加え，自覚的な症状も含めて決定しなければならない。重症で無治療の患者の予後は明らかに悪いことが報告されている[5)6)]ので，的確な診断，重症度判定のためにもPSGが必要である。

4．一般呼吸機能検査におけるSAS

　一般呼吸機能検査において，SAS患者で異常が認められるのは，OSASの最重症型である肥満低換気症候群（obesity-hypoventilation syndrome：OHS）の場合である。これは，Pickwick症候群[7)]として知られているが，著明な肥満と覚醒時の肺胞低換気を示す。

肺機能検査でみられる異常は，著しい肥満に基づくもので，呼気予備量（ERV）の低下と，それに基づく機能的残気量（FRC）や肺活量（VC）の低下を認める。最も大きな特徴は肺胞低換気であり，血液ガス分析上，Pa_{CO_2}の上昇とPa_{O_2}の低下を認める。肥満低換気症候群の患者では，睡眠中の高炭酸ガス血症と低酸素血症の増悪が，日中の血液ガスに反映されて異常値を示すと考えられるが，本症の患者群では，酸素や炭酸ガスに対する呼吸中枢の応答が障害されており，そのため，日中でも肺胞低換気の像を示すとも考えられている。本症との鑑別で重要な疾患として，神経-筋疾患がある。これらは，明らかな拘束性換気障害と肺胞低換気を示すため，しばしばOHSと同様な肺機能成績を示す。神経-筋疾患も，睡眠中に無呼吸-低呼吸となり血液ガス異常が増悪することが多い。

OSAS患者の上気道が形態学的に狭小化していることは前述したが，この異常を，フローボリューム曲線で表すことができるとされている。すなわち，フローボリューム曲線上，呼気曲線に，特有の鋸歯状の曲線が出現すること（saw-tooth sign），50％VCでの呼気と吸気の流速の比が大きくなることが報告されている[8]。咽喉頭部の上気道は胸郭外気道であるから，その狭小化は吸気のフローボリューム曲線に反映される。一方，呼気のフローボリューム曲線は胸郭内の気道を反映するから，OSAS患者では異常がなく，そのため，吸気と呼気の流速の比が大きくなることが示されている。しかし，その後の検討で，このような徴候は必ずしもOSAS患者だけに特有のものではなく，非特異的な変化であることが分かり，診断的な価値は低くなっているが，この所見を認めたときには，いちおうOSASを疑ってみる必要がある。

文 献

1) Guilleminault C, et al: The sleep apnea syndrome. Ann Rev Med 27: 465-484, 1976
2) Young T, et al: The occurrence of sleep-disordered breathing among middle-aged adults. N Engl J Med 32: 1230-1235, 1993
3) Remmers J, et al: Pathogenesis of upper airway occlusion during sleep. J Apple Physiol 44: 931-938
4) Cistulli PA, et al: Pathophysiology of sleep apnea. In Sleep and Breathing, edited by Sauders NA et al, Mercel Dekker, New York, 1994, p405-448
5) Partinen M, et al: Long-term outcome for obstructive sleep apnea syndrome patients: Mortality. Chest 94: 1200-1204, 1988
6) He J, et al: Mortality and apnea index in obstructive sleep apnea: Experience in 385 male patients. Chest 94: 9-14, 1988
7) Burwell CS, et al: Extreme obesity associated with alveolar hypoventilation: A Pickwickian syndrome. Am J Med 21: 811-826, 1956
8) Haponic EF, et al: Abnormal inspiratory flow-volume curve in patients with sleep-disordered breathing. Am Rev Respir Dis 124: 571-576, 1981

III その他の疾患―サルコイドーシス―

診断から病状判定，治療のための呼吸機能検査

東京大学医学部検査部　滝澤　始

1. 疾患概念

全身に非乾酪性の類上皮細胞性肉芽腫を形成する病因不明の疾患で，日本での頻度は10万人あたり約2～5人で，かつ肺・胸郭病変は最も高頻度にみられる臓器病変である。血中アンギオテンシン変換酵素（angiotensin converting enzyme：ACE）がしばしば上昇する。

2. 病態生理

何らかの外因と遺伝子素因にもとづいて，病変局所に種々のサイトカインや成長因子（腫瘍壊死因子：TNFalphaやインターロイキン1など）が産生され，マクロファージ，リンパ球の集積と活性化が起こり，特徴的なサルコイド肉芽腫が形成されると推定されているが，病因物質を含め不明な点が少なくない。臨床的には，胸部X線上，両側肺門リンパ節腫脹（bilateral hilar lymphadenopathy：BHL）と種々の肺病変を認めることが多い[1]。日本では軽症例が多く経過観察のみでよい場合も多いが，時に心，中枢神経，肺病変により治療を要する例もある。

3. 呼吸機能検査[2]

BHLのみの時期（Ⅰ期）では通常正常であるが，肺野病変の程度と広がりに応じて種々の異常がみられる。一般に病変が血管・気管支周辺に多いためか，画像上の病変に比べ呼吸機能障害が軽度であることが多い。

1）スパイロメトリー

BHLのみか軽度の肺病変を認めるのみの場合は多く正常所見である。間質性病変が広範に認められる例では拘束性障害を示す。

長期観察例では気道の線維性狭窄により閉塞性障害もみられうる。

2）フローボリューム曲線

正常か拘束性障害型，ときに閉塞性パターンを示す。

3）拡散能検査

時に低下する。

4）血液ガス分析

正常なことが多いが，肺病変の広がりに応じて低酸素血症がみられる。安静時に正常でも労作時に低酸素血症を示すことがある。

5）換気力学

特に重症の長期経過例でコンプライアンスの低下がありうる。

4．呼吸機能検査の際の注意

まれであるが，心病変のみられるときは不整脈，心不全に注意。

5．生理学的に類似する疾患

通常は，拘束性障害を示す種々の間質性肺疾患が鑑別の対象となる。

6．症　例

65歳，男性。

12年前，視力低下を主訴に受診し，サルコイドーシスと診断され，ぶどう膜炎に対して点眼薬を使用した。最近，労作時息切れが生じて当科を受診した。胸部X線所見（図1）でBHLとともに両肺野に線状・網状影を認めた。経気管支肺生検で非乾酪性の類上皮細胞性肉芽腫と線維化所見を認めた（図2）。表1に検査所見を示す。

【解説】発病から10年以上経った慢性例で，呼吸機能上，拘束性障害とともに閉塞性障害を示し，拡散能も高度に低下していた。動脈血酸素分圧が低下しており，プレドニン30mg/日の投与で一部改善したが，閉塞性障害は残っている。また，低酸素血症に対して在宅酸素療法を開始した。

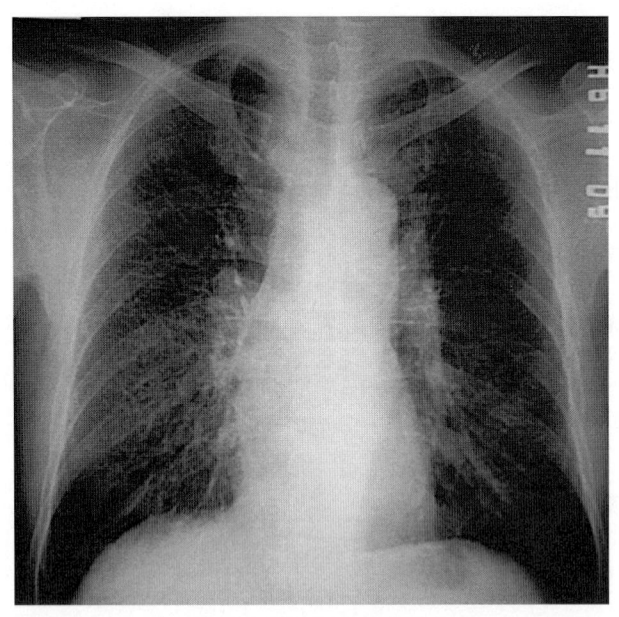

図1 胸部X線写真
BHLと両側の線状・網状影を認める。

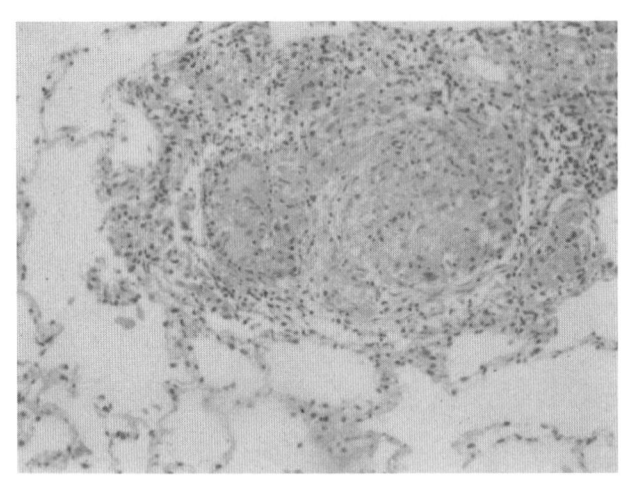

図2 経気管支肺生検
非乾酪性の類上皮細胞性肉芽腫と線維化所見を認める。

表1 検査所見

<血算>		<呼吸機能検査>	
RBC	$457 \times 10^4/mm^3$	VC	2.17l
Hb	15.4g/dl	%VC	70.6%
Ht	45.5%	FVC	2.12l
WBC	9,000/mm^3	$FEV_{1.0}$	1.42l
Plt	$19.3 \times 10^4/mm^3$	$FEV_{1.0}$%	67%
<生化学>		TLC	3.37l
GOT	18IU	%TLC	61.2%
GPT	19IU	RV	1.20l
LDH	230IU	%RV	71.4%
ALP	121IU	RV/TLC	35.6%
Ca	9.87mg/dl	$D_{L_{CO}}$	6.04ml/min/mmHg
<血清>		%$D_{L_{CO}}$	35%
ACE	24.5IU/l		
		Pa_{O_2}	54.5Torr
		Pa_{CO_2}	44.3Torr
		pH	7.390
		HCO_3^-	25.9mEq/l
		BE	1.8

文 献

1) Bergin CJ: Radiology 17, 619, 1989
2) Bates DV: Respiratory Function in Diseases, WB Saunders Co, Philadelphia, 1989

III 診断から病状判定，治療のための呼吸機能検査

その他の疾患—過敏性肺炎—

帝京大学医学部内科　宮坂　崇，大田　健

1. 疾患概念

　過敏性肺炎は，抗原物質を吸入するうちにそれによって個体の感作が成立し，再度の特異抗原物質の吸入によって発症する類上皮細胞性肉芽腫性肺炎をいう。抗原となる物質は微生物（特に真菌胞子，放線菌など），異種蛋白質（鳥類血清蛋白など），有機あるいは無機塵埃（イソシアネート）などが主なものである。本症には病気が発生する生活環境や病気の原因となる抗原の種類などによって30以上の疾患が含まれるが，わが国では夏型過敏性肺臓炎，農夫肺，加湿器肺，鳥飼病などが主なものである[1]（表1）。過敏性肺炎の病型は疾患の種類，抗原の種類に問わず，急性型，亜急性型，慢性型に分けられる[2]。急性型は大量の抗原を吸入した際に見られるもので，抗原吸入後4～8時間して咳嗽，発熱，呼吸困難などインフルエンザ様の症状が急激に起こり，炎症所見も著明である。農夫肺はこの型を取ることが多い。亜急性型は少量の抗原を間欠的に反復吸入した際に起こるもので，微熱，咳嗽，喀痰などの症状で起こり，これらが次第に増悪して呼吸困難を来すようになる。夏型過敏性肺臓炎，鳥飼病はこの型を取ることが多い。慢性型は抗原を慢性的に吸入した場合に起こり，次第に肺の線維化を来すために徐々に労作時の呼吸困難を感じるようになる。抗原からの患者の隔離が重要であり，抗原暴露が持続すると急性あるいは慢性呼吸不全に至ることがある。

2. 病態生理[2〜4]

　過敏性肺炎の病態には，III型アレルギーとIV型アレルギーが関与している[2]。III型アレルギーの関与を示唆する所見としては，急性型のものでは，沈降抗体が検出されること，症状が抗原暴露後4～6時間して出現し，6～8時間持続して消失すること，原因に対する皮内反応はアルサス反応を示すこと，血清および気管支肺胞洗浄液（bronchoalveolar lavage fluid：BALF）中に特異IgG，IgA抗体が認められること，急性期のBALF中に好中球の増加や補体の増加を認めることなどが挙げられる[5]。

表1 過敏性肺炎の分類

疾患名	抗原源	抗原
農夫肺	かびた枯草	Thermophilic actinomycetes
		Micropolyspora faeni, Theophrmoactinomyces vulgaris
キノコ栽培者肺症	マッシュルーム塵	Thermophilic actinomycetes
		Micropolyspora faeni, Theophrmoactinomyces vulgaris
さとうきび肺症	かびたさとうきび	Thermophilic actinomycetes
		Micropolyspora faeni, Theophrmoactinomyces sacchari
チーズ洗い人肺症	かびたチーズ	Penicillium casei
麦芽肺症	小麦塵	Aspergillus clavatus, Aspergillus fumigatus
木屑病	木屑塵	Alternaria tenuis
パルプ職人肺病	パルプ塵	Alternaria tenuis
セコイア症	Red Wood塵	Graphium pullularia
楓皮肺症	楓皮塵	Coniosporium corticora, Cryptstoroma colticale
コルク肺症	コルク塵	Penicillium frequentans
麦ひき肺症	殻塵	Silophilus granarius
クリーニング従業者肺症	細菌酵素を含んだ洗剤粉	Bacillus subtilus
毛皮商人肺症	毛皮	動物の毛
コーヒー労働者肺症	コーヒー塵	コーヒー豆の塵
動物飼料製造業者肺症	動物飼料, 魚粉	不明
鳩飼病	鳥, 鳩, インコなどの血清蛋白	鳥類血清蛋白および排泄物
鳥飼育者肺症	および排泄物	
空調病	空調器	Thermophilic actinomycetes
		Micropolyspora faeni, Theophrmoactinomyces vulgaris
夏型過敏性肺臓炎	古い木造家屋	Tricosporon asahi
エポキシ樹脂肺	加熱したエポキシ樹脂	無水フタール
TDI過敏性肺炎	塗装作業	トルエン・ジイソシアネート
TMA過敏性肺炎	塗装作業	無水トリメタル

(Lopes M, et al: Epidemiology of hypersensitivity pneumonitis/allergic alveolitis. Epidemiology of Allergic Diseases, 1987, p70-86 より引用)

　これらの所見より，経気道的に侵入した抗原が特異抗体と免疫複合体を形成し，これが補体の関与により肺局所に炎症を惹起するものと考えられる．また，Ⅳ型アレルギーの関与としては，Tリンパ球による肉芽腫形成がある．すなわち，抗原刺激により活性化したマクロファージは，IL-1，TNF-αを産生し，IL-1はT細胞を活性化し，活性化されたT細胞はIL-2を産生し，T細胞が肺局所に増殖する．TNF-αはマクロファージを活性化し，肉芽腫を形成する[6]．

3. 呼吸機能検査[2) 3) 4)]

1）スパイロメトリー

急性型，慢性型ともに肺活量の減少が認められる。急性期には一時的に軽度の1秒率の低下が認められることがあるが，慢性期にはむしろ上昇することもある。慢性期では典型的な拘束性障害を示す。進行したときには一回換気量の減少，最大換気量の減少が認められる。

2）フローボリューム曲線

肺活量の低下が認められるが，気流速度の低下は軽度である。肺活量の低下は急性型よりも慢性型の方が著明である。慢性型ではボリュームの減少に比して背の高い間質性肺炎パターンに近い曲線となる。

3）拡散能検査

肺拡散能の低下が特徴的である。症状や胸部X線の改善を認めたとき，動脈血液ガス分析や肺活量の改善と比較して肺拡散能の改善は遅れる傾向がある。

4）血液ガス分析

多くの症例が抗原の吸入後急性に発症し，呼吸困難を自覚するのを反映して肺機能の低下が出現する。動脈血液ガスの急激な低下が見られるため，患者は強い呼吸困難を自覚することが多い。臨床症状の消失や胸部X線所見の改善とともに動脈血ガス分圧は正常化する。急性期には低酸素血症が認められ，進行とともに軽度の低炭酸ガス血症を伴うことがある。重症例や慢性化して肺の線維化が認められる症例では高炭酸ガス血症とともに呼吸性アシドーシスを認めることもある。

5）換気力学

慢性期には静肺コンプライアンスの低下が見られる。気道抵抗，呼吸抵抗の低下は認められないか，あっても軽度である。

4. 呼吸機能検査の際の注意

急性期には，急激な低酸素血症による呼吸困難が強く認められるため，呼吸機能検査を施行することは困難である。重症例では動脈血液ガス分析を適時行いながら，

酸素投与を行い管理することが望ましい。抗原からの隔離によって症状が速やかに改善する例では，軽度の肺活量の低下は遷延するが，その他の検査では異常を残さず改善することが多い。慢性型で，線維化の進行した例においては間質性肺炎に類似した拘束性障害を認めることが多い。

5. 生理学的に類似する疾患

1) 間質性肺炎，肺線維症

過敏性肺炎では，肺間質における肉芽腫の形成により，肺間質における単核細胞の浸潤，肺胞壁の肥厚，膠原線維の肥厚や増生などが起こる。間質性肺炎，肺線維症では肺間質の線維化，肥厚により肺組織の硬化が起き，同様に拘束性の換気障害を認める。

2) 好酸球性肺炎，肺炎（マイコプラズマ，クラミジアなど）

好酸球性肺炎やマイコプラズマ肺炎，クラミジア肺炎のような間質性障害を伴う肺炎は間質の肥厚を伴うことが多く，低酸素血症や肺活量の低下を認める。

3) 肺水腫（肺うっ血）

心不全のため，肺血管のうっ血が起こり，肺間質に浮腫を認めるため肺の弾性が低下し，拘束性の換気障害を認めるようになる。間質性肺炎と類似しているが，肺水腫の改善とともに呼吸機能も速やかな改善を認める。

6. 症 例

54歳，男性。酪農業従事。

既往歴，家族歴ともに特記すべきことなし。喫煙歴なし。

現病歴：25歳時より酪農業に従事していた。牧草の処理をしている最中に呼吸困難を感じることがあったが，仕事を離れると症状の改善が見られるため様子を見ていた。労作時の呼吸困難や咳嗽が次第に進行し，特に作業後には発熱等も認められるようになった。

入院時現症：165cm，62kg。チアノーゼは認められない。両側中下肺野にfine crackleを聴取する。

胸部X線所見：両側中下肺野に粒状，網状陰影が認められた。

呼吸機能検査（表2）：％VCの軽度の低下より拘束性障害が疑われるが，1秒率

表2 肺機能検査

<スパイロメトリー>		<N_2洗い出し>	
VC	2,835ml	RV	0.74l
%VC	70%	RV/TLC	24%
$FEV_{1.0}$	2,980ml	<肺拡散能力>	
$FEV_{1.0}$%	91%	D_{LCO}	10.6ml/min/mmHg
PEFR	8.92l/sec	%D_{LCO}	62%
$\dot{V}_{50}$	3.50l/sec	<換気力学>	
$\dot{V}_{25}$	1.40l/sec	気道抵抗	1.2cmH_2O/l/sec
$\dot{V}_{50}/\dot{V}_{25}$	2.5	呼吸抵抗	4.4cmH_2O/l/sec
<クロージングボリューム>		<血液ガス分析>	
CV	0.20l	pH	7.42
CV/VC	8.7%	Pa_{CO_2}	35Torr
ΔN_2	2.20%	Pa_{O_2}	68Torr

はほぼ正常範囲であることより閉塞性障害はないと思われる。$\dot{V}_{50}/\dot{V}_{25}$およびCV/VCも正常であり，末梢気道の異常や動肺コンプライアンスの呼吸による依存なども認められないと思われる。%D_{LCO}の中等度低下から拡散障害の存在が認められ，動脈血液ガス分析における低酸素血症の一因となっていると考えられる。

【解説】本症例では，患者は酪農業に従事し，牧草を処理したときに症状が認められ，胸部X線上で間質性陰影が認められたことや，呼吸機能検査で軽度の拡散障害に伴う低酸素血症を認めていることなどから，農夫肺（過敏性肺炎）が疑われる。かびた枯草中の放線菌を反復吸入したことにより感作されて発症したと考えられる。

文献

1) Lopes M, et al: Epidemiology of hypersensitivity pneumonitis/allergic alveolitis. Epidemiology of Allergic Diseases, 1987, p70-86
2) 安藤正幸: 過敏性肺臓炎. 総合臨床 42: 2665-2670, 1993
3) 長井苑子: 過敏性肺炎. 臨床医 14: 1532-1533, 1988
4) 河合健: 過敏性肺炎. 日本医事新報 3522: 3-14, 1991
5) Soda K, et al: C1q and C3 in bronchoalveolar lavage fluid from patient with summer-type hypersensitivity pneumonitis. Chest 93: 76, 1998
6) 毛利孝ほか: 農夫肺発症に関わる環境因子と肺内T細胞活性化. 厚生省特定疾患"びまん性肺疾患"調査研究班1993年度研究報告書, 1994, p108-110

III 診断から病状判定，治療のための呼吸機能検査
その他の疾患―肺高血圧症―

東京大学医学部呼吸器内科　石井　彰

1. 疾患概念

　肺動脈圧の正常値は収縮期圧が18〜25mmHg，拡張期圧が6〜10mmHg，平均圧が12〜16mmHgとされている。肺高血圧症は収縮期圧が30mmHg，平均圧が20mmHgを超えた場合をいう。原因の明らかな続発性肺高血圧症と原因不明の原発性肺高血圧症（primary pulmonary hypertension：PPH）に分けられるが，大部分は続発性である。

2. 原　因

　肺高血圧を来す機序には，肺血流量の増大によるもの，肺血管の機能的あるいは器質的血管抵抗増大によるものがある。前者の例に左右短絡を有する先天性心疾患などがある。後者には①肺血栓・塞栓症や原発性肺高血圧症などにみられる肺血管床の減少によるもの，②肺線維症，肺気腫，肺結核後遺症などにみられる低酸素やアシドーシスによる反応性の肺血管攣縮などに伴うもの（肺性心），③左心不全や僧帽弁狭窄症，肺静脈閉塞などにみられる肺静脈圧の上昇によるものがある。また，気管支喘息では肺胞内圧の上昇による肺血管の圧迫も考えられている。低酸素性肺血管攣縮の部位は急性の低酸素曝露の場合，筋性の肺細小動脈であると推定される。
　原発性肺高血圧症は原因不明で若い女性に多く，病変の主座は筋性の肺小動脈や肺細小動脈である。線維化形成や血管腫状の変化も認める。抗核抗体（antinuclear antibody：ANA）が陽性になることが多く，免疫学的機序による肺血管炎も病因と考えられている。血管拡張物質の生成減少や活性化された血小板からの血管収縮物質の生成亢進も肺高血圧症の発生機序に関与する。
　続発性肺高血圧症の原因の多くは慢性閉塞性肺疾患である。他に肺線維症やサルコイドーシス，癌性リンパ管症でも低酸素血症が長期化すると肺高血圧症を起こす。

3. 診 断

通常初発症状は呼吸困難で，易疲労感，進行すれば失神発作を来し，狭心痛や喀血のみられることもある。Eisenmenger症候群や原発性肺高血圧症ではチアノーゼを伴う。確定診断を得るために最も重要な検査はもちろん心臓カテーテル検査であるが，肺高血圧症の存在を知るうえで簡単で，比較的特異性が高いのは胸部X線単純写真上の右下幹肺動脈最大径（right descending pulmonary artery diameter：RDPAD）で，15mm以上は比較的特異性が高いと考えられている。換気血流スキャンや肺拡散能，運動負荷時の死腔換気量の測定などは，非侵襲的な検査法であり，肺血栓の除外，重症度の判定に役立つ。

4. 肺高血圧症と呼吸機能

肺高血圧の確定診断を得るためや，原発性肺高血圧症（PPH）における治療法の選択およびその効果判定，さらには予後の推測などを目的として，心臓カテーテル検査が行われているが，必ずしも危険性が伴わないわけではなく，非侵襲的検査方法による診断，経過観察の確立が期待されている。肺機能検査はこれらの一部を代用しうる可能性があるが，残念ながら現時点では補助的な役割を担うにすぎない。肺高血圧症の肺機能としては，動脈血酸素分圧（Pa_{O_2}）と拡散能（$\%D_{LCO}$）の低下が報告されている[1]。表1に原発生肺高血圧症の全国集計の結果を示す[2]。以下，肺高血圧症の肺機能について概説する。

1) 肺活量（VC）

原発性肺高血圧症では%VCは正常範囲内ではあるが軽度低下が認められるとさ

表1 原発性肺高血圧症の全国集計例
164例の呼吸機能検査および血圧ガス分析値の比較

	【全国集計（n＝164）】
%VC（%）	91.7 ± 15.4
$FEV_{1.0}$%（%）	79.7 ± 8.5
RV/TLC（%）	33.9 ± 8.5
%D_{LCO}（%）	62.0 ± 18.0
Pa_{O_2}（Torr）	69.7 ± 12.8
Pa_{CO_2}（Torr）	31.9 ± 4.6
Pv_{O_2}（Torr）	35.3 ± 6.0

れ[3]，続発性肺高血圧ではその基礎疾患により肺活量の低下が認められることがある。肺高血圧症の存在を知るうえで最も簡単であり，しかも比較的特異性が高いと考えられている胸部X線単純写真上のRDPADは，肺線維症に伴う肺高血圧では%VCと逆の相関を示すが，肺気腫では相関がないとする報告がある[4]。

2）肺拡散能（D_{LCO}）

%D_{LCO}は中等度の低下が認められる。%D_{LCO}は，肺胞気から血液相までの拡散能を示すばかりでなく，心拍出量や有効肺血管床をも反映する指標を考えられている。肺高血圧症では%D_{LCO}の低下は肺血管床の器質的減少や低酸素性肺血管攣縮による肺血管床の機能的な減少，病変の進展による肺血流量減少による心拍出量の減少によると考えられる。RDPASと%D_{LCO}とは肺線維症や肺気腫に伴う肺高血圧では逆相関を示す[4]。PPHでの重症度あるいはその予後をも反映すると考えられている肺小動脈抵抗PARと%D_{LCO}は負の相関がみられ，PPH症例において肺循環動態の悪化などを推測するのに，非侵襲的検査項目の1つとして有用なものと考えられる[2]。

3）1秒量（$FEV_{1.0}$）

$FEV_{1.0}$と肺高血圧とは一定の関連はなく，むしろ原疾患による。肺高血圧症を伴った肺気腫におけるRDPADは$FEV_{1.0}$%と逆相関を示す[4]。

4）肺胞気・動脈血酸素分圧較差（A-aDo_2）

PPH症例では肺血管障害の進展に伴い，肺でのガス交換能も障害されてくる可能性が示唆されており，肺高血圧の重症度を示すPARとA-aDo_2との有意な相関が報告されている[2]。こうした動脈血液ガス検査は必ずしも非侵襲的とはいえないものの，比較的簡便に行え，PPH症例の肺循環動態の変化を知るうえで，A-aDo_2は有用な指標となり得る。

5）動脈血炭酸ガス分圧（Pa_{CO_2}）

一般に，PPH[3]や慢性血栓塞栓症[5]などの肺高血圧症例では，Pa_{CO_2}の低値が報告されているが，PPH症例における肺循環動態肺循環諸量と呼吸機能・血液ガス所見との関係について検討した報告では，肺高血圧の重症度を示すPARとPa_{CO_2}とに相関関係は認められていない。

6）動脈血酸素分圧（Pa_{O_2}）

肺実質病変や肺血管床の器質的および機能的な減少のためにPa_{O_2}は一般に低下し，RDPADはPa_{O_2}と逆の相関を示すとされる。

おわりに

肺高血圧症と肺機能の関係について血液ガス検査も含めて概説した。現時点では肺高血圧症の診断，治療法の選択およびその効果判定，予後の推測などに呼吸機能検査が十分役だっているとはいえないが，非侵襲的検査方法による診断，経過観察方法を確立することは是非とも重要であり，今後さらに検討を重ね，効果的な指標を見いだす必要がある。

文　献

1) 滝島任, 羽根田隆, 宮沢光瑞: 原発性肺高血圧症の成因. 厚生省特定疾患原発性肺高血圧症調査研究班, 昭和50年度研究業績: 31-35, 1976
2) 岡田修, 田辺信宏ほか: 原発性高血圧症例における呼吸機能及び血液ガスの検討. 臨床呼吸生理 25: 55-60, 1993
3) Rich S, Dantzker DR, Ayes SM: Primary pulmonary hypertension. A national prospective study. Ann Intern Med 107: 216-233, 1987
4) 梅木茂宣, 副島林造, 沢山俊民: 肺高血圧症における肺動脈最大径と肺機能の関係. 呼吸 10: 1076-1081, 1981
5) Riedel M, Stanek V, Widimsky J, et al: Longterm follow-up of patients with pulmonary thromboembolism. Chest. 81: 151-158, 1982

診断から病状判定，治療のための呼吸機能検査

III その他の疾患―急性呼吸促迫症候群―

東京労災病院呼吸器内科　戸島洋一
千葉大学呼吸器内科　木村　弘

1. 疾患概念

急性呼吸促迫症候群（acute respiratory distress syndrome：ARDS）は，敗血症，誤嚥，肺炎，外傷などに続発して肺の広範囲な炎症と透過性亢進が起こり，著しい低酸素血症を呈する症候群である。米国・欧州コンセンサス・カンファレンスでの診断基準が1994年に公表され，現在広く用いられている[1]（表1）。

2. 病態生理

ARDSの初期の基本病態は透過性亢進による肺水腫である。血管内皮細胞，肺胞上皮細胞の傷害によって，血漿成分（蛋白質を豊富に含んだ水分）の血管内から間質および気腔への漏出が進む。その結果，肺気量の低下，ガス交換障害，肺内シャントの増大，肺コンプライアンスの低下が起こる（図1）。気腔内に漏出した成分によりサーファクタント機構も傷害を受ける。肺水腫に続いて間質の線維化が進行し，さらに肺のコンプライアンスは低下し，死腔換気率の増加，高炭酸ガス血症を

表1　ALI（acute lung injury）とARDSの診断基準

	Timing	Oxygenation	Chest Radiograph	Pulmonary Artery Wedge Pressure
ALI	Acute onset	$Pa_{O_2}/F_{I_{O_2}} \leq 300$ mmHg（regardless of PEEP level）	Bilateral infiltrates	≤ 18 mmHg or no clinical evidence of left atrial hypertension
ARDS	Acute onset	$Pa_{O_2}/F_{I_{O_2}} \leq 200$ mmHg（regardless of PEEP level）	Bilateral infiltrates	≤ 18 mmHg or no clinical evidence of left atrial hypertension

（Bernard GR, et al: Report of the American-European Consensus Conference on acute respiratory distress syndrome: definitions, mechanisms, relevant outcomes, and clinical trial coordination. Am Rev Respir Dis 149: 818, 1994 より引用）

```
     原因疾患
        ↓
  血管内皮細胞の傷害
  肺胞上皮細胞の傷害
        ↓
     透過性亢進
        ↓
     間質水腫
    肺胞気腔水腫
        ↓
   肺気量低下
   ガス交換障害
   肺内シャントの増大
   肺コンプライアンスの低下
```

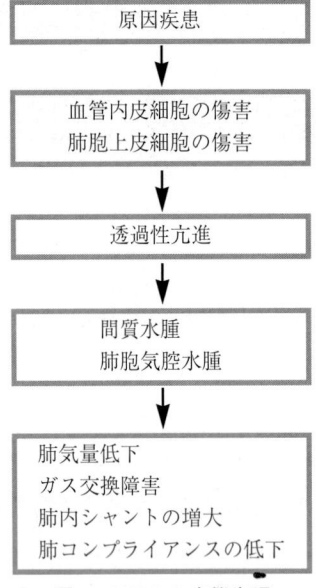

図1　ARDSの病態生理

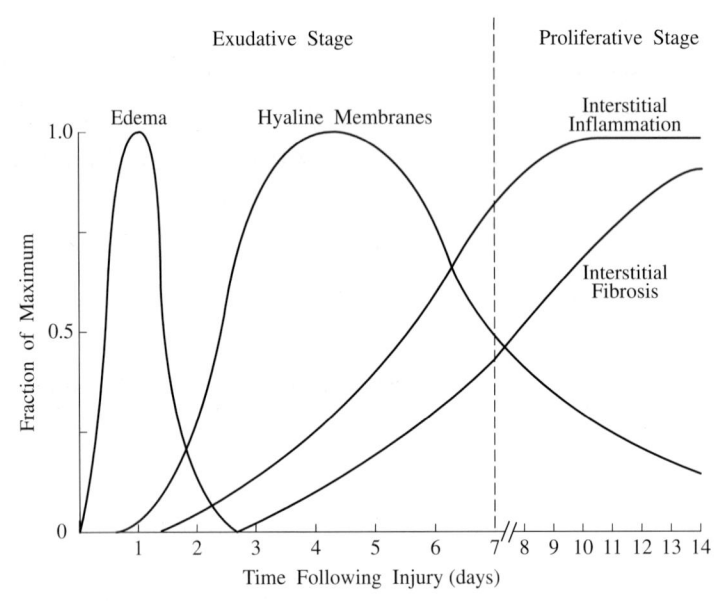

図2　ARDSの病理像であるびまん性肺胞障害の時間経過
(Katzenstein AA, et al: Acute lung injury patterns. Surgical pathology of non-neoplastic lung disease (2nd ed), WB Saunders, Philadelphia, 1997, p12より引用)

呈する．ARDSの時間経過を病理形態学的にシェーマにしたものが図2[2)]であるが，ARDSの時期により病態生理も異なる．

3．ARDSの呼吸生理[3)]と検査

1）血管透過性の亢進

血管内皮細胞は水分や血漿蛋白などが間質へ漏出するのを防ぐバリアの役割を果たしている．毛細血管から間質への水分の透過（F）はStarling式から次式のように表される．

$$F = Kf [(Pc － Pi) － \sigma (\pi c － \pi i)]$$

（Kf; 内皮細胞の濾過係数，Pc; 毛細血管静水圧，Pi; 間質静水圧，σ; 内皮細胞の血漿蛋白透過性，πc; 毛細血管血漿の膠質浸透圧，πi; 間質の膠質浸透圧）

正常では内皮細胞の蛋白透過性は低いため血漿−間質間の浸透圧差は保たれており，水分の漏出（F）は最小限にとどまっている．しかし，内皮細胞傷害時では蛋白透過性が亢進し（σが0に近づく），浸透圧差が失われるため，Fが大きくなる．

肺胞上皮細胞間の結合は血管内皮細胞間よりもさらにtightではあるが，上皮細胞の傷害により間質に続いて肺胞腔にも水分が漏出する．

臨床的に，放射性同位元素（RI）を用いて肺の血管透過性や肺胞上皮の透過性を評価する方法が報告されている．

2）血管外肺水分量の増加

肺水腫の定量的な評価法として血管外肺水分量の測定がある．血管内二重指示薬希釈法の原理に基づいた，熱−色素法や熱−食塩法が用いられている．たとえば冷却した色素（ICG）を中心静脈から注入し，動脈からサンプリングして，拡散性の指示薬（熱）と非拡散性の指示薬（色素）の希釈度を計算する方法である．

3）肺気量の低下

ARDSでは肺活量（VC）や機能的残気量（FRC）は著しく低下するが，患者の協力を必要とするスパイロメトリーは実際には測定が難しい場合が多い．PEEPの負荷により虚脱した肺胞・気道の一部が開き，FRCが増加する．

4）ガス交換の障害

ARDSでは拡散障害，肺内シャントの増大，肺胞死腔の増大によって，ガス交換障害が進行する．増加した血管作動性物質の作用により，低酸素性肺血管攣縮が解

除されると換気血流の不均等がさらに悪化する。簡便なガス交換の指標として肺胞気-動脈血酸素分圧較差（A-aD_{O_2}）がよく用いられる。

$$\text{A-a}D_{O_2} = P_{A_{O_2}} - P_{a_{O_2}}$$

$$P_{A_{O_2}} = P_{I_{O_2}} - P_{A_{CO_2}}\left(F_{I_{O_2}} + \frac{P_{A_{CO_2}}}{R}\right) \quad (1)$$

$$P_{A_{O_2}} = P_{I_{O_2}} - \frac{P_{a_{CO_2}}}{R} \quad (2)$$

ベッドサイドでの評価には上の（2）式が，R＝0.8として用いられる。$F_{I_{O_2}}$が高い場合は（1）式から分かるように，$P_{A_{O_2}} \fallingdotseq P_{I_{O_2}} - P_{a_{CO_2}}$となる。人工呼吸中の酸素化の指標として，$P_{a_{O_2}}/F_{I_{O_2}}$（oxygenation index）がよく用いられる。死腔換気率（V_D/V_T）およびシャント率（$\dot{Q}_s/\dot{Q}_t$）はともに増加するが，測定は簡便でない。カプノメータにより呼気終末のP_{CO_2}（$P_{ET_{CO_2}}$）がモニタリングできるようになったが，$P_{a_{CO_2}}$と$P_{ET_{CO_2}}$の較差は換気血流の不均等を反映して開大する。

5) コンプライアンスの低下

人工呼吸下であれば図3のような気道内圧曲線が得られるので，これより2つのコンプライアンス（呼吸器系コンプライアンス：Crs）が計算される。

$$C_{dyn} = \frac{\text{tidal volume}}{\text{peak pressure} - \text{PEEP}}$$

$$C_{st} = \frac{\text{tidal volume}}{\text{plateau pressure} - \text{PEEP}}$$

ここでCdynは動肺コンプライアンス，Cstは静肺コンプライアンスとよばれるが，厳密にはこの2つは呼吸器系コンプライアンス（Crs）であって，肺コンプライアンス（Cl）ではない。しかし，

$$\frac{1}{C_{rs}} = \frac{1}{C_w} + \frac{1}{C_l}$$

の関係があり，胸郭（chest wall）のコンプライアンス（Cw）はARDSではほとんど影響を受けないので，気道内圧を肺胞圧と見なし，Crs（ml/cmH$_2$O）が実用的に用いられる（正常では80以上，ARDSでは30以下）。

著明な肺コンプライアンスの低下はARDSの特徴の一つである。Cdynは肺，胸郭のコンプライアンスのみでなく，気道抵抗や吸気流速，挿管チューブの径などの因子も反映されるので，CdynとCstを同時に評価することにより，気道内圧の上昇が肺コンプライアンスの低下によるのか，気道分泌物の増加によるのか，といった鑑別が可能となる。

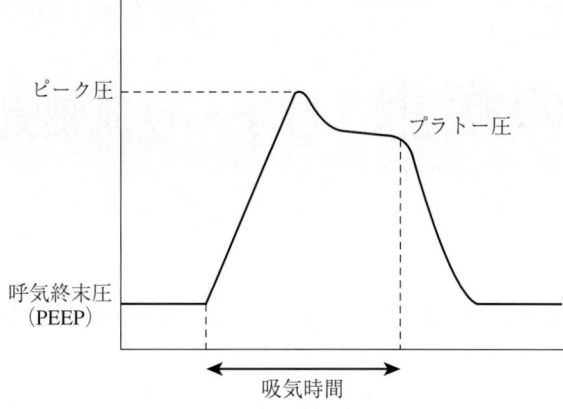

図3 陽圧呼吸時の気道内圧曲線

4. ARDSの呼吸管理の方向性

　1999年3月に，米国で行われていたARDSに対する人工呼吸条件の比較試験（一回換気量が6ml/kg vs 12ml/kg）が予定より早く中止となり，少ない一回換気量の方が予後が良いことが示された。最近，陽圧呼吸そのものが，ARDSから多臓器傷害へ進行させる要因となっている可能性が指摘されており[4]，小さな一回換気量と高いPEEPを組み合わせ，肺胞の過伸展，呼気と吸気に伴うずれ応力を最小限にする方法が推奨されている。

文　献
1) Bernard GR, et al: Report of the American-European Consensus Conference on acute respiratory distress syndrome: definitions, mechanisms, relevant outcomes, and clinical trial coordination. Am Rev Respir Dis 149: 818, 1994.
2) Katzenstein AA, et al: Acute lung injury patterns. Surgical pathology of non-neoplastic lung disease (2nd ed), WB Saunders, Philadelphia, 1997, p9.
3) Macnaughton PD: Pulmonary physiology of acute lung injury. ARDS acute respiratory distress in adults, edited by Evans TW, Haslett C, Chapman & Hall Medical, London, 1996, p251
4) Slutsky AS, et al: Multiple system organ failure. Is mechanical ventilation a contributing factor? Am J Respir Crit Care Med 157: 1721, 1998.

III 診断から病状判定，治療のための呼吸機能検査

その他の疾患—びまん性汎細気管支炎—

帝京大学医学部内科　有岡　仁，大田　健

1. 疾患概念

びまん性汎細気管支炎（diffuse panbronchiolitis：DPB）は，両肺びまん性の，終末細気管支から呼吸細気管支を主座とする細気管支領域の慢性炎症を特徴とし，呼吸機能障害を来す疾患である。主訴は慢性持続性の咳，痰，労作時息切れが多い。性差や喫煙との関連は明らかでなく，発病のピークは40～50歳代である。慢性副鼻腔炎の合併あるいは既往が特徴的であり，副鼻腔気管支症候群（sinobronchial syndrome）のひとつとされている。臨床検査値では血清寒冷凝集素値が64倍以上の高値をとる。画像診断では，両側肺野のびまん性散布性粒状影が特徴的である。HLA抗原B54と高度に相関していることや，ほとんどの患者が日本や東アジアに遍在していることから，遺伝的な素因が重要と考えられている。

2. 病態生理

何らかの原因で両肺びまん性に起こる細気管支領域の炎症が特徴である。病理組織学的には，呼吸細気管支を中心とした細気管支炎および細気管支周囲炎が主体であり（図1）[1]，画像診断上の特徴的所見をもたらしている。細気管支壁はリンパ球や形質細胞浸潤，線維芽細胞の増生を伴う肉芽形成により肥厚し，周囲にはリンパ組織が新生し，内面には肉芽組織が突出し，気管支内腔が狭窄するなど，細気管支の全層にわたって炎症がみられる（汎細気管支炎）。狭窄部位の末梢の間質には泡沫細胞が集簇している。細気管支領域の狭窄がチェックバルブとして作用して換気障害をもたらすが，肺胞の破壊を伴う気腫性変化はない。呼吸細気管支の閉塞による二次的変化として細気管支が拡張し，これらの変化が進行すると中枢気管支が拡張，気管支壁肥厚が起こる。初期から中期にかけては喀痰中にインフルエンザ菌や肺炎球菌が検出される例が多いが，進行例では緑膿菌，特にムコイド型への菌交代がみられる。

従来は予後の不良な疾患であったが，1980年代半ばに工藤らによってエリスロ

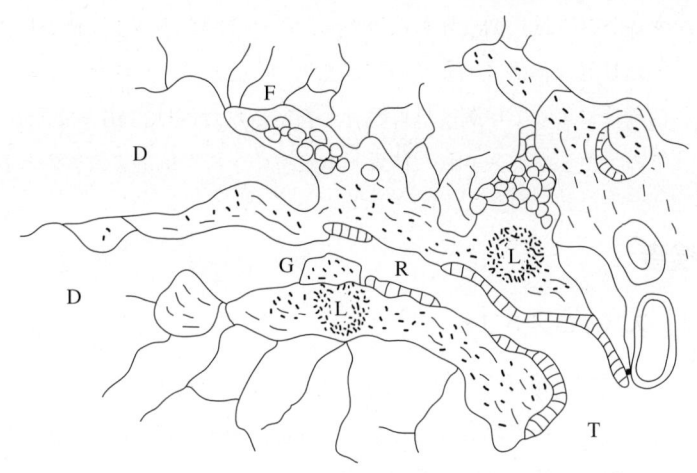

R：呼吸細気管支　　D：肺胞道　　G：肉芽組織
T：終末細気管支　　F：泡沫細胞　　L：リンパ濾胞

図1　DPBの病理組織学的所見
(山中晃, 横山武：肺病理アトラス(第2版), 文光堂, 東京, 1990より引用)

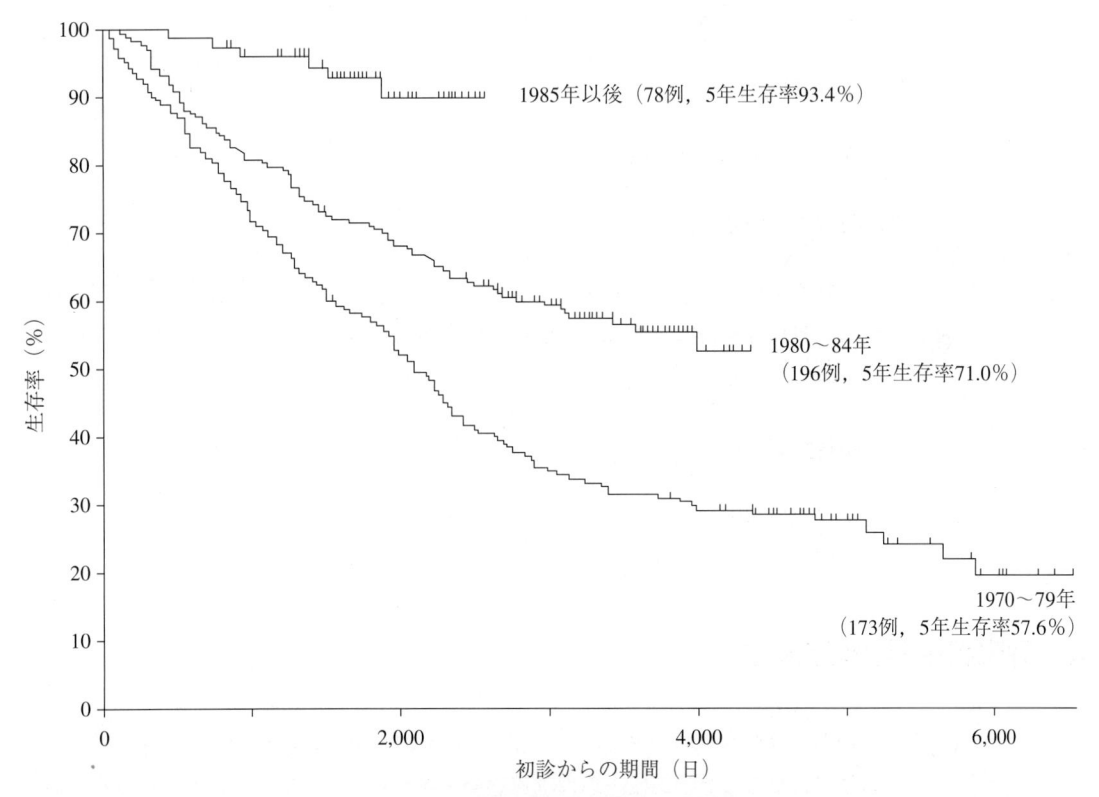

1985年以後（78例，5年生存率93.4%）

1980〜84年
（196例，5年生存率71.0%）

1970〜79年
（173例，5年生存率57.6%）

初診からの期間（日）

生存率（%）

図2　DPB患者の初診年度別の生存曲線
(山本正彦ほか：びまん性汎細気管支炎の予後. 厚生省特定疾患びまん性肺疾患調査研究班　平成4年度報告書, 1993より引用, 改変)

マイシン少量長期投与が報告され，それまでさまざまな治療によっても得られなかった良好な治療成績が認められた[2]。厚生省で行われた二重盲検比較試験では，本治療法によって中等度以上改善と判定された例は約60％であった[3]。そして全国でこの治療法が導入された結果，本疾患の予後が劇的に改善された（図2）[4]。

3．呼吸機能検査

1）スパイロメトリー

細気管支領域の狭窄，閉塞による1秒率の低下が特徴的であり，MMFも低下する。また，病態の進行とともに残気量，残気率が増加し，進行例では肺活量が低下して混合性換気障害を呈する。

2）フローボリューム曲線

下に凸の曲線を描き，典型的な閉塞性換気障害のパターンを示す。進行すると肺活量も低下し，曲線全体が縮小する。

3）拡散能検査

基本的に肺胞は保たれているので，肺気腫と異なり拡散能は正常範囲にとどまる。

4）血液ガス分析

比較的早期から換気血流比の不均等による低酸素血症がみられる。病状の進行とともに低酸素血症は増悪し，末期にはⅡ型の慢性呼吸不全となり，Pa_{CO_2}の上昇，$A\text{-}aD_{O_2}$の開大がみられる。

5）換気力学

ほぼ正常な肺胞構造を反映して，静肺コンプライアンスは正常であり，肺気腫と鑑別が可能である。動肺コンプライアンスは周波数依存性がみられる。

4．呼吸機能検査の際の注意

DPB患者はびまん性の気管支拡張を伴っていることが多いので，咳や痰が検査の妨げになることがある。急性気道感染を起こしていれば，検査前に治療しておく必要がある。

5. 生理学的に類似する疾患

　肺気腫はDPBと同様，閉塞性換気障害（1秒量や1秒率の低下）や残気率の上昇を示すが，DPBは拡散能や静肺コンプライアンスが正常であることから鑑別される。

　慢性気管支炎とは呼吸生理学的に類似しているため，胸部X線像や血液検査所見による鑑別を必要とする。

文　献
1) 山中晃, 横山武: 肺病理アトラス（第2版）, 文光堂, 東京, 1990, p14
2) 工藤翔二ほか: びまん性汎細気管支炎にたいするエリスロマイシン少量長期投与の臨床効果に関する研究—4年間の治療成績. 日胸疾会誌25: 632, 1987
3) 山本正彦: DPBに対するエリスロマイシンの治療効果—二重盲検による検討. 厚生省特定疾患びまん性肺疾患調査研究班 平成2年度報告書, 1991, p18
4) 山本正彦ほか: びまん性汎細気管支炎の予後. 厚生省特定疾患びまん性肺疾患調査研究班 平成4年度報告書, 1993, p235

診断から病状判定，治療のための呼吸機能検査

III 人工呼吸

国際医療福祉大学臨床医学研究センター　寺本信嗣

はじめに

人工呼吸は呼吸管理の重要な柱であり，呼吸管理を適切に行うためにも呼吸機能の把握が重要である[1)～10)]。

人工呼吸時には，呼吸器と患者肺が接続しているため，換気モニターが行いやすいが，同時に，チューブや回路の抵抗が影響するため，正確な評価は行いにくい。しかし，実際の臨床の場では，呼吸仕事量を正確に把握するよりも，病態の悪化を早期に把握することの方が重要である[1)～3)]。

本項では，把握すべき重要な指標について，呼吸機能の側面から解説した。

1．コンプライアンスとレジスタンス

患者の呼吸器系と人工呼吸器をひとつの呼吸システムと考えると，システムコンプライアンス（system compliance）と吸気抵抗（inspiratory resistance）に分けて考えられる（表1）。

表1　呼吸システムにおける抵抗とコンプライアンス

	推定方法	臨床的意義，異常の理由
粘性抵抗（抵抗） （resistance：R） （数 $cmH_2O/l/sec$ 以下）	気道抵抗＝気道内圧/気流量 Raw＝Paw/flow 人工呼吸中 R＝(PIP－Pplat)/flow	（Rの増加） 気道の浮腫，狭窄，分泌物貯留，呼吸回路の屈曲，弯曲，喘息，COPD
コンプライアンス （compliance：C） （50～100ml/cmH_2O）	C＝一回換気量/気道内圧 C＝V_T/Paw 人工呼吸中 C＝V_T/(Pplat－PEEP) （static compliance）	（Cの低下） 肺実質の線維化や肺水腫で低下，回路の延長，加湿器内の空気 ARDS，IPF，肺炎，無気肺

吸気最大気道内圧（peak inspiratory pressure：PIP）
吸気プラトー圧（plateau pressure：Pplat）
呼気終末陽圧（positive end-expiratory pressure：PEEP）

図1

```
resistance (R)
気体が流れる時に
障害となる粘性抵抗

elastance (E)
肺(肺胞)が膨らむ時に
障害になる弾性抵抗

気管～呼吸細気管支
肺・胸郭
```

図1

図2

Rrs=(PIP−Pplat)/flow

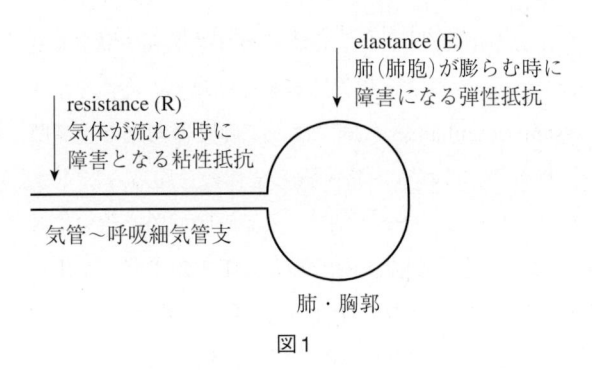

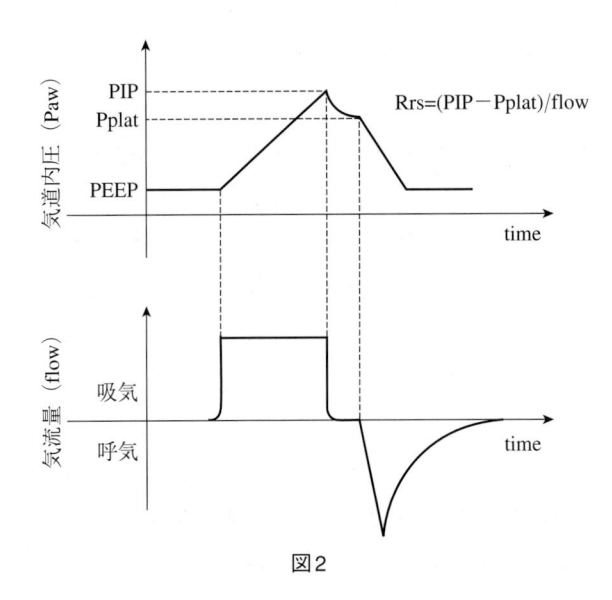

図2

　Inspiratory resistanceはシステム全体の吸気抵抗であり，挿管チューブや回路の抵抗も含まれる．人工呼吸器は気道，肺，胸郭の粘性抵抗（resistance：R）と弾性抵抗（elastance：E）（図1）に打ち勝って，換気を行っている．粘性抵抗のことを単に抵抗とよぶことも多い．2つの地点での圧差を流速（flow）で割れば粘性抵抗が計算される．気道抵抗（Raw）は，肺胞内圧と口元の圧（Pao）の差をflowで割って求められる．肺（粘性）抵抗（R_L）は，胸腔内圧（Ppl）と口元の圧（Pao）の差をflowで割って求められる．肺胞内圧の測定には，体プレチスモグラフが必要で人工呼吸中は不可能である．そこで，実際の臨床では，食道内バルーンカテーテルによって食道内圧（Peso）を測定してPplを推定して求められる肺（粘性）抵抗（R_L）か，調節呼吸下で吸気終末に気道を閉塞し，閉塞直前の最大気道内圧（peak inspiratory pressure：PIP）から閉塞中のプラトー圧（Pplat）を引きflowで割って求められる呼吸器系抵抗（Rrs＝(PIP−Pplat)/flow）が用いられる（図2）．Rrsの正

常値は，数cmH₂O/*l*/sec以下で，高値であれば換気に要する仕事量が多くなる。末梢気道にair trappingが生ずる慢性肺気腫や喘息でも高値を示す。

一方，system compliance（Crs）は人工呼吸器回路と患者肺・胸郭全体の「膨らみやすさ」である。これは，肺・胸郭全体の「膨らみにくさ」（elastance：E，弾性抵抗）の逆数である（Crs＝1/E）。人工呼吸回路を除いた呼吸器系コンプライアンス（Crs）は，肺容量を肺胞内圧と大気圧の差で割って求める。人工呼吸中のコンプライアンスは，Crs＝V$_T$/（Ppl－PEEP）で計算し，正常は50～100ml/cmH₂Oである（図2）。低値であれば，換気仕事は増大する[4]。

2．内因性PEEP

呼気終末に肺胞内圧が口元で測定した気道内圧（Pao）より高い場合，両者の差を内因性PEEP（auto-PEEP, intrinsic PEEP）という[4]～[6]。

呼気時に気道狭窄のため気流制限が生ずる場合，換気量に比べて呼気時間が短い場合に起こりやすい。Auto-PEEPが発生するとPplが増加し，静脈環流，心拍出量は低下する。心拡張障害によって肺動脈楔入圧が上昇する。また，肺過膨張により肺損傷を生じやすい。したがって，人工呼吸中はauto-PEEPが発生していないか留意し，発生していた場合は低下させることが必要である。人工呼吸管理を始めた途端に著しく血圧が低下した場合は，血管内容量の低下とともに，auto-PEEPの存在も疑うべきである。呼気終末まで気流が認められる場合はauto-PEEPが発生している可能性がある。病態の改善以外でauto-PEEPを低下させる方法としては，換気量を減らす，呼吸回数を減らす，吸気時間を減らしてduty cycle（T$_I$/T$_{tot}$）を低下する，などがある。喘息患者ではauto-PEEPが生じやすいが，pressure support ventilation（PSV）を行うと，サポートレベルの増加に伴いauto-PEEPは減少する[7]～[9]。

3．呼気中炭酸ガス濃度測定と換気，死腔の評価

気管内挿管による人工呼吸で最も危険なことは，回路がはずれて人工呼吸が行えないことである。このようなdisconnectionに対しては，通常は気道内圧低下ないしフローの低下に対してアラームが作動するため気づく。挿管直後は，肥満患者などでは呼吸音が捕らえにくく，正しく気管内挿管されたか分かりにくい。この際，呼気中の炭酸ガス濃度をカプノグラフによって測定できれば確認は容易である。Disconnectionの最も鋭敏な指標は，カプノグラフ，呼気終末炭酸ガス分圧（P$_{ETCO_2}$）モニターである。

しかし，人工呼吸中に換気血流不均等などの病態を把握する目的には，あまり適していなかった。その理由は，病的肺では換気血流不均等がみられることが多く，呼吸中の炭酸ガス分圧（P_{ETCO_2}）はPa_{CO_2}と一致しない（健常肺では両者の差は1〜3mmHg程度）。特に慢性閉塞性肺疾患（COPD）患者では，死腔あるいは死腔様効果を示す肺胞部分が多く，P_{ETCO_2}とPa_{CO_2}が乖離する。高いPEEPでの人工呼吸でも両者の相関は悪化する。

最近では，呼気ガスサンプリングを必要としない一回呼出炭酸ガス濃度測定が可能な換気モニターが使用でき，breath-by-breathでP_{ETCO_2}の把握が可能である。日本光電のOMR-8101®は，気道内圧，気流計，呼気炭酸ガス測定，パルスオキシメータの機能をもっている。フローセンサーは長音波伝播方式でベントラック1550®（Novametrix corp）に比べて誤差が大きい。ベントラック1550®は，気流と炭酸ガスを測定するセンサーがディスポーザブルで小さく，軽量で精度も高い。Pa_{CO_2}値による死腔量測定に加え，呼気ガス分析による死腔量の計算も可能である。この換気モニターを装着することで追加される人工呼吸回路の死腔は，それぞれ18ml，12mlと少ない[8]〜[10]。

4. 非侵襲的陽圧換気法（NIPPV）の特徴と適応

非侵襲的陽圧換気法（non-invasive positive pressure ventilation：NIPPV）は，マスクによる陽圧換気法のひとつで，挿管を必要としない人工呼吸管理法として急速に普及している。1996年の米国呼吸療法学会（ARRC）では，NIPPVを「肺胞換気を補助する目的で上気道を介して陽圧をかける方法」と定義した。

NIPPVでは，患者は挿管されていないため，マスクの着脱は任意に可能であり，会話，食事ができる。会話が可能な点は，人工呼吸に伴うストレスの解消など，精神面での意義が大きい（表2）。しかし反面，挿管されていないため，気道と食道とが分離されておらず，誤嚥の危険も高い。また痰の吸引は口腔内は可能だが，気管内吸痰は不可能で，wet caseで痰の排出が困難な患者はNIPPVの適応にならない。

表2　NIPPVの適応となる患者の選択

1) 意識があり，上気道反射が保たれている（誤嚥のリスクが比較的少ない）。
2) 痰の自力喀出が可能，気道分泌物があまり多くはない（wet caseではない）。
3) 循環動態が安定している。
4) 消化管出血がない，イレウスではない。
5) マスク換気の説明を理解し，協力的。マスクのfittingがよい。
6) 換気のために高い気道内圧を必要としない。

（救急医学 22: 1253, 1998より引用，改変）

COPDの急性増悪による急性呼吸不全ではNIPPVが有効である。ARRCのまとめでは，急性呼吸不全872例の75％はNIPPVが奏功した。前向き多施設対照試験の成績から慢性呼吸不全の急性増悪（acute-on-chronic）では，気管内挿管による人工呼吸からのweaningにNIPPVが有効である[11]。その他，心原性肺水腫，喘息，肺炎，神経筋疾患の呼吸不全，肺挫傷などの症例に適応があるが，症例ごとによく検討して呼吸管理を行うべきである。

　COPDの慢性呼吸不全に対する効果は，有効とする報告[12]もあるが，明らかな効果を認めないとする報告の方が多い[13][14]。

文　献

1) Otis AB: The work of breathing. Physiol Rev 34: 449-458, 1954
2) D'Angelo E, Calderini E, Torri G, et al: Respiratory mechanics in anesthetized paralyzed humans: Effects of flow, volume, and time. J Appl Physiol 67: 2556-2564, 1989
3) Marik PE, Krikorian J: Pressure-controlled ventilation in ARDS: A practical approach. Chest 112: 1102-1106, 1992
4) Smith TC, Marini JJ: Impact of PEEP on lung mechanics and work of breathing in severe airflow obstruction. J Appl Physiol 65: 1488-1499, 1988
5) Pepe PE, Marini JJ: Occult positive end-expiratory pressure in mechanically ventilated patients with airflow obstruction: The auto-PEEP effect. Am Rev Respir Dis 126: 166-170, 1982
6) Pelosi P, Cereda M, Foti G, et al: Alterations of lung and chest wall mechanics in patients with acute lung injury: effects of positive end-expiratory pressure. Am J Respir Crit Care Med 152: 531-537, 1995
7) Esreban A, Frutos F, Tobin MJ, et al: A comparison of four methods of weaning patients from mechanical ventilation. N Engl J Med 332: 345-350, 1995
8) 山本博敏, 山田芳嗣: 換気力学モニター. 救急医学 22: 1160-1167, 1998
9) 繁田正毅: 気道内圧, 流速, 換気量モニター. 救急医学 22: 1168-1172, 1998
10) 桜井滋: 呼吸管理における肺機能モニター. 呼吸 18: 712-718, 1999
11) Girault C, Daudenthun I, Chevron V, et al: Noninvasive ventilation as a systematic extubation and weaning technique in acute-on-chronic respiratory failure: A prospective, randomized controlled study. Am J Respir Crit Care Med 160: 86-92, 1999
12) Meecham Jones DJ, Paul EA, Jones PW, et al: Nasal pressure support ventilation plus oxygen compared with oxygen therapy alone in hypercapnic COPD. Am J Respir Crit Care Med 152: 538-544, 1995
13) Strumpf DA, Millman RP, Carlisle CC, et al: Nocturnal positive-pressure ventilation via nasal mask in patients with severe chronic obstructive pulmonary disease. Am Rev Respir Dis 144: 1234-1239, 1991
14) Lin CC: Comparison between nocturnal nasal positive pressure ventilation combined with oxygen therapy and oxygen monotherapy in patients with severe COPD. Am J Respir Crit Care Med 154: 353-358, 1996

診断から病状判定，治療のための呼吸機能検査

III 酸素療法

東京労災病院呼吸器内科　戸島洋一
千葉大学呼吸器内科　木村　弘

1．酸素療法の目的

　酸素療法の目的は組織低酸素症の是正である。肺から組織（細胞）までの酸素輸送の過程には，さまざまな障害因子が存在しえる。すなわち，まず肺での換気および血流，血液への拡散，動脈血中での運搬，組織血流および血圧，そして細胞内への拡散という過程を経て最終的に酸素は利用されるので，単に動脈血の酸素分圧だけで酸素療法の評価はできない（図1）。

2．組織への酸素運搬

　組織への酸素運搬（D_{O_2}）は心拍出量（Q）と動脈血酸素含量（Ca_{O_2}）との積である。

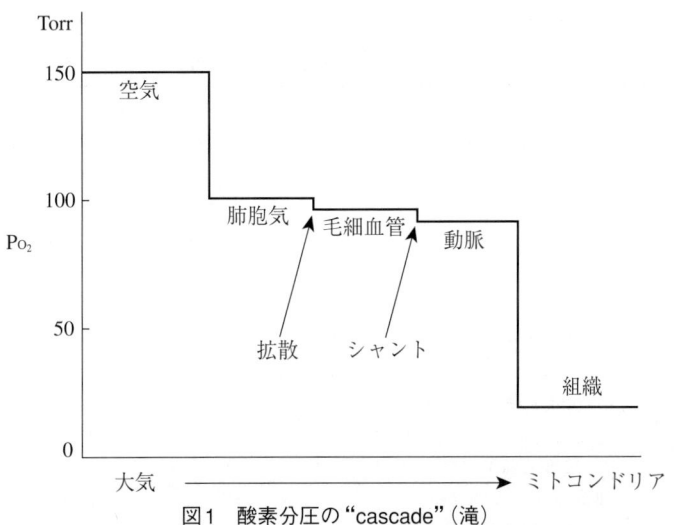

図1　酸素分圧の"cascade"（滝）

$$D_{O_2}\ (\text{ml/min}) = \dot{Q}\ (\text{ml/min}) \times Ca_{O_2}\ (\text{ml/100ml})$$

Ca_{O_2} は次式で求められる。

$$Ca_{O_2} = (Hb \times 1.34 \times Sa_{O_2}/100) + (0.003 \times Pa_{O_2})$$

たとえば，$Pa_{O_2} = 90$ Torr, $Hb = 14$ g/dl, $Sa_{O_2} = 95\%$ とすると，

$$Ca_{O_2} = (14 \times 1.34 \times 95/100) + (0.003 \times 90) = 18.07\ \text{ml/dl} となる。$$

このように，D_{O_2} は Hb 量，Hb の酸素結合能（たとえば一酸化炭素は酸素よりもはるかに Hb と結合しやすい），動脈血の酸素分圧，酸素解離曲線の位置（pH，温度，2,3-DPG などに影響される），心拍出量によって決まる。

3. 低酸素症の分類（表1）

組織低酸素症はミトコンドリアの酸素分圧が7Torr以下とされるが，組織の酸素分圧は臨床では測定不能である。臨床的には，患者の症状や身体所見（表2），血液検査などで低酸素症を診断する。

4. 酸素療法の適応

一般的に，$Pa_{O_2} < 20$ Torr，$Sa_{O_2} < 30\%$ では生命の維持は困難であり，$Pa_{O_2} < 40$ Torr，$Sa_{O_2} < 60\%$ では脳をはじめとする重要臓器の障害が起こる。生命維持の安全限界は $Pa_{O_2}\ 40 \sim 50$ Torr，$Sa_{O_2} > 60\%$ と考えられている。

脳などに不可逆的な障害を残さないためにも，低酸素症が疑われる場合は，早期

表1 低酸素症の分類

分類	臨床例
＜低酸素性低酸素症＞	
1. 吸入気酸素分圧の低下	麻酔器中の酸素供給ミス，高地
2. 換気の障害	鎮静剤の過量投与，神経筋疾患
3. 酸素化の障害	COPD，肺線維症，肺炎，ARDS
4. シャント	先天性心疾患
＜循環障害による低酸素症＞	
5. 循環障害	心筋梗塞
＜ヘモグロビン異常による低酸素症＞	
6. 酸素運搬能の低下	貧血，CO中毒
＜必要酸素量増加による低酸素症＞	
7. 酸素消費量増加	発熱
＜組織障害性低酸素症＞	
8. 酸素利用障害	シアン中毒

表2 低酸素血症・低酸素症の症状・徴候

臓器	臨床症状・徴候
肺	頻呼吸
	呼吸困難
	過呼吸
心血管系	頻脈
	不整脈
	動悸
	血圧上昇
血液	赤血球増多(代償作用)
中枢神経系	不隠,失見当識,錯乱,昏睡
	呼吸抑制
他	ばち状指
	チアノーゼ

に(検査所見を待たずに)酸素投与を始める必要がある。

AARC(American Association for Respiratory Care)の酸素療法ガイドラインによる酸素療法の適応は以下のとおりである。

1)急性期

- 低酸素血症の場合:成人,子供,生後1カ月以上の乳児では,室内気吸入,安静条件で,Pa_{O_2} < 60 Torr,Sa_{O_2}またはSp_{O_2}(パルスオキシメータによって測定された酸素飽和度)< 90%。新生児では,Pa_{O_2} < 50 Torr,Sa_{O_2} < 88%,Pc_{O_2}(毛細血管酸素分圧)< 40 Torr。
- 急性の低酸素血症あるいは低酸素症が疑われる場合:症状や身体所見,検査所見などから酸素療法を開始あるいは変更する。低酸素血症を来す可能性のある処置(気管吸引,気管支鏡など)を行う場合はあらかじめ酸素を吸入させる。
- 急性心筋梗塞
- 重症外傷
- 短時間の投与(麻酔後の回復期など)

2)慢性安定期(在宅酸素療法)

- Pa_{O_2} ≦ 55 Torr,Sa_{O_2}またはSp_{O_2} ≦ 88%。心電図上肺性心が疑われる場合,ヘマトクリット値 > 56%の多血症がある場合は,Pa_{O_2} ≦ 59 Torr,Sa_{O_2} ≦ 89%。また安静時はそれらの基準を満たさなくても,睡眠中,歩行時,労作時にSa_{O_2} ≦ 88%となる場合。

なお,わが国での社会保険上の在宅酸素療法対象疾患は,高度慢性呼吸不全,肺

高血圧症患者およびチアノーゼ型先天性心疾患で安定期にある者で，高度慢性呼吸不全例では，安静時$Pa_{O_2} \leqq 55$ Torrの者および$Pa_{O_2} \leqq 60$ Torrで運動時または睡眠時に著しい低酸素血症を来すもので，医師が必要と認めた場合，となっている。

5．酸素療法の合併症

1）酸素中毒

細胞内のP_{O_2}が上昇すると活性酸素が大量に産生され，それらによって肺毛細血管内皮細胞や肺胞上皮細胞が傷害される。続いて，肺サーファクタントの産生が抑制され，間質の浮腫，硝子膜形成を来し，組織学的にはARDSと同様のdiffuse alveolar damageの所見を呈する。このような傷害は100％酸素吸入下では6〜12時間で生ずるとされているので，できる限りFI_{O_2}は50％以下に設定するようにしなければならない。

2）吸収性無気肺

室内気吸入下では肺胞の窒素分圧は約570 Torrであり，末梢気道が閉塞して肺胞内の酸素が血液中に吸収されても窒素の存在により肺胞は虚脱しない。高濃度酸素吸入下では窒素が酸素に置き換えられるので，酸素の吸収により容易に肺胞が虚脱してしまう。

3）高炭酸ガス血症

肺胞低換気のある患者（$Pa_{CO_2} > 45$ Torr）においては酸素吸入により高炭酸ガス血症の進行を招く危険がある。従来その理由として，酸素吸入による低酸素ドライブの解除が挙げられていたが，最近は死腔換気率の上昇，Haldane効果（CO_2解離曲線がHbの酸素飽和度の上昇によって右にシフトする）からも説明されている。いずれにせよ，もともとPa_{CO_2}の上昇している患者では低濃度の酸素吸入から開始して，Pa_{O_2} 50〜60 Torr，Sa_{O_2}（Sp_{O_2}）84〜90％を目標として調節する必要がある。ただし，高炭酸ガス血症をおそれて，高度の低酸素血症（$Pa_{O_2} < 50$ Torr）を放置してはならない。

4）その他

・火災，火傷の危険性
・加湿器などに細菌の定着
・新生児では$Pa_{O_2} \geqq 80$ Torrで未熟児網膜症の危険，動脈管の早期閉鎖

6. 酸素投与の方法

吸入気酸素濃度を上昇させる方法は大きく2つに分けられる。

1) Low-flow or variable-performance equipment

一定のフローの純酸素が供給され，患者は吸気の一部としてそれを吸入する。患者の呼吸状態の変化によって同時に吸入する室内気の量が変化するため，吸入酸素濃度も大きく変化する。分時換気量が8～10l/min以下，呼吸数が20回/min以下，一回換気量が0.8l以下，吸気フローがほぼ正常範囲（10～30l/min）の患者に適している。実際の供給方法として，鼻カニューレ，鼻カテーテル，単純フェイスマスク，リザーバー付きフェイスマスクなどがある。

フェイスマスクはマスクの顔へのフィットの状態によってF_{IO_2}が大きく変わる。また酸素流量が5l/min以下であるとマスク内の呼気CO_2を再呼吸してしまう。またマスクが小さすぎるとマスク周囲から空気を引き込むためF_{IO_2}が低下する。

リザーバー付きフェイスマスクには部分再呼吸マスクと非再呼吸マスクとがある（図2）。

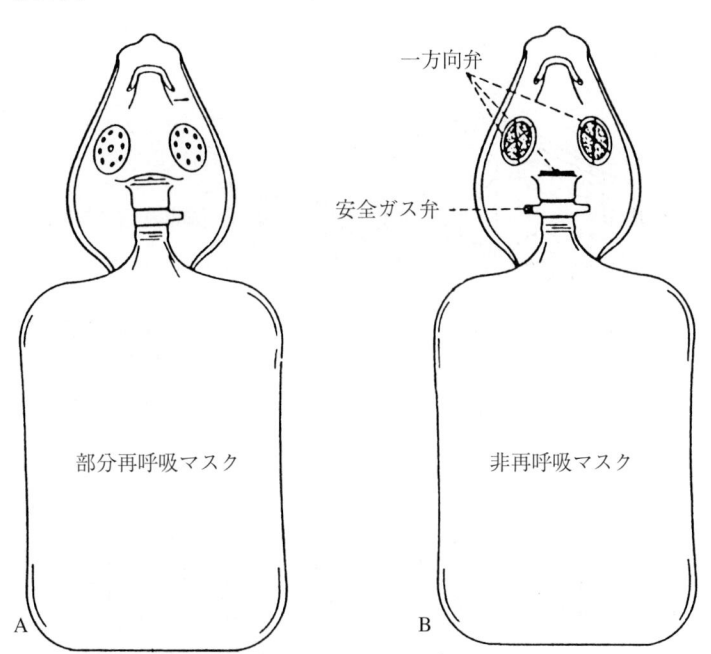

図2　リザーバー付き酸素マスク
A：部分再呼吸マスク　B：非再呼吸マスク
（Ward JJ: Medical gas therapy. Respiratory care (4th ed), edited by Burton GG et al, Lippincott, Philadelphia, 1997, p335より引用）

2) High-flow or fixed-performance equipment

　患者のすべての吸気を一定のF_{IO_2}のガスで供給する。患者の最大吸気フローを上回るフローのガスを供給することによって，患者の呼吸状態が変化してもF_{IO_2}を一定に保つことができる。一定のF_{IO_2}を必要とする患者，吸気フローが40l/minを超える患者に用いられる。ベンチュリマスク，インスピロンマスク（空気取り込み型ネブライザー）などがある。

　ベンチュリマスクはオリフィスの径を変えることにより取り込まれる空気の量が変わり，0.24〜0.5のF_{IO_2}を設定できる（図3）が，高フローのため患者には不快であり長期間の使用には適さない。インスピロンは酸素濃度を35〜100％まで段階的に設定できるが，100％の場合は空気の取り込みがないので設定した酸素流量しか流れない。低い酸素濃度に設定すれば多くの空気が取り込まれ，フローが大きくなる。

　表3に一回換気量と呼吸数から推定される最大吸気フローを示す。

　表4に酸素供給装置別に，酸素流量と予測されるF_{IO_2}を示す。

　気管切開や気管内挿管をしている患者の場合はTピースを用いる。呼気側にリザーバーとして容量200ml程度の大口径の管を接続する。このリザーバーが小さすぎると吸気時に空気を引き込み，F_{IO_2}が低下する。また酸素流量が少ないと炭酸ガスの蓄積を起こす。

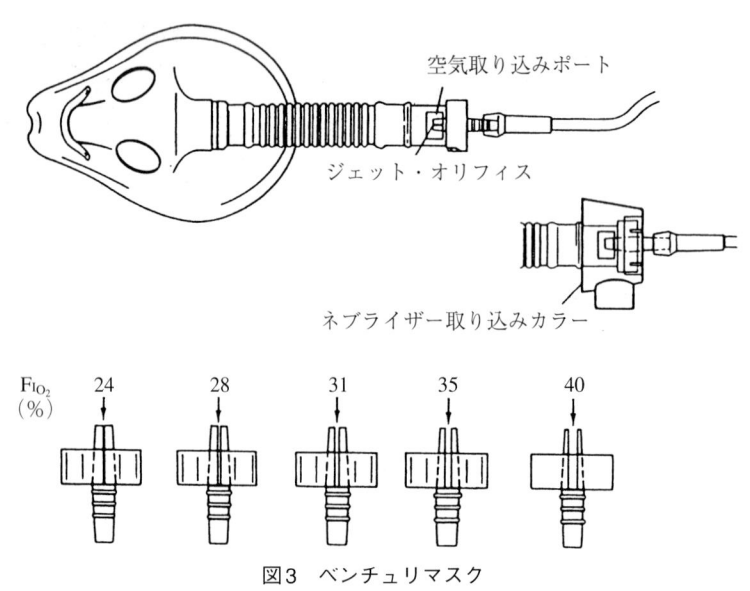

図3　ベンチュリマスク
オリフィスの径を変えることにより周囲から取り込む空気の量が変わる。
（Ward JJ: Medical gas therapy. Respiratory care (4th ed), edited by Burton GG et al, Lippincott, Philadelphia, 1997, p335 より引用）

表3 最大吸気フローの予測

一回換気量（ml）	呼吸数（/min）				
	20	25	30	35	40
	flow（l/min）				
200	19	24	28	33	38
400	38	47	57	67	75
600	57	71	85	99	115
800	75	94	113	130	150

表4 酸素供給装置とF_{IO_2}

装置	酸素流量（l/min）	F_{IO_2}
鼻カニューレ	1	0.21-0.24
	2	0.23-0.28
	3	0.27-0.34
	4	0.31-0.38
	5-6	0.32-0.44
ベンチュリマスク	4-6（total flow＝105）	0.24
	4-6（total flow＝45）	0.28
	8-10（total flow＝45）	0.35
	8-10（total flow＝33）	0.40
	8-12（total flow＝33）	0.50
単純マスク	5-6	0.30-0.45
	7-8	0.40-0.60
リザーバー付きマスク		
部分再呼吸マスク	5	0.35-0.50
	7	0.35-0.75
	10	0.65-1.00
非再呼吸マスク	4-10	0.40-1.00

7．酸素投与の実際

　患者の病歴，呼吸状態（呼吸数，呼吸の深さなど），チアノーゼの有無などを観察し，できれば室内気吸入下での動脈血液ガス分析を行ってから酸素投与を開始する。慢性の肺胞低換気（［HCO_3^-］の上昇を伴うPa_{CO_2}の上昇）がある患者では，低流量（0.5〜1.0l/min）の酸素を鼻カニューレで投与するか，ベンチュリマスクでF_{IO_2} 24％から開始する。急性の肺胞低換気（pHの低下を伴う）に対しては機械換気を検討する。

　Pa_{CO_2}の上昇がない場合はPa_{O_2}あるいはSp_{O_2}の低下の程度によって投与量，投与方法を決める。鼻カニューレとフェイスマスクのどちらで開始してもよいが，低酸

素血症の程度が強い場合はフェイスマスクを選択し，Pa_{O_2}（Sp_{O_2}）の上昇が不十分であれば酸素流量を増やしていく。10l/min以上の酸素が必要な場合はリザーバー付きマスクにする。CO中毒や急性心筋梗塞のように正常値以上にPa_{O_2}を上昇させたい場合を除き，Pa_{O_2} 65 Torr，Sp_{O_2} 92％を目標値とする。

　酸素を投与する場合，通常，常温気泡型の加湿器（湿潤器）が用いられている。AARCのガイドラインでは鼻カニューレで酸素流量≦4l/minでは加湿の必要はないとしている。短時間であれば問題はないと思われるが，在宅酸素療法など長期間投与する場合は低流量であっても加湿した方が上気道の乾燥感が少なく，快適である。

　一般に，低流量システムではあまり問題にはならないが，インスピロンのように加温エアロゾールを用いた酸素供給装置では感染の危険に注意する（特に人工気道に対して使用する場合）。

8．在宅酸素療法（Home Oxygen Therapy: HOT）

　日本呼吸器学会のHOTの適応基準は，1カ月以上の観察期間を経て安定期にあり，①Pa_{O_2}＜55 Torr，②55≦Pa_{O_2}≦60 Torrで，肺性心，肺高血圧，睡眠中あるいは運動時に著しい低酸素血症（Pa_{O_2}＜55 Torr）がある者としている。わが国でのHOT施行患者数は現在7万人を超え，毎年4,000～5,000人の新規登録患者があるが，その新規症例の約35％がPa_{O_2}＞60 Torrと適応基準を満たしていない（1995年）。

　実際には安静時のPa_{O_2}＞60 Torrであっても体動時の呼吸困難の強い患者への処方，慢性準呼吸不全（60 Torr＜Pa_{O_2}≦70 Torr）の患者への処方などが問題となる。このような患者へのHOTが，予後やQOLの改善につながるのかどうか，今後の検討課題であろう。

第 IV 章
付　録

計算式
表およびノモグラム
正常値

付録 IV 計算式

東京医科歯科大学保健管理センター　谷合　哲

ATPSからBTPSに換算する式

$$V_{BTPS} = V_{ATPS} \times \left(\frac{273 + 37}{273 + t} \times \frac{P_B - P_{H_2O}}{P_B - 47} \right)$$

ATPSからSTPDに換算する式

$$V_{STPD} = V_{ATPS} \times \left(\frac{273}{273 + t} \times \frac{P_B - P_{H_2O}}{760} \right)$$

％肺活量（％VC）

$$\%肺活量 = \frac{実測肺活量}{予測肺活量} \times 100 \ (\%)$$

1秒率（$FEV_{1.0}\%$）

$$Gaenslerの1秒率 = \frac{1秒量}{努力肺活量} \times 100 \ (\%)$$

$$Tiffeneauの1秒率 = \frac{1秒量}{肺活量} \times 100 \ (\%)$$

空気のとらえこみ指数（air trapping index：ATI）

$$ATI = \frac{肺活量 - 努力肺活量}{肺活量} \times 100 \ (\%)$$

気速指数（air velocity index：AVI）

$$気速指数 = \frac{\%最大換気量}{\%肺活量}$$

残気率（RV/TLC）

$$残気率 = \frac{残気量}{全肺気量} \times 100 \ (\%)$$

肺コンプライアンス（lung compliance C，圧縮率）

$$肺コンプライアンス = \frac{肺容積変化 \Delta V}{胸腔内圧変化 \Delta P_T} \ (l/cmH_2O)$$

気道抵抗 (airway resistance : Raw)

$$\text{気道抵抗 Raw} = \frac{\text{肺胞内圧 Palv}}{\text{気流速度 }\dot{V}} \quad (\text{cmH}_2\text{O}/l/\text{sec})$$

酸素摂取量 ($\dot{V}_{O_2}$) (以下の式では $F_{I_{CO_2}} = 0$ とみなす)

$$\dot{V}_{O_2} = \frac{F_{I_{O_2}}(1 - F_{E_{CO_2}}) - F_{E_{O_2}}}{1 - F_{I_{O_2}}} \cdot \dot{V}_E$$

炭酸ガス排出量 ($\dot{V}_{CO_2}$)

$$\dot{V}_{CO_2} = \dot{V}_E \cdot F_{E_{CO_2}}$$

呼吸商 (RQ)

$$RQ = \frac{\dot{V}_{CO_2}}{\dot{V}_{O_2}}$$

肺胞換気量 ($\dot{V}_A$)

$$\dot{V}_A = \frac{\dot{V}_{CO_2} \cdot 0.863}{Pa_{CO_2}}$$

肺胞気酸素分圧 ($P_{A_{O_2}}$)

$$P_{A_{O_2}} = P_{I_{O_2}} - \frac{P_{A_{CO_2}}}{R} + F_{I_{O_2}}\left(\frac{P_{A_{CO_2}}}{R} - P_{A_{CO_2}}\right)$$

概算する場合,

$$P_{A_{O_2}} = 149 - \frac{Pa_{CO_2}}{0.8}$$

(呼吸商 $\fallingdotseq 0.8$,$P_{A_{CO_2}} \fallingdotseq Pa_{CO_2}$ とする)

肺胞気-動脈血酸素分圧較差 (A-aD$_{O_2}$)

$$\text{A-aD}_{O_2} = P_{A_{O_2}} - Pa_{O_2} = \left(149 - \frac{Pa_{CO_2}}{0.8}\right) - Pa_{O_2}$$

肺拡散能力 (D$_{LCO}$)

$$D_{LCO} = \frac{V_{A(STPD)} \cdot 60}{(P_B - 47)t} \ln\left(\frac{F_{A_{CO}}(o)}{F_{A_{CO}}(t)}\right)$$

$$V_A = V_I \cdot \frac{F_I He}{F_A He} \qquad F_{A_{CO}}(o) = F_{I_{CO}} \cdot \frac{F_A He}{F_I He}$$

酸素飽和度 (S$_{O_2}$)

$$\text{酸素飽和度} = \frac{\text{結合酸素 (Hb bound O}_2)}{\text{酸素容量 (O}_2 \text{ capacity)}} \times 100 \ (\%)$$

$$= \frac{\text{酸素加ヘモグロビン (HbO}_2)}{\text{活性ヘモグロビン (active Hb)}} \times 100 \ (\%)$$

Henderson-Hasselbalch の式

$$\mathrm{pH} = 6.1 + \log \frac{[\mathrm{HCO_3^-}]}{0.03 \times \mathrm{P_{CO_2}}}$$

体表面積（高比良）（body surface area：BSA）

体表面積 $= \mathrm{W}^{0.425} \times \mathrm{H}^{0.725} \times 72.46$ （cm²）

W：体重 kg　H：身長 cm

基礎代謝率（basal metabolic rate：BMR）

$$基礎代謝率 = \frac{実測基礎代謝量 - 正常基礎代謝量}{正常基礎代謝量} \times 100 \ （\%）$$

Ⅳ 付録

表およびノモグラム

東京医科歯科大学保健管理センター　谷合　哲

●呼吸生理学で用いられる略号

1次記号

記号	内容	
V	容積・体積	volume
P	圧力・分圧	pressure
C*	含量・濃度	content, concentration
F	ガス濃度	fractional concentration
S	飽和度	saturation
Q	血流量	blood flow per unit time
D	拡散係数	diffusion coefficient
R**	ガス交換率	respiratory (gas) exchange ratio
f, fR	換気数	respiratory frequency

＊換気力学ではコンプライアンス
＊＊抵抗あるいはガス恒数にも使用

2次記号

	記号	内容	
気相	I	吸気	inspiratory
	E	呼気	expiratory
	A	肺胞気	alveolar
	T	一回換気	tidal
	D	死腔気	dead space
	B	大気	barometric
	L	肺	lung
液相	b	血液	blood in general
	a	動脈血	arteiral
	c	毛細血管	capillary
	v	静脈血	venous
	v̄	混合静脈血	mixed venous
	w	水	water

● ATPS から BTPS への換算表（13.5 *l* spirometer 用）

A	B	C	D	E	F
℃	P$_{H_2O}$	BTPS factor	41.4 × BTPS	$\dfrac{\text{MBC } (l/\text{min})}{h \text{ (mm)}}$	41.4 × BTPS × 11
6	7.0	1.174	48.60	2.673	535
7	7.5	1.168	48.36	2.660	532
8	8.0	1.164	48.19	2.650	530
9	8.6	1.159	47.98	2.639	528
10	9.2	1.153	47.73	2.625	525
11	9.8	1.146	47.44	2.609	522
12	10.5	1.143	47.32	2.603	521
13	11.2	1.138	47.11	2.591	518
14	12.0	1.133	46.91	2.580	516
15	12.8	1.128	46.70	2.569	514
16	13.6	1.123	46.49	2.557	511
17	14.5	1.118	46.29	2.546	509
18	15.5	1.113	46.08	2.534	507
19	16.5	1.107	45.83	2.521	504
20	17.5	1.102	45.62	2.509	502
21	18.7	1.096	45.37	2.495	499
22	19.8	1.091	45.17	2.484	497
23	21.1	1.085	44.92	2.471	494
24	22.4	1.080	44.71	2.459	492
25	23.8	1.075	44.51	2.448	490
26	25.2	1.068	44.22	2.432	486
27	26.7	1.063	44.01	2.421	484
28	28.3	1.057	43.76	2.407	481
29	30.0	1.051	43.51	2.393	479
30	31.8	1.045	43.26	2.379	476
31	33.7	1.039	43.01	2.366	473
32	35.7	1.032	42.72	2.350	470
33	37.7	1.026	42.48	2.336	467
34	39.9	1.020	42.23	2.323	465
35	42.2	1.014	41.98	2.309	462
36	44.6	1.007	41.69	2.293	459
37	47.0	1.000	41.40	2.277	455

● STPD係数表

気圧	15°	16°	17°	18°	19°	20°	21°	22°	23°	24°	25°	26°	27°	28°	29°	30°	31°	32°
700	0.855	851	847	842	838	834	829	825	821	816	812	807	802	797	793	788	783	778
702	857	853	849	845	840	836	832	827	823	818	814	809	805	800	795	790	785	780
704	860	856	852	847	843	839	834	830	825	821	816	812	807	802	797	792	787	783
706	862	858	854	850	845	841	837	832	828	823	819	814	810	804	800	795	790	785
708	865	861	856	852	848	843	839	834	830	825	821	816	812	807	802	797	792	787
710	867	863	859	855	850	846	842	837	833	828	824	819	814	809	804	799	795	790
712	870	866	861	857	853	848	844	839	836	830	826	821	817	812	807	802	797	792
714	872	868	864	859	855	851	846	842	837	833	828	824	819	814	809	804	799	794
716	875	871	866	862	858	853	849	844	840	835	831	826	822	816	812	807	802	797
718	877	873	869	864	860	856	851	847	842	838	833	828	824	819	814	809	804	709
720	880	876	871	867	863	858	854	849	845	840	836	831	826	821	816	812	807	802
722	882	878	874	869	865	861	856	852	847	843	838	833	829	824	819	814	809	804
724	885	880	876	872	867	863	858	854	849	845	840	835	831	826	821	816	811	806
726	887	883	879	874	870	866	861	856	852	847	843	838	833	829	824	818	813	808
728	890	886	881	877	872	868	863	859	854	850	845	840	836	831	826	821	816	811
730	892	888	884	879	875	871	866	861	857	852	847	843	838	833	828	823	818	813
732	895	890	886	882	877	873	868	864	859	854	850	845	840	836	831	825	820	815
734	897	893	889	884	880	875	871	866	862	857	852	847	843	838	833	828	823	818
736	900	895	891	887	882	878	873	869	864	859	855	850	845	840	835	830	825	820
738	902	898	894	889	885	880	876	871	866	862	857	852	848	843	838	833	828	822
740	905	900	896	892	887	883	878	874	869	864	860	855	850	845	840	835	830	825
742	907	903	898	894	890	885	881	876	871	867	862	857	852	847	842	837	832	827
744	910	906	901	897	892	888	883	878	874	869	864	859	855	850	845	840	834	829
746	912	908	903	899	895	890	886	881	876	872	867	862	857	852	847	842	837	832
748	915	910	906	901	897	892	888	883	879	874	869	864	860	854	850	845	839	834
750	917	913	908	904	900	895	890	886	881	876	872	867	862	857	852	847	842	837
752	920	915	911	906	902	897	893	888	883	879	874	869	864	859	854	849	844	839
754	922	918	913	909	904	900	895	891	886	881	876	872	867	862	857	852	846	841
756	925	920	916	911	907	902	898	893	888	883	879	874	869	864	859	854	849	844
758	927	923	918	914	909	905	900	896	891	886	881	876	872	866	861	856	851	846
760	930	925	921	916	912	907	902	898	893	888	883	879	874	869	864	859	854	848
762	932	928	923	919	914	910	905	900	896	891	886	881	876	871	866	861	856	851
764	936	930	926	921	916	912	907	903	898	893	888	884	879	874	869	864	858	853
766	937	933	928	924	919	915	910	905	900	896	891	886	881	876	871	866	861	855
768	940	935	931	926	922	917	912	908	903	898	893	888	883	878	873	868	863	858
770	942	938	933	928	924	919	915	910	905	901	896	891	886	881	876	871	865	860
772	945	940	936	931	926	922	917	912	908	903	898	893	888	883	878	873	868	862
774	947	943	938	933	929	924	920	915	910	905	901	896	891	886	880	875	870	865
776	950	945	941	936	931	927	922	917	912	908	903	898	893	888	883	878	872	867
778	952	948	943	938	934	929	924	920	915	910	905	900	895	890	885	880	875	869
780	955	950	945	941	936	932	927	922	917	912	908	903	898	892	887	882	877	972

（Petersらによる）

● 肺活量を算出するノモグラム

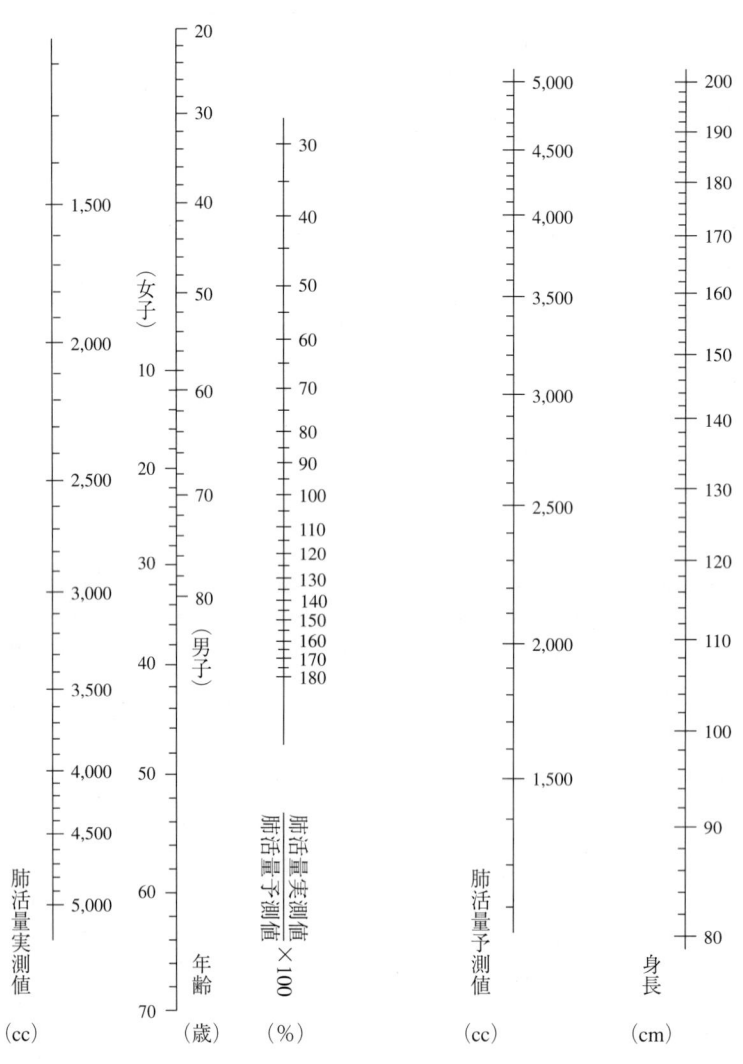

●最大換気量を算出するノモグラム

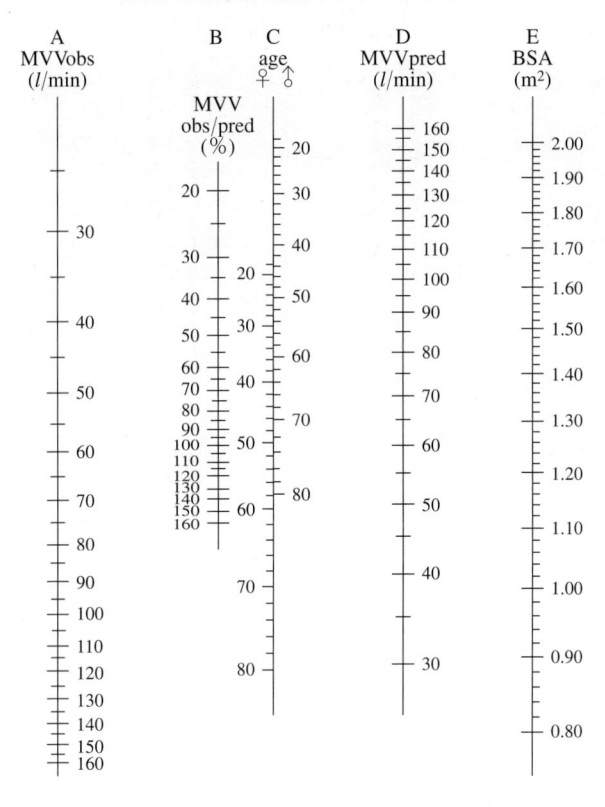

●体表面積を算出するノモグラム

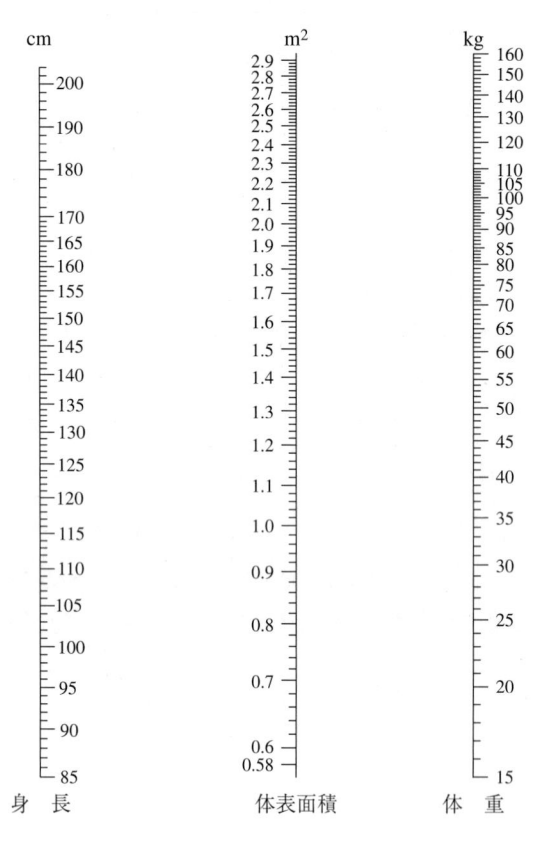

cm	m²	kg
身　長	体表面積	体　重

● Thewsのノモグラム

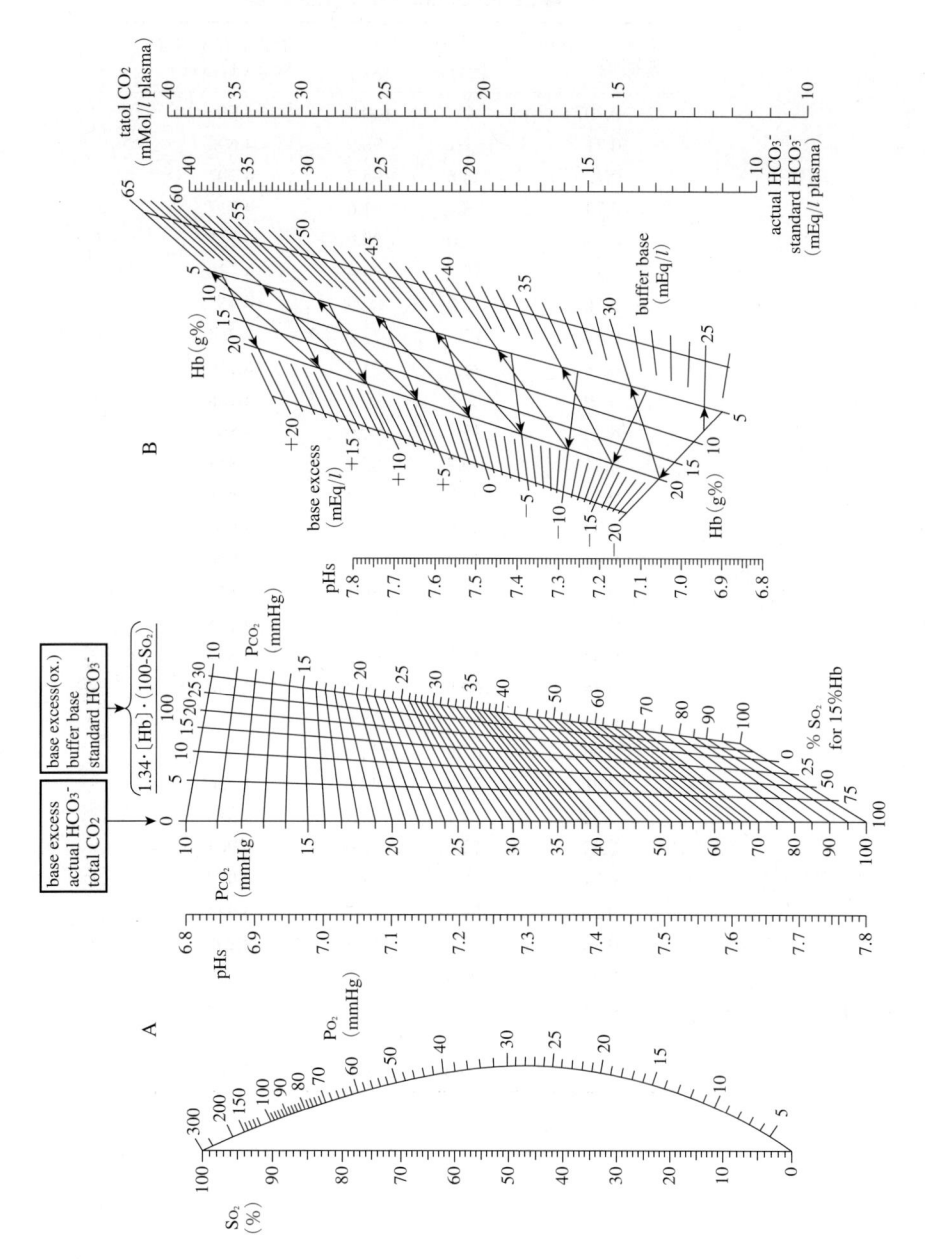

● Zuntz-Schumberg-Lusk の表

非タンパク質呼吸商	燃焼の比率		酸素1lに対するkcal（温当量）
	糖質	脂肪	
0.707	0	100.0	4.686
0.71	1.1	98.9	4.690
0.72	4.8	95.2	4.702
0.73	8.4	91.6	4.717
0.74	12.0	88.0	4.727
0.75	15.0	84.4	4.730
0.76	19.2	80.9	4.751
0.77	22.8	77.2	4.764
0.78	26.8	73.7	4.776
0.79	29.9	70.1	4.788
0.80	33.4	66.6	4.801
0.81	36.9	63.1	4.813
0.82	40.3	59.7	4.825
0.83	43.8	56.2	4.838
0.84	47.2	52.8	4.850
0.85	50.7	49.3	4.862
0.86	54.1	45.9	4.875
0.87	57.5	42.5	4.887
0.88	60.8	39.2	4.899
0.89	64.2	35.8	4.911
0.90	67.5	32.5	4.924
0.91	70.8	29.2	4.936
0.92	74.1	25.9	4.948
0.93	77.4	22.6	4.961
0.94	80.7	19.3	4.973
0.95	84.0	16.0	4.985
0.96	87.2	12.8	4.998
0.97	90.4	9.6	5.010
0.98	93.6	6.4	5.022
0.99	96.8	3.2	5.035
1.00	100.0	0	5.047

●基礎代謝正常予測値

	male			female	
age	calories (kcal/m²/hr)	O₂uptake (ml/m²/min)	age	calories (kcal/m²/hr)	O₂uptake (ml/m²/min)
16	45.72	160	16	38.85	136
16 1/2	45.30	159	16 1/2	38.30	134
17	44.80	157	17	37.82	132
17 1/2	44.03	154	17 1/2	37.40	130
18	43.25	151	18 ～ 19	36.74	129
18 1/2	42.70	150	20 ～ 24	36.18	128
19	42.32	148	25 ～ 44	35.70	125
19 1/2	42.00	147	45 ～ 49	34.94	122
20 ～ 21	41.43	145	50 ～ 54	33.96	119
22 ～ 23	40.82	143	55 ～ 59	33.18	116
24 ～ 27	40.24	141	60 ～ 64	32.61	114
28 ～ 29	39.81	139	65 ～ 69	32.30	113
30 ～ 34	39.34	138			
35 ～ 39	38.68	135			
40 ～ 44	38.00	133			
45 ～ 49	37.37	131			
50 ～ 54	36.73	129			
55 ～ 59	36.10	127			
60 ～ 64	35.48	123			
65 ～ 69	34.80	122			

（Mayo Foundation による）

付録 IV 正常値

東京大学医学部検査部　滝澤　始

呼吸機能予測式一覧表

＜検査項目＞　　Ht：身長（cm）

VC	6-12歳	M：	$34.0 \times Ht - 2487$
		F：	$34.3 \times Ht - 2609$（石田）
	13歳	M：	$(1.40 \times Age - 1.20) \times Ht$
		F：	$(1.70 \times Age - 6.70) \times Ht$（金上）
	14-17歳	M：	$(0.48 \times Age + 17.18) \times Ht$
		F：	$(Age + 3.10) \times Ht$（金上）
	18-69歳	M：	$(27.63 - 0.112 \times Age) \times Ht$
		F：	$(21.78 - 0.101 \times Age) \times Ht$（Baldwin）
ERV		M：	$(1.12 - 0.004 \times Age) \times Ht \times 10$
		F：	$(0.78 - 0.003 \times Age) \times Ht \times 10$（西田）
PEFR		M：	$0.05666 \times Ht - 0.02403 \times Age + 0.22544$
		F：	$0.03594 \times Ht - 0.01776 \times Age + 1.1316$（Bouhuys）
$\dot{V}_{75}$		M：	$0.03555 \times Ht - 0.01987 \times Age + 2.72554$
		F：	$0.02707 \times Ht - 0.01926 \times Age + 2.14264$（Bouhuys）
$\dot{V}_{50}$		M：	$0.02569 \times Ht - 0.03049 \times Age + 2.40337$
		F：	$0.02449 \times Ht - 0.02344 \times Age + 1.4264$（Bouhuys）
$\dot{V}_{25}$		M：	$0.01411 \times Ht - 0.04142 \times Age + 1.98361$
		F：	$0.00919 \times Ht - 0.0345 \times Age + 2.21596$（Bouhuys）
$\dot{V}_{25}/Ht$		M：	$1.796 - (0.0104 \times Age)$
		F：	$1.525 - (0.0088 \times Age)$（Yokoyama）

FVC = VC

FEV$_{1.0}$ 7-70歳 M : $34.4 \times$ Ht $- 33 \times$ Age $- 1000$
F : $26.7 \times$ Ht $- 27 \times$ Age $- 540$ (Berglund)

FEV$_{1.0}$% M : $91.79 - 0.373 \times$ Age
F : $92.11 - 0.261 \times$ Age (Berglund)

MMF 5-18歳 M : $94 \times$ Ht $\div 2.54 - 2614$
F : $87 \times$ Ht $\div 2.54 - 2389$ (Dickman)
19-歳 M : $51 \times$ Ht $\div 2.54 + 2954 - 46 \times$ Age
F : $43 \times$ Ht $\div 2.54 + 2243 - 37 \times$ Age (Scmidt)

MVV M : $\{86.4 - (0.522 \times$ Age$)\} \times$ BSA
F : $\{71.3 - (0.474 \times$ Age$)\} \times$ BSA

FRC M : $15 \times$ Age $+ 53 \times$ Ht $- 37 \times$ Wt $- 3890$
F : $51.3 \times$ Ht $- 28 \times$ Wt $+ 4500$ (Grimby & Soderholm)

RV M : $19 \times$ Ht $+ 11.5 \times$ Age $- 2240$ (Boren)
F : $32 \times$ Ht $+ 9 \times$ Age $- 3900$ (Goldman & Beckllake)

TLC M : $(36.2 - 0.06 \times$ Age$) \times$ Ht
F : $(28.6 - 0.06 \times$ Age$) \times$ Ht (Rossier)

RV/TLC M : $0.33 \times$ Age $- 0.14 \times$ Wt $+ 23.4$
M : $0.28 \times$ Age $+ 0.27 \times$ Ht $- 28$ (Grimby & Soderholm)

CV M, F : CV/VC予測値×VC予測値

CC M, F : CC/TLC予測値×TLC予測値

CV/VC -15 M, F : $26.12 - 1.25 \times$ Age (Mansell)
16- M : $0.562 + 0.357 \times$ Age

	F : $2.812 + 0.293 \times Age$ （Buist & Ross）
CC/TLC	M : $14.878 + 0.496 \times Age$
	F : $14.420 + 0.536 \times Age$ （Buist & Ross）
D_{LCO}	M : $15.5 \times BSA - 0.238 \times Age + 6.8$
	F : $15.5 \times BSA - 0.117 \times Age + 0.5$ （Burrows）
D_{LCO}'	M, F : $24.2 \times BSA - 0.289 \times Age - 3.4$ （McGrath）
D_{LCO}/V_A	M, F : $6.49 - 0.0298 \times Age$ （Burrows）

呼吸機能予測正常値関連文献

1) Cherniak R M, Raber M B: Normal standards for ventilatory function using an automated wedge spirometer. Am Rev Respir Dis 106: 38-46, 1972
   （備考：身長がインチで表示されている）
2) Lung function testing: Selection of reference values and interpretative strategies. Am Rev Respir Dis 144: 1202-1218, 1991
3) Crapo RO, et al: Reference spirometric values usig techniques and equipment that meets ATS recommendations. Am Rev Respir Dis 123: 659-664, 1981
4) Bouhuys A, et al: Alveolar pressure, airflow rate, and lung inflation in man. J Appl Physiol 22: 1086-1100, 1967. (FV curveの理論)
5) 現代臨床機能検査: 日本臨床 37（夏期増刊）: 1979
   佐竹辰夫: 肺気量分画, 2075-2080
   白石透: Flow-volume 曲線, 2081-2084
   冨田友幸: オッシレーション法による呼吸インピーダンス（呼吸抵抗）, 2085-2086
6) 日本胸部疾患学会肺生理専門委員会: 大気汚染による呼吸障害を検出するための呼吸機能検査法の現時点における考え方とその評価. 日胸疾会誌 14: 443-458, 1976
7) Bates D V ed. Respiratory function in disease. WB Saunders Co, 1989
8) Standarization of spirometry 1994 Update. Am Rev Respir Dis 152: 1107-1136, 1995

9) Single-breath carbon monoxide diffusing capacity (Transfer factor) : Recommendations for a standard technique-1995 Update. Am Rev Respir Dis 152: 2185-2198, 1995
10) Respiratory function measurements in infants: Symbols, abbreviations and units. Am Rev Respir Dis 151: 2041-2057, 1995
11) 太田保世: 呼吸機能検査. 中外医学社, 東京, 1984

和文索引

あ

悪性腫瘍　140
アシデミア　36
アストグラフ法　45
アセチルコリン　45
アトピー型喘息　90
アルカレミア　36
アルサス反応　162
アレルギー性気管支肺アスペルギルス症　90
アレルゲン吸入誘発試験　46

い

息切れ　67
1次記号　197
1秒率　11, 194
1秒量　11
一回換気量　8
一酸化炭素法　27
一側肺動脈閉塞試験　127
インスピロンマスク　190

う

運動時の呼吸調節　49
運動負荷試験　46
運動誘発性喘息　86

え

エリスロマイシン少量長期投与　176

お

オッシレーション法　40

か

開放性肺結核　115
乖離性チアノーゼ　74
解離定数　36
化学調節　49
過換気症候群　53

拡散係数　28
拡散障害　32
拡散能検査　26, 59
拡散能の測定法　27
拡散能の評価　28
加湿器肺　162
可動性閉塞　132
過敏性肺炎　162
カプノメータ　174
換気血流の不均等　174
換気血流比　31
換気障害の分類　12
換気予備能　47
換気力学　38
間質性肺炎　106, 142, 165
患者の信頼　5
感染予防　6
寒冷凝集素値　176

き

気管支喘息　86, 132, 134
気管支肺胞洗浄液　162
機器の点検　6
気胸　145
基準位　8
気速指数　194
基礎代謝正常予測値　205
基礎代謝率　196
気体の状態　7
気道異物　132
気道過敏性試験　44, 88
気道抵抗　40, 195
気道・肺胞の構造　2
気道反応性　46
機能的残気量　9, 39
急性呼吸促迫症候群　171
吸入負荷試験　44
吸入誘発試験　46
胸郭成形例　142
胸郭の抵抗　40
胸水貯留　140

胸膜炎　140
緊張性気胸　146, 147

く

空気のとらえこみ指数　194
グルタラール類　115
クロージングボリューム　23

け

珪肺　118
珪肺結核　119
珪肺結節　118
経皮的酸素飽和度　47
血液ガス分析　30, 56
結核　140
血流シャント　32
嫌気性代謝閾値　47
ゲンスラー　11
原発性肺高血圧症　167
原発性肺胞低換気症候群　53, 151

こ

膠原病　140
好酸球性肺炎　165
拘束性換気障害　12, 107
行動調節　49
呼気終末炭酸ガス分圧　182
呼気終末陽圧　180
呼吸管理　180
呼吸機能検査の種類　3
呼吸機能検査の進め方　4
呼吸機能予測式　206
呼吸困難　56
呼吸商　195
呼吸性アシドーシス　36
呼吸性アルカローシス　36
呼吸調節　49
呼吸抵抗　40
固定性閉塞　132
混合性換気障害　12
コンダクタンス　45

コンプライアンス 174, 180

さ

最大換気量 11, 201
最大吸気位 8
最大吸気量 9
最大呼気位 8
最大呼気気流速度 133
最大呼気速度 13
最大呼気中間流量 11
最大酸素摂取量 47
最大歩行距離 47
在宅酸素療法 104, 187, 192
サイトカイン 158
再膨張性肺水腫 141
サーファクタント 171
左右別呼吸機能検査 127
サルコイドーシス 158
酸塩基平衡 35
残気率 21, 194
残気量 9, 17, 21, 194
残気量の測定法 18
酸素運搬 185
酸素解離曲線 33, 75, 186
酸素摂取量 195
酸素中毒 188
酸素抱合能 33
酸素飽和度 32, 195
酸素療法 185

し

シアン中毒 186
自覚的運動強度 47
時間肺活量 11
死腔換気量 34
自然気胸 145
自転車エルゴメータ 47
自発過換気 53
シャント率 174
重症度 103
周波数依存性 43
上気道 132
上気道抵抗症候群 135
上気道閉塞 132
小細胞癌 125
静脈血混合 32
初期感染巣像 112
食道内バルーン法 39

神経性調節 49
人工呼吸 180
心臓カテーテル検査 168
診断基準 103
じん肺 117
じん肺法 117
心拍出量 185
心拍数予備能 48

す

睡眠検査 151
睡眠時の呼吸調節 49
睡眠時無呼吸症候群 53, 151
スクリーニング検査 4
スパイロメータ 9
スパイロメトリー 7
スパイロメトリーの評価 12

せ

静肺コンプライアンス 38, 108
咳 70
咳受容体 70
咳喘息 86
石綿小体 120
石綿肺 120
腺癌 125
漸増負荷法 47
全肺気量 9, 194
喘鳴 61

そ

続発性気胸 145

た

大細胞癌 125
代謝性アシドーシス 37
代謝性アルカローシス 37
体表面積 196, 202
体プレチスモグラフ法 19, 40
多呼吸窒素洗い出し法 24
痰 70
炭酸ガス排出量 195
単純フェイスマスク 189
弾性抵抗 181

ち

チアノーゼ 74, 191
窒素の一回洗い出し法 23

中心性チアノーゼ 74
中枢化学受容野 50
中枢性睡眠時無呼吸症候群 151
陳旧性肺結核 112, 142

つ

ツベルクリン反応 111

て

低酸素換気応答 52
低酸素血症 107
低酸素症 186
低酸素性換気抑制 51
ティフノー 11
テゴ51 115

と

動肺コンプライアンス 43
動脈血酸素含量 185
動脈血二重制御法 51
特異的IgE抗体 86
特殊気道コンダクタンス 45
鳥飼病 162
努力肺活量 9
トレッドミル 47
ドレナージ 140

な

内因性PEEP 182
夏型過敏性肺臓炎 162

に

2, 3-DPG 34
2次記号 197
二段肺活量 9

ね

粘性抵抗 181

の

農夫肺 162

は

肺うっ血 108
肺炎 78
肺拡散能 26, 195
肺活量 9, 194, 200
肺癌 125, 132

肺気腫　99
肺気量分画　8
肺結核症　111
肺血栓・塞栓症　167
肺高血圧症　167
肺コンプライアンス　38, 194
肺サーファクタント　188
肺サルコイドーシス　116
肺シンチグラフィー　127
肺伸展反射　51
肺水腫　108
肺切除限界　126, 128
肺線維症　108, 122
肺組織の抵抗　40
肺弾性収縮圧　39
肺粘性抵抗　40
肺の圧量曲線　38
肺胞換気式　31
肺胞換気量　34, 195
肺胞気酸素分圧　31, 195
肺胞気-動脈血酸素分圧較差　34, 195
肺胞低換気　31
肺胞壁　106
肺毛細血管床　28
肺容量減少術　104
鼻カテーテル　189
鼻カニューレ　189
パルスオキシメータ　155, 187

ひ

ピークフロー　14
非小細胞癌　125
非侵襲的陽圧換気法　183

非侵襲的陽圧人工呼吸　104
ヒスタミン吸入試験　45
非定型抗酸菌感染症　116
びまん性汎細気管支炎　96, 123, 176
肥満低換気症候群　156
標準状態　7

ふ

負荷試験　44
副鼻腔気管支症候群　176
ブラ　145
プラーク　120
ブレブ　145
フローボリューム曲線　13, 58, 133

へ

平静吸気位　8
平静呼気位　8
閉塞型睡眠時無呼吸症候群　132, 151
閉塞性換気障害　12
ベネディクト・ロス型スパイロメータ　10
ヘリウム閉鎖回路法　18
ベル係数　10
ベルファクタ　10
ベンチュリマスク　190
扁平上皮癌　125

ま

マクロファージ　118, 158, 163
末梢気道　24
末梢性チアノーゼ　74
慢性気管支炎　94

慢性呼吸不全状態　99, 113, 123, 132

み

右下幹肺動脈最大径　168

む

無髄求心神経　70

め

免疫複合体　163

よ

予測術後肺機能　128
予備吸気量　8
予備呼気量　8

ら

卵殻陰影　119

り

リザーバー付きフェイスマスク　189
両側肺門リンパ節腫脹　158

る

類上皮細胞性肉芽腫　158, 162

れ

レジスタンス　180

ろ

6分間歩行試験　46

欧文索引

A

A-aDO$_2$　34, 195
ABPA　90
ACE　158, 161
acidemia　36
acute lung injury　171
acute respiratory distress syndrome　171
air trapping index　194
air velocity index　194
airway resistance　195
AI　155
alkalemia　36
allergic bronchopulmonary aspergillosis　90
ambient temperature, ambient pressure, saturated with water vapor　7
anaerobic threshold　47
apnea index　155
ARDS　171
asbestos body　120
asbestosis　120
ATI　194
ATPS　194, 198
ATPS状態　7
auto-PEEP　182
AVI　194

B

Baldwinの予測式　9
BALF　162
basal metabolic rate　196
BCGワクチン　112
BHL　158
bilateral hilar lymphadenopathy　158
BMR　196
body surface area　196
body temperature, ambient pressure, saturated with water vapor　7
Bohr効果　34

Borgスケール　47
breathing reserve　47
bronchoalveolar lavage fluid　162
BSA　196
BTPS　194, 198
BTPS状態　7
BTPSファクタ　10

C

Caplan症候群　119
cardiogenic oscillation　24
c-fiber　70
chronic obstructive pulmonary disease　99
closing volume　23
CO$_2$ナルコーシス　53
CO$_2$換気応答　51
COPD　99, 134
cough variant asthma　86
CV　23
CVA　86
cyanosis　74

D

ΔN$_2$　24
diffuse panbronchiolitis　176
D$_{LCO}$　27, 195
D$_{LCO}$/V$_A$　28
Dojimeter法　44
DPB　176

E

egg shell shadow　119
EIA　86
Eisenmenger症候群　168
ERV　8
exercise induced asthma　86
expiratory reserve volume　8

F

FEV$_{1.0}$　11

FEV$_{1.0}$%　11
forced expiratory volume in one second　11
forced vital capacity　9
FRC　9
functional residual capacity　9
FVC　9

G

Gaensler　11

H

Haldane効果　188
HCO$_3^-$　37
HCVR　51
heart rate reserve　48
Henderson-Hasselbalchの式　35, 196
Hering-Breuer反射　51
HRR　48
Hugh-Jones分類　126
HVD　51
hypercapnic ventilatory response　51
hypoxic ventilatory depression　51

I

IC　9
IgE抗体　86
inspiratory capacity　9
inspiratory reserve volume　8
irritant受容体　70
IRV　8

K

Kussmaul呼吸　51

M

maximal expiratory flow-volume　13
maximal flow　13
maximal midexpiratory flow　11
maximal voluntary ventilation　11
MEFV　13

MMF 11
M. tuberculosis 112
MVV 11

N

N_2洗い出し開放回路法 19
N_2単一呼出曲線 24
NIPPV 183
noninvasive positive pressure ventilation 104, 183
non-REM睡眠 154
NPPV 104
NYHA分類 126

O

O_2 capacity 33
O_2 saturation 33

P

Pa_{CO_2} 34
PA_{O_2} 31, 195
Pa_{O_2} 31
peak flow 14
PEEP 180, 183
％肺活量 9
％1秒量 11
％FEV1.0 11
％MVV 11
$P_{ET CO_2}$ 174, 182
pH 35
Pickwick症候群 156
plaque 120
pneumoconiosis 117
Poiseuilleの式 40
polysomnography 151

positive end-expiratory pressure 180
PPH 167
pressure support ventilation 182
primary pulmonary hypertension 167
progressive法 51
PSG 151
PSV 182

R

Raw 195
Readの再呼吸法 51
REM睡眠 154
residual volume 9, 21
rhonchi 61
RQ 195
RV 9, 21
RV/TLC 21

S

Sa_{O_2} 33
SAS 53, 151
saw-tooth sign 135, 157
SGaw 45
silicosis 118
sinobronchial syndrome 176
sleep apnea syndrome 151
S_{O_2} 195
Sp_{O_2} 47
squawk 61
standard temperature and pressure, dry 7
STPD 194
STPD係数表 199
STPD状態 7
stridor 61

T

Tピース 190
Thewsのノモグラム 203
tidal volume 8
Tiffeneau 11
TLC 9
total lung capacity 9
TV 8

V

$\dot{V}_{25}$ 14
$\dot{V}_{50}$ 14
$\dot{V}_{75}$ 14
$\dot{V}_A$ 34, 195
$\dot{V}_A/\dot{Q}$ 31
VC 9
$\dot{V}_{CO_2}$ 195
$\dot{V}_D$ 34
viscosityの係数 40
vital capacity 9
$\dot{V}$max 13
$\dot{V}_{O_2}$ 195
$\dot{V}_{O_2}$max 47
volume reduction surgery 104
VRS 104

W

wheeze 61
withdrawal法 52

Z

Zuntz-Schumberg-Luskの表 204

● 編者略歴

谷合　哲

1962年	東京医科歯科大学医学部医学科卒業
1967年	東京医科歯科大学大学院医学研究科終了（内科学専攻）
1967年	東京医科歯科大学文部教官助手（医学部第二内科）
1968年	東京医科歯科大学文部教官助手（医学部附属病院検査部呼吸機能検査担当）
1977年	東京医科歯科大学文部教官助教授（医学部附属病院霞ヶ浦分院院長）
1990年	東京医科歯科大学文部教官教授（保健管理センター所長）
2002年	東京医科歯科大学定年退職，同大学名誉教授
	青梅市立総合病院臨床検査科

滝澤　始

1979年	東京大学医学部医学科卒業
1981年	東京大学医学部物療内科入局
1981年	公立学校共済組合関東中央病院第二内科（呼吸器）医員
1984年	東京大学医学部附属病院文部教官助手
1988年	アメリカ合衆国ネブラスカ州立医科大学（Pof. S. I. Rennard）留学
1991年	東京大学医学部附属病院文部教官助手
	同保健センター非常勤講師（兼任）
1996年	東京大学医学部附属病院検査部講師
2001年	東京大学大学院医学系研究科呼吸器内科学助教授

症状・疾患からみた呼吸機能検査の利用法　＜検印省略＞

2000年　9月11日　第1版第1刷発行
2004年10月20日　第1版第2刷発行

定価（本体6,000円＋税）

　　　　編集者　谷合　哲，滝澤　始
　　　　発行者　今井　良
　　　　発行所　克誠堂出版株式会社
　　　　　　　　〒113-0033　東京都文京区本郷3-23-5-202
　　　　　　　　電話（03）3811-0995　振替00180-0-196804

ISBN4-7719-0226-7 C3047 ¥6000E　　印刷　日経印刷株式会社
Printed in Japan © Satoshi Taniai, Hajime Takizawa 2000

・本書の複製権・翻訳権・上映権・譲渡権・公衆送信権（送信可能化権を含む）は克誠堂出版株式会社が保有します。
・JCLS ＜㈱日本著作出版権管理システム委託出版物＞
本書の無断複写は著作権法上での例外を除き禁じられています。複写される場合は，そのつど事前に㈱日本著作出版権管理システム（電話 03-3817-5670，FAX 03-3815-8199）の許諾を得てください。